中原历代中医药名家文库

主编 许敬生

中医名家珍稀典籍校注丛书

太平圣惠方校注

10

〔宋〕王怀隐 等编
田文敬 赵会茹 蔡小平
孙现鹏 孙维莹 校注

河南科学技术出版社
·郑州·

图书在版编目(CIP)数据

《太平圣惠方》校注. 10／(宋) 王怀隐等编; 田文敬等校注.
—郑州: 河南科学技术出版社, 2015.10
ISBN 978-7-5349-7694-0

Ⅰ.①太… Ⅱ.①王… ②田… Ⅲ.①食物疗法-验方
②《太平圣惠方》-注释 Ⅳ.①R247.1

中国版本图书馆 CIP 数据核字(2015)第 063024 号

出版发行: 河南科学技术出版社
地址: 郑州市经五路 66 号 邮编: 450002
电话: (0371) 65788613 65788629
网址: www.hnstp.cn
策划编辑: 李喜婷 马艳茹
责任编辑: 邓 为 高 杨 赵振华
责任校对: 柯 姣
封面设计: 张 伟
版式设计: 若 溪
责任印制: 朱 飞
印 刷: 河南省瑞光印务股份有限公司
经 销: 全国新华书店
幅面尺寸: 185 mm×260 mm 印张: 25.5 字数: 300 千字
版 次: 2015 年 10 月第 1 版 2015 年 10 月第 1 次印刷
定 价: 138.00 元

目　　录

◎ 卷第九十七 ……… 二二三

◎ 卷第九十八 ……… 二五二

卷第九十一

治小儿疥诸方

夫小儿疥，多生于手足指间，染渐生于身体，瘙痒有脓血，汁出，案九虫论云：蛲虫多所变化，亦变作疥，其疮里有细虫，亦甚难见。小儿多因乳养之人病疥，而染著小儿也。

治小儿疥瘙痒，搔之成疮，脓血不止，宜用雄黄膏方。

雄黄（一两，细研）　雌黄（一两，细研）　乌头（一枚，去皮脐）　松脂（一分）　乱发（一分）

右件药，除雄黄、雌黄外，以炼成猪脂一斤，于铛[①]中煎，下乌头、松脂、乱发等，候乌头色黑，乱发消尽，膏成，绵滤去滓，入雄黄、雌黄搅令匀，盛于不津器中，候冷涂疮上，日三用之。

治小儿疥，瘙痒不止，蛇床子散方。

蛇床子（一分）　吴茱萸（一分）　腻粉（一钱）　硫黄（一分，细研）　芜荑（一分）

右件药，捣细罗为散，入硫黄研匀，用油一合，葱一茎，切入油内，煎葱黄黑色，去葱，候油冷调散涂之。

治小儿疥，遍身皆有，痛痒不止，黄连散方。

黄连（二两，去须）　胡粉（二两）　吴茱萸（一两）　赤小豆（一百粒）　水银（二两，与胡粉点少水同研星尽）

右件药，除胡粉、水银外，捣罗为末。入胡粉、水银同研令匀，以腊月猪脂和涂之，亦治㾼疮。

治小儿疥，及身上热疮并治之，黄柏散方。

黄柏（一两，锉） 黄连（一两，去须） 赤小豆（一两） 臭黄（一两） 水银（半两） 硫黄（一分[2]，与水银结为砂子）

右件药，捣罗为末，与臭黄、水银砂子同研令细，用生油调，日三涂之。

治小儿胎中受风，长后，或身体生疥，瘙痒不止，臭黄膏方。

臭黄（一[3]分） 硫黄（一分） 葱白（一茎，细切）

右件药，研令细，用清油一两，入锅子内熬令熟，下少许蜡及葱白，次下硫黄、臭黄，搅令匀，膏成，以瓷盒中盛。旋旋涂之。

治小儿疥及诸般疮，洗浴苦参汤方。

苦参（半两） 丹参（半两） 苦楝根（半两） 防风（半两，去芦头） 蒴藋根（三两）

右件药，细锉和匀，以水一斗，煎至五升，滤去滓，于密室中洗浴儿。以故帛拭干，即涂前膏。

治小儿疥，痒不止方。

硫黄（二两） 白矾灰（四两）

右件药，细研为散。以乌麻油调如稀面糊，炙疥令热，薄涂摩之。

治小儿疥，痒痛不可忍方。

硝石（一两）

右细研，以生油调如膏。每用时，先以泔清洗之，拭干涂之。

又方。

右取羊蹄草根捣末，以猪脂和涂之。

又方。

右用硫黄细研，以醋调涂之。

又方。

右用竹叶烧灰，细研，以鸡子白和涂之。

又方。

右取乱发烧灰，细研，以猪脂和涂之。

又方。

右捣蛇床子末，以猪脂和涂之。

治小儿癣诸方

夫小儿癣者，由风邪与血气相搏于皮肤之间不散，变生瘾疹，上如粟[4]粒大，作晕，或斜或圆。浸淫长大，痒痛，搔之有汁，名之为癣。小儿面上生癣，皮如甲错起，干燥谓之乳癣，言儿饮乳，乳汁渍污儿面，变乃生之，以乳汁洗之便差也。

治小儿癣，痒痛不止，白矾膏方。

白矾灰（一钱[5]）　硫黄（一钱）　腻[6]粉（一钱）　绿矾（半钱[7]）　川大黄（一分，末）

右件药，同研为末，以米醋一升，熬如黑饧，收于瓷器中，旋取涂之。

治小儿湿癣，附子散方。

附子（半两，去皮）　雄黄（一分，细研）　白矾（一分）　吴茱萸（半分）　米粉（半合）

右件药，捣细为散。每日三度，以绵揾扑。

治小儿癣久不差，雄黄膏方。

雄黄（细研）　多年薤根　白矾　藜芦（去芦头）　瓜蒂　胡粉（各一分）　水银（三分，与胡粉点少水同研令星子尽）

右件药，捣罗为末，入胡粉水银，同研令匀。用猪脂调为膏，轻揩涂之。

治小儿癣，不计干湿，瘙痒不绝[8]，雌黄膏方。

雌黄（半两，细研）　黄连（半两，去须）　蛇床子（半两）　黄柏（半两，锉）　芜荑（半两）　藜芦（半两，去芦头）　硝石（半两）　莽草（半两）　苦参（半两，锉）　松脂（三两）　杏仁（一两，汤浸去皮，别研如膏）

右件药，捣细罗为散，以腊月猪脂半斤，和松脂煎令熔。先下杏仁，次下诸药，搅令匀，煎成膏，收于不津器中。用时先以泔清净洗疮，拭干，涂于故帛上贴，日二换之。

又方。

羊蹄根（一两）　干笋（一两，烧灰）

右件药，捣罗为末，以麻油调涂之。

治小儿久癣方。

独蓄根（去土，一把）　附子（二枚，去皮脐，生用）

右件药，捣令烂，以好酒和涂之。每涂药时，先以皂荚汤净洗，拭干后，用药，日二涂之。

治小儿干癣方。

水银（半两）　胡粉（一两[⑨]）

右件药，点少水同研令星尽，以鸡冠血和涂之。

治小儿干湿癣方。

雄黄（一分）　麝香（一钱）

右件药，细研，用甲煎油调涂之。

又方。

右取干蟾烧灰细研，以猪脂和涂之。

治小儿癣久不差方。

黄矾（一两，烧灰）

右细研，每用，先以水净洗，拭干涂之。

又方。

右取桃树青皮，炙黄，捣罗为末，以醋和涂之。

又方。

右以薤根捣醋和涂之。

又方。

右以酱瓣、雀粪相和研涂之。

又方。

右取羊蹄草根烂捣，以蜜和，绞取汁，先揩破涂之。

又方。

右以楮树白汁涂之。

又方。

右以狗粪烧灰细研，以猪脂和涂之。

又方。

右煎马尿温温洗之。

又方。

右取乱发烧灰细研，以猪脂和涂之。

治小儿㾭[⑩]疮诸方

夫小儿㾭疮者，由风湿搏于血气所成，多著手足节腕间，匝匝然，搔之痒痛，浸淫呼之为㾭，以其疮有细虫，如㾭虫故也。

治小儿㾭疮及湿癣，蛇床子散方。

蛇床子（一分）　附子（一分）　雄黄（一分，细研）　吴茱萸（一分）　白矾（一分）　苦参（一分[⑪]）

右件药，捣细罗为散，敷疮上，日三用之。

治小儿㾭疮痒痛，螺壳散方。

螺壳（一两，烂者）　乱发（半两，烧灰）　龙胆末（半两）　胡粉（半两）

右件药，细研为散，以油脚[⑫]调涂。

治小儿㾭疮，及疥癣恶疮，水银膏方。

水银（一两）　白矾（一两）　蛇床子（一两）　黄连（一两，去须）

右件药，除水银外，捣罗为末，以腊月猪脂七两，入水银和研，以不见水银膏成。敷疮神效。

治小儿湿㾭疮方。

胡燕窠（一枚，取大宽抱子处，余处不用）

右捣细罗为散。每使时，先以水煎甘草，入盐少许作汤，温温净洗疮，拭干，以散敷之。三两上便差。若患恶刺，经醋和，用帛裹之，日二易当愈。

治小儿瘑疮及疥癣方。

苦参（三两，锉）

右件药，捣罗为末，以蜜和涂之。

治小儿干瘑、湿瘑疥癣方。

右取楝根皮、葱白捣如膏，以猪脂和涂之。

治小儿久瘑疮及疥疮，内黄水汁出方。

右取羊蹄草根烂捣，以白蜜相和，绞取汁涂之。

治小儿瘑疮方。

右以桃叶烂捣，以醋和傅[13]之。

治小儿白秃疮诸方

夫小儿白秃疮者，由头上白点斑剥，初似癣，而上有白皮屑，久则生痂成疮，遂至遍头。洗刮徐[14]其痂，头皮有癣孔，如箸头大，里有脓汁出，不痛，而有微痒，里有虫甚细微，难见。九虫论云：是蛲虫动作而成此疮，乃至自小及长不差，头发秃落。故谓之白秃疮也。

治小儿白秃疮，差而复生，皂荚散方。

皂荚（二梃，烧灰）　黄芩（一[15]分）　朱砂（一分，细研）　麝香（一分，细研）　黄丹（一[15]分，微炒）　槟榔（一分）　白及（半分）　干姜（一分，烧灰）

右件药，捣罗为末。以浓醋脚调涂之，甚者不过三上差。

治小儿白秃疮及诸癣，松脂膏方。

松脂（半两）　天南星（一分）　川乌头（一分，去皮脐）　腻粉（一分）　杏仁（一两，汤浸去皮，别研如膏）　清油（二两）　黄腊（一两）

右件药，捣罗为末。先取油蜡，入于瓷器内，以慢火熔之，后下诸药末，和搅令匀，熬三五沸，膏成。候冷涂疮上，日再用之。

又方。

芫荑（一分）　豆豉（一分）　川椒（二十粒，去目）

右件药，捣如泥，以陈酱汁调涂之。

治小儿白秃疮，痛痒不差方。

赤桑根（一两） 桃花（一两，三月三日收未开者，阴干）

右件药，捣细罗为散，以腊月猪脂和如膏。每使时，先以桑柴灰汁净洗，拭干涂之，即差。

又方。

细柳枝（一握） 水银（半两，以津研令星尽） 皂荚（一梃，去皮子）

右件药，细锉，以醋一升煎令浓，去滓，再熬成膏。下水银，搅令匀，以瓷盒盛，日二涂之。

治小儿白秃疮，无[16]发苦痒，野葛膏方。

野葛末（一两） 猪脂（一两） 羊脂（一两）

右件药，同煎三五沸，搅令匀，滤去滓，盛于瓷器中，候冷涂之，不过三上差。

治小儿白秃疮及疳，头发连根作穗脱落，发不生者，宜涂黑豆沥方。

黑豆（三合） 苣藤子（三合） 诃黎勒皮（一两）

右件药，捣罗为末，以油水各半，拌令匀，内在竹筒中，用乱发塞口，以煻火烧，沥取膏，贮于不津器中。每使时，以米泔、皂荚净洗，然后涂之，日二用，十日内发生矣。

又方。

巴豆（十枚，去皮心，研，纸裹压去油） 盐（一块，如栗子大） 麻油（一合）

右件药，都入乳钵内，研如膏。日三度涂之差。

治小儿白秃疮，发落苦痒，黄柏散方。

黄柏（灰，一两） 薰陆香（一两）

右件药，细研，以生麻油调稀稠得所，涂之，干即更涂，不过四五度。

治小儿白秃疮，发不生方。

右取蔓菁子、川乌头等分，烧灰细研，以生油和涂之。

治小儿白秃发不生，疮有汁出，或无汁，干燥痛方。

右取鸡子七枚，用黄，以铜器中急火熬令干，细研敷之。

治小儿白秃疮，久不差方。

右取鲫鱼一头，重四两者，去肚肠，实填乱发，以湿纸裹烧为灰，细研，入雄黄末二钱，更研令匀。用时以泔清净洗疮，拭干，以腊月猪脂调涂之，生油调亦得。

治小儿白秃疮方。

右取东引楝树枝，锉碎，捣罗为末，以猪脂和涂之。

又方。

马肠根（一两，锉，微炒）　藜芦（半两，去芦头，锉，炒令焦）

右捣罗为末。每用时，先以泔清净洗疮，拭干敷之。

又方。

梁上尘（五两）

右细研，每用时，先以皂荚汤温温净洗疮，拭干敷之。

又方。

右用芫花捣末，以腊月猪脂和涂之。

又方。

右以雄鸡粪白细研，以陈酱汁调涂之。

又方。

右以熊脂五两，熔令消涂之。

又方。

右取瓦青衣细研，以生油调涂之。

又方。

右以醋泔洗头，后淋乔麦灰汁再洗之。

又方。

右以葵根烧灰，细研敷之。

又方。

右以蛇蜕皮烧灰，细研敷之。

又方。

右以大蒜研令烂敷之。

又方。

右以牛粪涂之。

又方。

右以苦葶苈子微炒，捣如膏敷之。

治小儿风瘙瘾疹诸方

夫小儿风瘙瘾疹者，由汗出解脱衣裳，风入腠理，与血气相搏，结聚相连，遂成瘾疹。风气止在腠理浮浅，其势微，故不肿不痛，但成瘾疹瘙痒也。

治小儿风瘙瘾疹，麻黄散方。

麻黄（一两，去根节） 川升麻（一两） 葛根（一两，锉） 射干（半两） 鸡舌香（半两） 甘草（半两，炙微赤，锉） 石膏（三分）

右件药，捣粗罗为散。每服一钱，以水一小盏，煎至五分，去滓放温，量儿大小，分减服之。

治小儿风瘙瘾疹，壮热心躁，犀角散方。

犀角屑（三分） 川升麻（三分） 麦门冬（三分，去心） 白蒺藜（三分，微炒，去刺） 甘草（三分，炙微赤，锉）

右件药，捣粗罗为散。每服一钱，以水一小盏，煎至五分，去滓放温，量儿大小，分减服之。

治小儿风瘙瘾疹，黄芪散方。

黄芪（三分，锉） 白鲜皮（半两） 防风（一[17]分，去芦头） 枳壳（一分，麸炒微黄，去瓤） 黄芩（三分） 甘草（半两，炙微赤，锉）

右件药，捣粗罗为散。每服一钱，以水一小盏，煎至五分，去滓放温，量儿大小，分减服之。

治小儿风瘙瘾疹，痒痛不止，枳实圆方。

枳实（三分，麸炒微黄） 甘菊花（半两） 蛇床子（一分） 防风（半两，去芦头） 天雄（一分，炮裂，去皮脐） 麻黄（半两，去根节） 漏芦（一分） 白薇（一分） 白蒺藜（半两，微炒，去刺）

浮萍（半两，干者）

右件药，捣罗为末，炼蜜和圆，如绿豆大。每服，以温水下七圆，量儿大小加减服。

治小儿风瘙瘾疹，蒴藋汤浴方。

蒴藋（二两） 防风 羊桃根 石楠 秦艽 川升麻 苦参 茵芋 芫花 蒺藜子 蛇床子 黄矾 枳壳 （以上各一两）

右件药，细锉和匀。每用三两，以水一斗，煎至五升，去滓，看冷暖洗浴，避风。

治小儿风瘙瘾疹，心膈烦闷，茵芋汤浴方。

茵芋 防风 附子 牡蛎 莽草（各半两）

右件药，细锉和匀，以水一斗，煮取六升，去滓，看冷暖洗浴。避风。

又方。

柳树空中屑（二分） 蒴藋（三两） 黄芦（三两） 盐（二合）

右件药，细锉和匀。每用三两，以水一斗，煮取五升，去滓，看冷暖洗浴，避风。

治小儿风瘙瘾疹，皮肤肿，宜用此方。

石楠叶（二两） 川椒（半两）

右件药，以水一大盏，煎至五分，去滓，入硝石末半两、白矾末半两，搅令匀，以绵浸涂肿处，干即更涂。

又方。

景天草（三[18]两） 蓝叶（五两）

右件药，捣绞取汁，涂于肿处，以热手摩之，日三两度用之。

消小儿风瘙瘾疹，心中闷乱方。

川芒硝（二两）

右以清酒二[19]大盏，煎至二盏，放温，洗儿痒处。候燥复洗之，痒差乃止，避风。

治小儿风瘙瘾疹方。

牛膝（一[20]两，去苗，微炙）

右捣细罗为散。每服，以温水调下半钱，量儿大小，以意加减，日三服。若患瘘疮多年不差，以散敷之。兼治骨疽、瘰疬、疮，甚妙。

又方。

右以白矾烧灰细研，以酒调涂之。

又方。

右以虎脂摩之，即愈。

治小儿一切丹诸方

夫小儿诸丹者，由风热毒气客于腠理，热毒搏于血，蒸发于外，其皮上热而赤，如丹涂之状，故谓之丹也。若又不歇，则肌肉坏烂；若毒气入腹，则杀人也。今以一方同疗之，故号一切丹也。

治小儿一切丹，毒大赤肿，身体壮热如火，已服诸药未损，宜服蓝青散方。

蓝青（半两）　寒水石（一两）　石膏（一两）　犀角屑（一两）　柴胡（一两，去苗）　知母（半两）　杏仁（半两，汤浸去皮尖双仁，麸炒微黄）　栀子仁（半两）　甘草（半两，炙微赤，锉）　赤芍药（三分）　羚羊角屑（三分）

右件药，捣粗罗为散。每服一钱，以水一小盏，煎至五分，去滓，入竹沥、蜜、生葛等汁共一合，更煎三两沸，放温，不计时候，量儿大小，分减服之。

治小儿月内发一切丹，蓝叶散方。

蓝叶（一两）　黄芩　犀角屑　川大黄（锉碎，微炒）　柴胡（去苗）　栀子仁（各一分）　川升麻（一分半）　石膏（一分半）　甘草（半分，炙微赤，锉）

右件药，捣粗罗为散。每服一钱，以水一小盏，煎至五分，去滓，下竹沥半合，更煎三两沸，放温，不计时候，量儿大小，分减服之。

治小儿一切丹，遍身壮热烦渴，升麻散方。

川升麻（一分）　黄芩（一分）　麦门冬（三分，去心）　葛根（三分，锉）　川大黄（一分，锉碎，微炒）　川朴硝（三分）

右件药，捣粗罗为散。每服一钱，以水一小盏，煎至五分，去滓放温，不计时候，量儿大小，分减服之。

治小儿一切丹，遍身赤痛，大黄散方。

川大黄（半两，锉碎，微炒）　防风（半两，去芦头）　川升麻（一分）　黄芩（一[21]分）　麻黄（一分，去根节）　秦艽（一分，去苗）　川朴硝（三分）

右件药，捣粗罗为散。每服一钱，以水一小盏，煎至五分，去滓放温，不计时候，量儿大小，分减服之。

治小儿一切丹，发无常处，体热如火烧，宜用升麻膏方。

川升麻　川大黄　景天草　蛇衔　栀子仁　寒水石　川芒硝　蓝叶　生地黄　芭蕉根　羚羊角屑　梧桐皮（各半两）

右件药，细锉，以竹沥浸一宿，明日漉出，却入铛中，用腊月猪脂一斤，于慢火上，熬一食久，承热以绵滤去滓，候冷成膏，以瓷盒盛，旋取摩之，兼以膏如枣核大，以竹沥调服之。

治小儿一切丹，通用慎火草散方。

慎火草（半两）　紫葛（半两，切[22]）　硝石（半两）

右件药，捣细罗为散。用冷水调涂之，干即再涂，以差为度。

治小儿一切丹，遍身体热，硝石散方。

硝石（一两）　乳香（一分）

右件药，细研为散，以鸡子白调涂之。

又方。

太阴玄精（一两）　白矾（一分）

右件药，细研为散，以水调涂之。

又方。

右以浮萍草，研如泥敷之。

又方。

右以蓝淀涂之，热即更涂。

又方。

右取韭畦中土，以水调涂之。

又方。

右用豉炒令焦捣罗为末，以生油调涂。

又方。

右取粟米，以水煮浓汁洗之。

又方。

右取地龙煮，以水研如泥，涂之。

治小儿一切丹及诸毒肿方。

鼠粘草根（洗，去苗）

右捣绞取汁，每服半合，量儿大小，分减服之。

治小儿一切丹毒如火，绕腰即损人，宜用此方。

马齿苋

右捣绞取汁，涂之效。

治小儿一切丹方。

芭蕉根

右捣绞取汁涂之。

又方。

右取蒴藋，捣绞取汁涂之。

又方。

右以水苔，烂捣频频敷之。

又方。

右以景天花，烂捣敷之。

又方。

右以川芒硝，以水研涂之。

治小儿五色丹诸方

夫小儿五色丹者，由丹发而变改无常，或青黄白黑赤，此是风毒之热，有盛有衰，或冷或热，故发为五色也。

治小儿五色丹方。

川大黄　黄芩　川芒硝　栀子仁　干蓝叶　商陆（各一两）

右件药，捣细罗为散，以水调涂之。 立效。

治小儿五色丹遍身，宜用洗浴枣根汤方。

枣树根（四两）　丹参（三两）　菊花（一两半）

右件药，细锉和匀。每用二两，以水五升，煎至三升，去滓，看冷热，避风洗浴，极效。

又方。

苎根叶（一斤，细锉）　小赤豆（三合）

右件药，以水五升，煎至三升，去滓，看冷热，避风洗浴。

治小儿丹发恶毒，五色无常，宜用此方。

青粟毬（有刺者）

右捣碎以水煮洗之。

又方。

右用赤小豆末，以鸡子白和如泥，频涂。

治小儿五色丹，遍身热如火烧，绕腰即损人，宜用此方。

芸苔子（一两，细研）

右以酒一小盏，研取汁涂之。

又方。

右以蒴藋，捣绞取汁，涂之。

治小儿白丹诸方

夫小儿白丹者，由挟风冷之气，故使色白也。初发痒痛，微虚肿如吹，疹起不痛不赤，而白色也。

治小儿白丹方。

酸母草　五叶草（各五两）

右件药，捣绞取汁涂之。

又方。

右捣川大黄末，以马齿苋捣绞取汁，调涂之。

又方。

香豉（一合，炒令焦）　伏龙肝（二两）

右件药，捣罗为末，以生油调涂之。

又方。

右以兰香叶，捣烂涂之。

又方。

右以蓼叶捣烂涂之。

又方。

右以梁上尘，以醋涂之。

又方。

右取鹿角烧灰细研，以猪脂和涂之。

又方。

右取猪粪烧灰细研，以鸡子白调涂之。

治小儿赤丹诸方

夫小儿赤丹者，由风毒之重，故使赤也。初发疹起，大如连钱，小者如麻豆，肉上生粟，色如鸡冠，故谓之赤丹，亦名茱萸[23]丹也。

治小儿赤丹毒肿，升麻膏方。

川升麻　白蔹　漏芦　川芒硝（各一两）　黄芩　枳壳　连翘　蛇衔（各一两半）　栀子仁（二两）　蒴藋（二两）

右件药，细锉，以猪脂一斤半，入于铛中，以慢火煎诸药，令赤色，去滓，放冷以瓷盒盛，旋取涂之。

治小儿面身卒得赤丹，或痒，或肿起，不速疗之即杀人，宜用此方。

羖[24]羊角屑（八两）

右以水五升，煎至一升，绢滤去滓，入炼了猪脂五两，和令匀，摩之。

治小儿赤丹。

右取荞麦面，以醋和涂之。

又方。

右以葛勒蔓轻磨破，以醋研诃黎勒涂之妙。

又方。

右捣胡荽汁涂之。

又方。

右唾调胡粉，从外向内涂之。

治小儿黑丹诸方

夫小儿黑丹者，由风毒伤于肌肉，故令色黑也。初发痒痛，或熛[25]肿，起微黑色也。

治小儿黑丹，宜拓升麻汤方。

川升麻（二两） 漏芦（二两） 川芒硝（二两） 黄芩（三两） 栀子仁（一两） 蒴藋（半两）

右件药，细锉和匀。每用三两，以水五升，煎至三升，去滓微温，以软帛旋蘸拓病上。以消为度。

又方。

风化石灰（二两） 屋四角茅草（三两，烧灰）

右件药，细研为散，以鸡子白调涂之，日三五度效。

又方。

茺蔚子 蛇衔草 护火草（各一两）

右件药，捣令烂，以鸡子白调涂之。

又方。

右以青羊脂熟摩，日三五度用之。

又方。

右以猪槽下泥涂之。

又方。

右以喂猪杓子，炙令热熨之。

治小儿天火丹诸方

夫小儿丹发，肉中赤如丹，赤色大者如手，剧者遍身赤痒，故号天火丹也。

治小儿天火丹发，遍身赤如绛色，宜用此方。

油麻（五合）　生鲫鱼（半斤）

右件药，捣如泥，涂在丹上，燥复涂之。

又方。

虎脂（二两）　黄丹（一两）

右件药，研为膏涂之，即差。

又方。

桑根白皮（二两）　丹参（一两）　甘菊花（一两半）　莽草（一两）

右件药，细锉和匀。每用二两，以水三升，煎至二升，去滓，看冷暖，避风浴儿。

又方。

右以鬼目捣绞取汁，涂赤处。

又方。

右以赤小豆捣末，以鸡子白和涂之。

又方。

右捣荏子汁涂之。

又方。

右取小儿埋胞衣瓶子中水三合，时时与儿服，及涂身上有毒处。

治小儿殃火丹诸方

夫小儿丹，发两胁及腋下腿上，谓之殃火丹也。

治小儿殃火丹，生于胁[26]腋下方。

川朴硝

右细研为散。每服，以竹沥调下半钱，量儿大小，加减服之。

又方。

右取伏龙肝细研，以生油调涂之。

又方。

右以浮萍草捣绞取汁，时时与儿服之。

治小儿神火丹诸方

夫小儿丹发两膀上，不过一日便赤黑，谓之神火丹也。

治小儿神火丹方。

景天花

右捣绞取汁，先微揩丹上，后涂之，以差为度。

又方。

右以鲫鱼半斤，捣如泥涂丹上，唯数涂为良。

又方。

右以栀子仁捣末，用醋和涂之。

治小儿鬼火丹诸方

夫小儿丹发，两臂赤，起如李子，谓之鬼火丹也。

治小儿鬼火丹方。

戎盐（一两）　附子（一枚，烧灰）

右件药，细研为散，以雄鸡血调涂之。

又方。

景天草（五两）　蛇衔草（三[27]两）

右件药，捣如泥，以鸡血调涂之。

治小儿野火丹诸方

夫小儿丹，发赤斑斑如梅子，遍背腹，谓之野火丹也。

治小儿野英[28]丹方。

雄黄（半两）　戎盐（半两）

右件药，细研为散，以鸡子白调，数数涂之，以差为度。

又方。

灶中黄土（一两）　青竹叶（二两，烧灰）

右件药，细研为散，以鸡子白和涂之。

又方。

白殭蚕（二七[29]枚）　慎火草（一两）

右件药，捣令烂，涂之。

治小儿家火丹诸方

夫小儿丹初发，著两颊、两腋下，两髂上，谓之家火丹也。

治小儿家火丹方。

梓木白皮（三两）　蓼叶（三两）

右件药，烧为灰，细研，以鸡子白和，数数涂之，以差为度。

治小儿萤火丹诸方

夫小儿丹发如灼，在胁下正赤，初从额起而多痛，谓之萤火丹也。

治小儿萤火丹方。

赤小豆（一合） 硝石（半两） 寒水石（一分）

右件药，捣细罗为散。每服，以冷水调下半钱，日三服，量儿大小，加减服之。

又方。

灶中黄土（一合） 生油（二合）

右件药，研和如泥，时用涂之，以差为度。若痛上阴，不治即杀人。

又方。

右取慎火草捣烂，以醋调涂之。

治小儿朱田火丹诸方

夫小儿朱田火丹者，田丹先发于背，遍身一日一夜而成疮，谓之朱田火丹也。

治小儿朱田火丹方。

右取棘根煮汁洗浴之，若已成疮，用赤小豆末敷之。

又方。

右以蓝淀涂之。

又方。

右以鸡子白涂之。

治小儿天灶火丹诸方

夫小儿丹发，两髀里尻间，正赤流至阴头，赤肿血出，谓之天灶火丹也。

治小儿天灶火丹方。

荠叶（三两） 赤小豆（一合） 煅炉门上灰（一两） 青羊脂（三

两）　葱白（二茎，切）

右件药，相和，捣如膏摩之，燥再摩之。

又方。

细辛（一两）　糯米（一合）　景天草（三两）

右件药，捣如泥，涂丹上差。

又方。

伏龙肝　赤小豆

右件药，等分细研为散，以鸡子白，调涂。

又方。

右以车前子末，水调涂之。

又方。

右以蚕沙一升，水煮去滓，洗之。

又方。

右以铁落末，用饧和如膏，涂之。

治小儿废灶火丹诸方

夫小儿丹发，从足趺起，正赤，谓之废灶火丹也。

治小儿废灶火丹方。

寒水石（半两）　莽草（一两）　硝石（半两）

右件药，捣细罗为散。每服，以新汲水调下半钱，日三服，量儿大小，加减服之。

又方。

赤小豆（末，一两）　牛[30]角（二两，烧灰）

右件药，细研为散，用鸡子白调如泥，涂。

又方。

五加叶根（五两，烧灰）

右细研，以煅铁槽中水和涂之。

又方。

枣树根水煮汁，洗浴三五遍。

治小儿尿灶火丹诸方

夫小儿丹发膝上，从两股起，及脐间，走入阴头。谓之尿灶火丹也。

治小儿尿灶火丹方。

桑根白皮（一斤）

右细锉，以水七升，煮至四升，去滓，看冷热，避风洗浴。

又方。

李树根（半斤，烧灰）

右细研为散，用田中流水调涂之。

又方。

屋四角茅（烧灰）

右细研为散，以鸡子白调涂之。

治小儿赤游肿诸方

夫小儿有肌肉虚者，为风毒热气所乘，热毒搏于血气，则皮肤赤而肿起，其风随气行游不定，故名赤游肿也。

治小儿赤游，皮肤作片赤肿，此是风热所致，宜服犀角散方。

犀角屑（一分）　黄芩（一分）　黄芪（一分，锉）　川升麻（一分）　栀子仁（一[31]分）　牛黄（半分，细研）　汉防己（一分）　川朴硝（一分）

右件药，捣细罗为散。不计时候，煎竹叶汤调下半钱。量儿大小，加减服之。

治小儿头面，及身体赤毒，肿起作片，宜用升麻膏方。

川升麻（一两）　犀角屑（半两）　射干（半两）　赤芍药（半两）　黄芩（半两）　栀子仁（半两）　川大黄（半两）　大青（半两）　蓝子（半两）　玄参（半两）　羚羊角屑（半两）　生地黄（二两）

右件药，细锉，以猪脂一斤半，入于铛中，于慢火上煎，不住手搅，候药色变，膏成，去滓，以瓷盒盛，频用摩肿处。

又方。

黄柏（末，半两）　川大黄（末，半两）　川朴硝（半两，细研）　马勃（一分）　水银（一分，手心内津研令星尽）　鸡子（三枚，去壳）

右件药，都研如膏。每用时，先以铍针[32]铍破，然后以膏涂之。

又方。

鸡冠花（半两）　商陆（半两）　紫矿[33]（半两）　川大黄（半两）

右件药，捣细罗为散，以鸡子清入生油，等分调涂之。干即更涂。

又方。

附子（半两，去皮脐）　川椒（半两，去目）　石盐（三分）

右件药，捣罗为末，以炼了猪脂四两相和，于慢火上熬成膏，以瓷盒盛，候冷时用，涂之，以差为度。

又方。

栝楼根（二两，末）　伏龙肝（半两）

右件药，细研为散，以醋调涂之，干即再涂之。

治小儿赤游，肿行于体上，入腹即损人，宜用此方。

右取白豆末，水和涂之，干即更涂。

治小儿赤流诸方

夫小儿身上，或一片片赤色，如燕脂[34]染，及热渐引，此名丹毒，俗谓之流。若因热而得者色赤，或因风而得者色白，皆肿而壮热也，可用一小铍刀，散镰去恶血。毒未入腹者可疗也。

治小儿心热，身上赤流，色如燕脂，皮肤壮热，升麻散方。

川升麻（半两） 川大黄（半两，锉碎，微炒） 犀角屑（一分） 黄芩（一分） 川朴硝（半两） 栀子仁（一分） 木通（一分，锉） 玄参（半两） 甘草（一分，炙令微赤）

右件药，捣粗罗为散。每服一钱，以水一小盏，煎至五分，去滓放温，不计时候，量儿大小，分减服之。

治小儿赤流，热如火，宜用大黄散方。

川大黄（半两，生用） 郁金（半两） 黄药（半两） 腻粉（半两） 猪牙皂荚（半两，去皮子用）

右件药，捣细罗为散，以生油调涂之。

又方。

护火草[35]汁（三合） 赤地利（末，一钱） 腻粉（一钱）

右件药，相和，量儿大小，分减服之，良久泻下血片为效，其滓敷在赤处亦佳。

治小儿赤流，半身色红，渐渐展引不止方。

牛膝（一两，去苗） 甘草（半两，生用）

右件药，细锉，以水一大盏，煎至五分，去滓，调伏龙肝末涂之效。

又方。

川大黄（一两，生用） 赤小豆（半合，炒令紫色） 川朴硝（三分）

右件药，捣罗为末，以鸡子清调涂之，干则易之。

又方。

李子油（三两） 朱砂（一分，末）

右件药，调如膏涂之。

又方。

右以酱汁涂之。

又方。

右以萝摩[36]汁涂赤处，随手便差。

又方。

右荞麦面以醋调涂之，不过三两上差。

又方。

右以胡荽汁涂之。

又方。

右用白矾一两，以水煮，冷暖所得洗之。

又方。

右取烧粉家洗瓮水，涂之。

又方。

右取红蓝花末，以醋调涂之。

又方。

右以芸苔叶烂捣涂之。

又方。

砒霜（不限多少，细研）

右于砚中著水入霜，以墨浓研，用笔点涂之。良久，以冷水洗，后更涂，以差为度。

又方。

右栝楼根捣末，以醋调涂之，干即再涂。

又方。

右糯米，水研如粥涂之，干即更涂。

又方。

右粟米粉，炒令黑，以唾调涂之。

治小儿身有赤处诸方

夫小儿因汗为风邪热毒所伤，与血气相搏，热气蒸发于外，其肉色赤而壮热也。

治小儿身上有赤，引于颊上，或口傍眼下，赤如燕脂，向上皮即皴剥，渐渐引多，此是心热血凝所为。其治法宜以小刀子锋头镰破，令血出后，宜服丹参散方。

丹参（一分）　黄芩（一分）　麻黄（半两，去根节）　枳壳（一

分，麸炒微黄，去瓤）　葛根（一分，锉）　犀角屑（一分，锉）

右件药，捣粗罗为散。每服一钱，以水一小盏，入竹叶十片、竹茹半分，煎至五分，去滓放温，不计时候，量儿大小，分减服之。

治小儿身上有赤，烦热，麦门冬散方。

麦门冬（半两，去心）　芦根（半两，锉）　葛根（半两，锉）　犀角屑（半两）　漏芦（半两）　甘草（半两，炙微赤，锉）

右件药，捣粗罗为散。每服一钱，以水一小盏，入竹叶十片，煎至五分，去滓放温，不计时候，量儿大小，分减服之。

治小儿身上有赤，或瘀肿，或如火丹，烦渴，浑身赤引壮热，铅霜散方。

铅霜（半两）　绿豆粉（半两）

右件药，细研为散，以芸苔菜汁调涂之。

又方。

伏龙肝（一两）　乱发（二两，烧灰）

右件药，细研为散，以水调涂赤处，效。

又方。

右桃仁汤，浸去皮，研令烂，以面脂和涂。

又方。

右黄蒿穗，以水浓煎汤，入盐少许，温温洗之。

又方。

右白矾细研，以生油调涂之。

又方。

右芭蕉根，捣绞汁涂之。

又方。

右水中苔，捣末，以水调涂之。

又方。

右川芒硝，以水研涂之。

治小儿熛疮诸方

夫小儿熛疮者，由风起热毒之气所伤，客于皮肤，生熛浆而渍成疮，故名之熛疮者也。

治小儿熛疮，栀子膏方。

栀子仁（半两）　川升麻（半两）　犀角屑（半两）　蛇衔（三分）　蓝叶（一两）　生地黄（一两）　黄芩（半两）　川大黄（一两）

右件药，细锉，以猪脂一斤同于锅内，以微火煎令药[37]，滤去滓，以瓷盒盛，候冷，涂之。

又方。

水银（一两）　腻粉（一分，与水银于手掌中以津研如泥）　松脂（一两）　土蜂房（一两）　黄柏（一两，锉）　川大黄（一两，生用）

右件药，捣罗为末，以炼成猪脂一斤，与药末同入铛内，慢火熬令稀稠得所，将水银腻粉入膏中，搅令匀，膏成。以瓷盒盛，候冷涂之，不过三五上差。

治小儿头上熛浆起，如针盖，一二日后，面上及胸背生疮，宜用朱砂膏方。

朱砂（半两）　胡粉（二两）　水银（半两）

右件药，点少水，都研令水银星尽，以腊月猪脂三两，入铫[38]子内，慢火上熔化，去滓，入朱砂等搅成膏，以瓷盒盛，候冷涂之差。

治小儿卒得熛疮，赤烂方。

右取牛粪烧灰细研，敷疮上，日三用之。

又方。

右烧铧铁，水中淬二十遍，以淬水洗之。

治小儿漆疮诸方

夫人无问男女大小，有禀性不耐漆者，凡是见漆及新漆器，便著漆毒，令头面身体肿起瘾疹，色赤生疮痒痛者是也。

治小儿漆疮，四肢壮热，蓝叶散方。

蓝叶（半两）　麦门冬（半两，去心）　川升麻（半两）　犀角屑（三分）　木通（半两，锉）　茯神（半两）　马牙消（三分）　甘草（半两，炙微赤，锉）

右件药，捣粗罗为散。每服一钱，以水一小盏，煎至五分，去滓放温，量儿大小，分减服之。

又方。

木通（一分，锉） 川升麻（一分） 川大黄（三分，锉碎，微炒） 桑根白皮（半两，锉） 木防己（一分） 川朴硝（三分）

右件药，捣粗罗为散。每服一钱，以水一小盏，煎至五分，去滓放温，量儿大小，分减服之。

又方。

垂柳枝（五两） 苦参（二两） 黄连（一两，去须）

右件药，细锉，以水三[39]升，煎至半升，去滓，入墨末一合搅令匀，熬成膏，以瓷盒盛，候冷涂于疮上。

又方。

右浓煎蔓菁[40]汤，看冷热洗之。

又方。

右川芒硝细研，捣七蔬草汁和涂之。

又方。

右取蟹二枚生者，烂捣，以水二合，同绞取汁涂之。

又方。

右糯米嚼令烂涂之。

又方。

右浓煮柳叶汤，看冷热洗之。

又方。

右茅香渍汁频洗之。

又方。

右小麦曲捣末，以鸡子白和涂之。

又方。

右羊乳汁涂之。

又方。

右浓煎荷叶汤，看冷热频洗之。

又方。

右以磨刀石下泥涂之。

又方。

右贯众捣末，以生油调涂之。

又方。

右以猪脂涂之。

又方。

右以马尿洗之。

又方。

右薤白生捣如泥涂之，煮汁洗之亦佳。

又方。

右浓煎黄栌汤，看冷热洗之。

又方。

又以菜子油涂之。

又方。

右浓煎新糜帚汤，看冷热洗之。

又方。

右捣韭汁涂之。

治小儿鱼脐疮诸方

夫小儿鱼脐疮者，此疮头黑，深破之黄水出，四畔浮浆起，狭长似鱼脐，故谓之鱼脐疮也。

治小儿鱼脐疮方。

蛇蜕皮（二[41]两，炙微黄）　鸡子（一枚，打破取清）

右件药，以水一大盏，煎蛇皮至五分，去滓，入鸡子清搅令匀，更煎三两沸，放温，量儿大小，分减服之。

又方。

芫花根（二[41]两，细锉）　猪牙皂荚（五梃）　黑豆（三合）　白矾（三两，烧令汁尽，细研）

右件药，用醋七升，先浸芫花根及皂荚、黑豆三日，于釜中，以文火煎至二升，去滓后，却以别铛中煎至一升，入白矾灰搅令匀，膏成，以瓷盒盛，摊与故帛上贴。

又方。

右腊月猪脂并髓，以鸡子清调令匀涂。

又方。

右寒食干饧烧灰，细研敷之。

又方。

右白莴苣捣绞取汁，先以针刺疮上及四畔，滴汁于疮中即差。

又方。

右蛇蜕皮烧灰细研，以鸡子清调涂之。

又方。

右当疮上，切大蒜片子贴定，以艾灸二十七壮，逐壮换蒜，灸毕，研豆豉厚罨[42]定效。

治小儿王烂疮诸方

夫小儿腑脏有热，热熏皮肤，外为湿气所乘，则变生疮。其热遍盛者，其疮发势亦盛。初生如麻子，须臾王大，汁流溃烂，如汤火所灼，故名王烂疮也。

治小儿王烂疮，一身尽有如麻子，有脓汁，乍痛乍痒，或时壮热，赤芍药散方。

赤芍药（三分）　甘草（三分）　白蔹（三分）　黄芩（半两）　黄连（半两，去须）　黄柏（半两，微炙）

右件药，捣细罗为散，以蜜水调涂之，日三两上差。

治小儿王烂疮，及恶疮，秫米散方。

秫米　竹篠[43]（等分）

右件药，烧灰，细研为散，以田中禾下水调涂之，立效。

治小儿王烂疮，初患，一日肉色变，二日疱[44]浆出，或四畔时赤，渐长若疱浆匝身[45]，即不可疗。其状如汤火烧，宜速用黄连散方。

黄连末（一两）　胡粉（一两）

右件药，细研令匀，以生油调涂之。

治小儿王烂疮，初起疱浆似火烧疮，宜用此方。

桃仁（汤浸，去皮）

右捣令烂，以面脂和涂之。

又方。

右以艾烧灰敷之，如疮干，即以生油调涂之。

又方。

右取十字街上土，并釜下黄土，细研敷之。甚良。

又方。

右以牛粪烧灰细研敷之。

又方。

右吴茱萸酒煎汁涂之。

又方。

右赤地利捣末，以酥和涂之。

治小儿浸淫疮诸方

夫小儿五脏有热，熏发皮肤，为风湿所折，湿热相搏，身体发疮，初出甚小，后有脓汁，浸淫渐大，故谓之浸淫疮也。

治小儿浸淫疮，渐展不止，苦瓠散方。

苦瓠（一两）　蛇蜕皮（半两，烧灰）　露蜂房（半两，微炙）　梁上尘（一合）

右件药，捣细罗为散，以生油调涂故帛上，贴之。

又方。

伏龙肝（三分）　乱发（三分，烧灰）

右件药，细研为散，以猪脂和涂之。

又方。

鲫鱼（一枚，长三寸者）　豆豉（一合）

右件药，捣如膏涂之，亦疗马鞍疮。若或先起四肢，渐向头面者，难治也。

又方。

右以鸡冠血涂之。

又方。

右煎鲫鱼膏涂之。

又方。

右以生鲫鱼薄切大片，和盐贴之。

又方。

右取胡燕窠烧灰，以水和涂之。

治小儿蠼螋[46]绕腰腹成疮诸方

凡蠼螋虫，长一寸许，身有毛如毫毛，长五六分，脚多而甚细，居屋壁之间，其游走处，遇人影则尿之，人随所尿著影处，人身即应之生疮。世病之者，多著腰疮，初生之状，匝匝起，初结痦瘰，小者如黍粟，大者如麻豆，染渐生长，阔绕腰腹，生脓汁成疮也。

治小儿蠼螋疮方。

蒺藜叶

右捣令烂，敷之。无叶用子亦佳。

又方。

右用燕窠土细研，以猪脂和涂之。

又方。

右取败蒲扇，以水煮浸汁涂之。

又方。

右以藊豆[47]叶捣烂涂之。

又方。

右以生甘草捣末敷之。

又方。

右鹿角烧灰细研，以酒和涂之。

又方。

右道边蒲席烧灰，细研敷之。

又方。

右槐白皮半斤，细锉，以醋二升，浸半日，以醋洗之，日五六度差。

又方。

右赤小豆捣末，以醋和涂之差。干即再涂。

又方。

右以大麦烂嚼敷之，日三上差。

又方。

右以梨子嚼汁涂之，干则再涂之。

又方。

右以粟子烂嚼敷之。

又方。

右以萹竹汁涂之。

又方。

右生白矾细研，以生葱汁调，厚涂之。

治小儿疣目诸方

夫小儿疣目者，由附着肉生，如麦豆大，与肉色无异，俗谓之疣子，即疣目也。亦有三数个相聚而生者，割破里状如筋而强，微有血，而续后又生，此多由风邪客于皮肤，血气变化所成。故亦有药治之，亦有法术治之而并得差。此疾多生于手足也。

治小儿疣目方。

桑柴灰（四升[48]，以汤淋取汁，入砂盆内煎如饧）　附子（二枚，去皮脐，生用）　硇砂（一分，研入）　糯米（五十粒）

右件药，捣罗为末，入煎内调令匀，每取少许点疣目上，即自落，兼治黑痣。

又方。

桑皮灰　艾灰（各三升）

右件药，以水五升淋之，又重淋三遍，以五色帛内汁中，合煎令消，点少许于疣目上，则烂脱矣。

又方。

糯米（五十粒）

右于湿石灰里埋之，以烂为度，用针拨破疣目敷之，经宿自落。

又方。

右硫黄细研，调涂疣目上，六七度。

又方。

右松脂、柏脂捣末，以石灰汁调点少许于疣上，自落。

又方。

右七月七日以大豆一合，拭疣上三遍，即令病人，自种豆于南屋东头第二流中，豆生四叶，以热汤沃之差。

又方。

右石灰以醋渍六七日，取汁点疣上，小[49]作疮即落。

又方。

右以蜘蛛丝缠疣目即落。

又方。

右以杏仁烧令黑，研膏涂之。

又方。

右以牛涎，数数涂疣上，自落。

治小儿夏月痱疮诸方

夫盛夏之月，小儿肤腠开，易伤风热，风热毒气搏于皮肤则生痱疮。

其状如汤之泼，轻者匝匝如粟[50]粒，重者热浸渍成疮，因以为名，世呼为痱子也。

治小儿痱子，磨破成疮，疼痛，宜用止痛生肌赤石脂散方。

赤石脂（半两）　黄柏（半两，末）　白面（二两）　腊面茶（半两，末）　龙脑（一分）

右件药，同研令匀。每用，绵揾扑于疮上，以差为度。

治小儿夏月痱疮，及热疮，葛粉散方。

葛粉（三两）　甘草（一两，生锉）　石灰（一两，炒）

右件药，捣罗为末，以绵揾扑于疮上，以差为度。

治小儿体热痱疮，滑石散方。

滑石末（三两）　白矾灰（一两）　枣叶（四两）

右件药，捣罗为末，先以温浆水洗疮，后取药敷之，即差。

又方。

英粉（半两）　白龙脑（一钱）

右件药，细研，先用枣叶汤洗，后以散扑。

治小儿痱疮热破痛不止方。

干藕节（末，二两）　生油麻（三合）

右件药，先捣油麻如膏，后下藕节末和，别入生蜜，调稀稠得所，涂于疮上，不过三五度差。

治小儿汤火疮诸方

凡小儿被汤泼火烧者，初时慎勿以冷物，及并[51]下泥，及尿泥，并蜜涂搨[52]之。其热气得冷，即却深搏，至骨烂入筋也。所以人中汤火后，筋喜挛缩者，良由此也。

治小儿卒被汤泼火烧，苦剧，大麻子膏方。

大麻子（一合）　柏白皮（一两）　白芷（一两）　甘草（一两）　栀子仁（一两）

右件药，细锉，以猪脂一斤，煎白芷色黄为度，以绵滤去滓，盛于瓷器中，候冷，涂于疮上，日三四度用之。

治小儿被汤泼火烧赤痛，生地黄膏方。

生地黄（一两）　柏白皮（二两）　苦竹叶（一两）　甘草（一两）

右件药，细锉，以猪脂一斤，煎令地黄色黑，以绵滤去滓，盛于不津器中，候冷，日三度涂之。

治小儿火烧疮败坏，宜用羊髓膏方。

羊髓（一斤）　柏白皮（一两）　生地黄（一两）　蛇衔草（一两）　黄芩（一两）　栀子仁（一两）　苦竹叶（一两）

右件药，细锉，先于铛[53]中炼羊髓令沸，以下诸药同煎，候地黄色黑为度，以绵滤去滓，倾于瓷器中，候冷涂于疮上，日三度用之。

治小儿汤火疮，白膏方。

白松脂　白蔹　白及　定粉（各半两）　乳香（一分）　清油（二合）　黄蜡（一两）

右件药，捣罗为末，先以油入瓷锅内，用慢火熬令香，下蜡令镕，次下诸药末，不住手搅熬成膏，以瓷盒盛，候冷，日三四度涂之。

又方。

柏叶（一两）　栀子仁（一两）　胡粉（半两）

右件药，捣罗为末，以羊髓五合，入铛中，于微火上化之。后下诸药末，不住手搅熬成膏，盛于不津器中，候冷涂之，以差为度。

又方。

白矾（二两，烧炙[54]）　栀子仁（三七枚，烧令烟尽为度）

右件药，细研为散，以鸡子白调涂之。

又方。

柏白皮（半斤，细锉）

右以猪脂五两，入铫子内，与柏白皮同煎焦黄色取下，绵滤去滓，内入瓷盒中，候冷涂之。

又方。

右丹参捣末，以羊脂和敷之。

又方。

右黑豆浓煮汁，候冷涂之，亦灭瘢痕。

又方。

死鼠（一枚）

右以清油一升，煎令黑焦，去滓，日三度涂之。

又方。

右榆白皮，嚼熟涂之。

又方。

右栀子仁，以水浸汁，日五六度涂之。

又方。

右菰蒋根，去土烧灰细研，以鸡子白和涂之。

又方。

柳白皮（细锉，半斤）

右以猪脂一斤相和，煎候柳皮黑，去滓放冷，日三涂之。

又方。

右雄黄末，以醋调涂之。

又方。

右浮萍草捣末，以温水调涂之。

又方。

右初被汤火所伤，便取狗毛碎剪，消胶和之，遍涂于疮上，以帛封之，一封以至痂落，更不易之，亦不痛，甚良。

又方。

右新牛粪，取汁涂之。

又方。

右粟米熬令焦，投水中，却漉出，烂研敷之，效。

又方。

右黍米煮粥，以鸡子白和敷之。

又方。

右乳头香水研，薄薄涂之。

治小儿卒被汤泼方。

牛皮胶

右以浆水同入瓷器内，慢火煨令化，厚涂之立差。

治小儿冻烂疮诸方

夫小儿冬月为寒气伤于肌肤，寒搏于血气，血气壅涩，因即生疮，亦焮肿而难差，乃至皮肉烂，谓之冻烂疮也。

治小儿冻耳成疮，或痒或痛，黄柏散方。

黄柏　白蔹（各半两）

右件药，捣细罗为散，先用汤洗疮，后以生油调涂之。

治小儿冻脚成疮，或痒或痛，宜用此方。

小麦（半升[55]）　穰草（三握）

右件药，用醋一升，水二升，同煮至一升，去滓，温如人体，洗两脚，夜间频洗之，效。

治小儿冻手，皴裂成疮，白蔹散方。

白蔹（末，三分）　白及（末，半两）　生油麻（二合，生捣）

右件药，同研令匀，更用蒸萝卜一个，烂研一处，以酒调似稀膏。先以童子小便洗，后便涂之，效。

治小儿诸虫咬诸方

治小儿蛇咬方。

白矾　甘草（等分）

右件药，捣罗为末。如蛇咬着，心神热躁，眼前黯黑，用新汲水调下半钱。如有肿赤，用白矾、盐浆水、萵苣根等，水煎三五沸，淋洗，即肿气自消。如大叚蛇咬着，未及修合药，用耳塞[56]少许，入在咬著处疮口内，以酽醋一滴，滴在疮口上即止。

又方。

合口椒（一两）　苍耳苗（一两）

右件药，和捣敷之。

又方。

生椒（三两，去目）　豆豉（二合，炒黑焦）

右件药，捣罗为末，以津调。看多少敷之，立定。

又方。

右远志嚼令烂敷之，并内疮孔中。

治小儿蝎螫方。

半夏

右以水研涂之，立止。

又方。

桂心水磨涂之。

又方。

干姜烂嚼敷之。

又方。

大蒜研令烂涂之。

治小儿蜈蚣咬方。

头垢　苦参末（各一分）

右件药，同研令匀，以酒和涂之。

又方。

右以桑白皮汁涂之。

又方。

右以蜗牛活者，生研厚涂之。

又方。

生姜（自然汁）

右煎作浓膏，入白矾末少许调，厚涂之。

治小儿蜘蛛咬方。

枣叶　柏叶（五月三日收）　生铁衣

右件药，捣细罗为散，以生油和如膏。先火炙疔，然后涂咬处。神效。

又方。

雄黄（一分）　麝香（半分）

右件药，细研，以蓝汁一大盏，搅令匀，点咬处立效。

又方。

五加皮（一两）　半夏（四两）

右件药，烧灰细研，以醋和涂之。

又方。

右生铁上衣，醋研浓汁涂之。

又方。

右以蒺藜苗一握，捣如泥封之。

又方。

右白僵蚕末，以津和调敷。若有丝出尽，差矣。

又方。

右雄黄末，以葱汁调，厚涂之。

又方。

右生白矾末一两，以醋熬成膏，厚涂。

治小儿卒被诸蜂虿螫方。

露蜂房　白矾（各半两）

右件药，捣罗为末，以水煎如膏，厚涂螫处，效。

治小儿卒被狗咬方。

干葛

右捣罗为末，敷疮上。更浓煎葛汁，与儿饮之。

又方。

右以热牛粪涂之。

又方。

右以黄蜡镕，灌疮中效。

又方。

右以韭捣取汁，每服半合，日三服之。

又方。

右以地龙粪封之，毛出即差。

又方。

右杏仁汤浸去皮，捣烂敷之，不过三五度，效。

治小儿卒被猫儿爪损，及咬损痛方。

右取剪刀草，捣取汁涂之。

治小儿伐[57]指诸方

夫小儿伐[57]指者，其指先肿，焮焮热痛，其色不黯，然后方始爪甲结脓，剧者爪甲脱也，亦名伐[57]甲，亦名糟指，亦名土灶火。爪筋之余也，由筋骨热盛，气涩不通，故结肿生脓，而爪甲脱也。

治小儿伐[57]指肿痛方。

麻黄（三两）

右捣碎，以水二碗，煎至一碗，乘热略浸指在其中，日十余遍即愈。

治小儿伐[57]指逆肿方。

右以杂毛和黄土作泥，泥指上，令厚五分，内煻灰中暖之，令微热可忍，候泥渐渐干，即易，不过二三度即差。

又方。

右以猪脂和曲蟮[58]研敷之，数易之。

又方。

右取梅核中仁，熟捣，以淳若[59]酒和敷之，以差即止。

又方。

右取粱米粉，铁铛中熬令赤，以众人唾和之，涂上令厚一寸，即消。

又方。

右以小便和盐作泥，厚裹之，数易即差，更用镵针刺血出最妙。

治小儿手足皲裂诸方

夫小儿肌肤软弱，冬时解脱触冒风寒，手足肌肉破，故谓之皲裂也。

治小儿手足被冻，皲裂欲脱方。

川椒（半两）　芎䓖（半两）　白芷（一分）　防风（一分）　干姜（一分）

右件药，捣碎，以水一大盏，煎令浓，去滓，稍热数用涂之。

治小儿指冻伤，皲裂肿痛欲堕方。

马[60]粪（十枚）

右以水三升，煮令沸，看冷暖浸之。冷即再暖用之，半日当愈。

治小儿入水，手足皴裂，肿痛血出方。

右用生胡麻，烂捣涂之。

又方。

猪肥[61]（一具，细切）

右以热酒一盏，浸一宿，每用洗之。

又方。

右以枣煮取肉，研细敷之。一宿后，用甘草汤洗即差。

治小儿脚瘃[62]诸方

夫小儿脚瘃者，是小儿肉嫩，外风冷中于足掌中涌泉穴也。是儿脚上皮肉间，血气与风邪相感，便肉硬，血气不通，阳气不达致使然也。

治小儿脚瘃，肿硬疼痛，宜用淋蘸方。

川椒（二两）　盐（一两）

右以清油五升，煎取三升，频频蘸之，候冷即住，其药重暖三五七度用之。

又方。

附子（一两）　干姜（二两）

右件药，捣罗为末，入于绵中，装袜与儿着之。

又方。

右用猪脂，日三二度涂之。

【校注】

① 铛（dāng 当）：即药铛，温药的器皿。

② 分：日本抄本作"两"字。

③ 一：日本抄本作"二"。

④ 栗：日本抄本作"粟"字，义长可从。

⑤ 钱：日本抄本作"分"字。

⑥ 腻：日本抄本作"铁"字。

⑦ 钱：日本抄本作"两"字。

⑧ 绝：日本抄本作"结"字。

⑨ 两：日本抄本作"分"字。

⑩ 㾧（guō 锅）：即疥疮。

⑪ 分：日本抄本作"两"字。

⑫ 油脚：油脂精炼后分出的残渣。

⑬ 傅：搽涂。

⑭ 徐：据文义疑为"除"字。

⑮ 一：日本抄本作"二"。

⑯ 无：日本抄本作"血"字。

⑰ 一：日本抄本作"二"。

⑱ 三：日本抄本作"一"。

⑲ 二：日本抄本作"三"。

⑳ 一：日本抄本作"三"。

㉑ 一：日本抄本作"二"。

㉒ 切：日本抄本作"锉"字。

㉓ 茱萸：即茱萸。

㉔ 羖：日本抄本作"羖"字。

㉕ 熛（biāo 标）：迅疾，疾速。

㉖ 胁：日本抄本作"肋"字。

㉗ 三：日本抄本作"一"。

㉘ 英：日本抄本作"火"字，义长可从。

㉙ 七：日本抄本作"十"。

㉚ 牛：日本抄本作"犀"字。

㉛ 一：日本抄本作"二"。

㉜ 铍针：医用针具，多用以刺破痈疽，排除脓血。

㉝ 紫矿：一种植物，药用可驱虫、止痒、敛疮。

㉞ 燕脂：即胭脂。

㉟ 护火草：又名景天、慎火。

㊱ 萝摩：味甘、辛，温，无毒。主虚劳。其汁治丹火毒，遍身赤肿不可忍。

㊲ 药：据文义其下疑有"色变"二字。

㊳ 铫（diào 掉）：煮开水熬东西用的器具。

㊴ 三：日本抄本作"二"。

㊵ 菁：日本抄本作“青”字。

㊶ 二：日本抄本作“一”。

㊷ 罨（yǎn 掩）：覆盖，敷。

㊸ 篠（xiǎo 小）：小竹；细竹。

㊹ 疱：日本抄本作“胞”字。

㊺ 渐长若疱浆匝身：日本抄本作“渐疱浆而一身”。

㊻ 蠼螋（qúsǒu 渠擞）：一种昆虫。

㊼ 藊豆：即“扁豆”。

㊽ 升：据文义疑为“斤”字。

㊾ 小：日本抄本作“少”字。

㊿ 栗：日本抄本作“粟”字。

51 并：日本抄本作“井”字，义长可从。

52 搦：日本抄本作“搨”字。

53 锠：日本抄本作“锅”字。

54 炙：日本抄本作“灰”字。

55 升：日本抄本作“斤”字。

56 耳塞：即“耳垢”。

57 伐：据文义疑为“代”字。

58 曲蟮：即“蚯蚓”。

59 若：据文义疑为“苦”字。

60 马：日本抄本作“乌”字。

61 胵：同“胰”。

62 瘃（zhú 竹）：病名，即冻疮。

卷第九十二

治小儿诸淋诸方

夫小儿诸淋者，由肾与膀胱热也。膀胱与肾为表里，俱主于水，水入小肠，下于脬[1]行于阴，为小便也。肾气下通于阴，水液之道路也。膀胱为津液之腑，津液内溢而流于肾，水道不能，水不上不下，停积于脬。肾气不通于阴，肾热其气则涩，故水道不利，小便淋涩，故谓为淋。其状，小便出少，起数，小腹急痛引脐是也。又有石淋、气淋、热淋、血淋、寒淋、劳淋、膏淋，诸淋形证殊异，主疗不同，今各以其方治之者，故谓之诸淋也。

治小儿诸淋，脐下妨闷，心神烦热，石燕圆方。

石燕（细研） 蘧麦 栀子仁 滑石（细研） 木通（锉） 葵子 海蛤（细研，已上各半两）

右件药，捣罗为末，炼蜜和丸如绿豆大。每服，以葱白汤下七圆，日三四服，量儿大小，以意加减。

治小儿诸淋涩，水道中痛，脐下痞满，石韦散方。

石韦（去毛） 葵子 木通（锉） 赤茯苓 车前子 蘧麦 榆白皮（锉，以上各半两） 滑石（一两）

右件药，捣粗罗为散。每服一钱，以水一小盏，入葱白五寸，煎至六分，去滓，分为二[2]服，如人行十里再服，量儿大小，以意加减。

治小儿诸淋涩不通，车前子散方。

车前子 滑石（以上各半两）

右件药，捣细罗为散。每服，以清粥饮调下半钱，日三四服，量儿大小，加减服之。

治小儿诸淋涩，每尿之时，叫啼不出，滑石散方。

滑石（半两） 甘草（一分，炙微赤，锉） 川朴硝（三分）

右件药，捣细罗为散。每服，以葱白汤调下半钱，日三四服，量儿大小，以意加减。

治小儿诸淋及热结，赤涩不通，木通散方。

木通（一分，锉） 桑根白皮（一分，锉） 滑石（半两） 冬葵子（一分） 川芒硝（一分）

右件药，捣细罗为散。每服，以葱白汤调下半钱，日三四服，量儿大小，以意加减。

治小儿诸淋，涩痛不利，石韦散方。

石韦（去毛） 赤芍药 川大黄（锉，微炒） 麦门冬（去心，焙） 甘草（炙微赤，锉） 川升麻 川朴硝（以上各一分）

右件药，捣粗罗为散。每服一钱，以水一小盏，煎至六分，去滓，不计时候，量儿大小，分减服之。

治小儿诸淋涩，脐下连两膀胱妨闷，及大肠气壅，牵牛子圆方。

牵牛子（微炒） 川大黄（锉，微炒） 川升麻 郁李仁（汤浸，去皮，微炒，研入） 川朴硝（以上各半两） 滑石（一两，细研） 海蛤（一两，细研）

右件药，捣罗为末，炼蜜和圆，如绿豆大。每服，以温水研下七圆，日三四服，量儿大小，以意加减。

治小儿诸淋涩，心烦闷乱，车前子散方。

车前子 石燕 麦门冬（去心，以上各半两）

右件药，捣粗罗为散。每服一钱，以水一小盏，煎至五分，去滓，不计时候，量儿大小，分减温服。

又方。

冬葵子（一两） 蘧麦（半两）

右件药，捣罗为散。每服一钱，以水一小盏，煎至六分，去滓，不计时候，量儿大小，分减温服。

又方。

露蜂房　乱发　（以上各一两）

右件药，都烧为灰，细研为散。每服，以温水调下半钱，日三四服，量儿大小，以意加减。

又方。

小麦（一合）　葱白（两茎，切）

右件药，都以水一大盏，煮取五分，去滓，不计时候，量儿大小，分减温服。

治小儿诸淋，水道中涩痛，榆白皮散方。

榆白皮（锉）　蘧麦　（以上各一两）

右件药，捣粗罗为散。每服一钱，以水一小盏，煎至五分，去滓，不计时候，量儿大小，分减温服。

又方。

车前子（一两）

右件药，捣细罗为散。每服一钱，以水一小盏，煎至五分，去滓，不计时候，量儿大小，分减温服。

又方。

冬葵子（一两）

右捣粗罗为散。每服一钱，以水一小盏，煎至五分，去滓，不计时候，量儿大小，分减温服。

又方。

右取腊月猪脂，炼过去滓，每服一栗壳大，用暖酒一合，研搅令匀，空心午间各一服，更量儿大小，分减服之。

又方。

右取小豆叶，捣绞取汁，每服一合，量儿大小，分减服。

治小儿石淋诸方

夫小儿石淋者，为小便中出石也。肾主于水，水结则化为石，故肾为热所乘，热则成淋，其状小便茎中痛，尿不能出，时时小便痛，引膀胱里急，甚者水道塞，痛令闷绝也。

治小儿石淋，水道中涩痛不可忍，葵子散方。

冬葵子　石南　榆白皮（锉）　石韦（去毛）　木通（锉，以上各半两）　滑石（一两，细研）

右件药，捣细罗为散。每服，以葱白汤调下半钱，日三四服，量儿大小，以意加减。

又方。

石韦（三分，去毛）　滑石（二两）　子芩（三分）

右件药，捣细罗为散。每服，以粥饮调下半钱，日三四服，量儿大小，以意加减。

治小儿石淋，涩痛心烦，滑石散方。

滑石（一两）　栝楼根（一两）　石韦（半两，去毛）

右件药，捣细罗为散。每服，以大麦粥清调下半钱，日三四服，量儿大小，以意加减。

又方。

甘草（一分，炙微赤，锉）　鸡粪白（半两，微炒）　干姜（一分，炮裂，锉）

右件药，捣细罗为散。每服，煎小麦饮调下半钱，日三四服，量儿大小，加减服之。

又方。

冬葵子（三两）　滑石（一分）

右件药，捣粗罗为散。每服一钱，以水一小盏，煎至五分，去滓温服，日三四服，量儿大小，以意分减。

治小儿五七[3]岁石淋，茎中有沙石[4]不可出者，宜服鸡粪白散方。

鸡粪白（一两，炒令黄）

右件药，捣细罗为散。以水一大盏，露一宿，每服，用此水一合，调散半钱服之，日三四服，当下沙石，量儿大小，以意加减。

又方。

蘧麦（一两）

右捣细罗为散。每服，以温酒调下半钱，日三四服，量儿大小，以意增减。

又方。

桃胶（半两）

右以热汤一中盏，化胶令消，去滓，量儿大小，分减频服。

又方。

车前子（半两，捣碎）

右以水一中盏，煎至六分，去滓，量儿大小，分减频服。

治小儿血淋诸方

夫小儿血淋者，是热淋之甚，则变成血淋也。心主于血，血之行身，通于膀胱，而热气流入于脬即成血淋矣。

治小儿血淋涩痛，心躁体热，犀角屑散方。

犀角屑　黄芩　石韦（去毛）　当归（锉）　赤芍药（以上各半两）　蒲黄（一两）

右件药，捣粗罗为散。每服一钱，以水一小盏，入生地黄半分、青竹茹半分，煎至六分，去滓，不计时候，量儿大小，分减服之。

又方。

车前子　茅根（锉，各一两）

右件药，捣粗罗为散。每服一钱，以水一小盏，入生地黄一分，煎至六分，去滓，不计时候，量儿小大，分减服之。

治小儿血淋不止，水道涩痛，冬葵子散方。

冬葵子（锉）　蒲黄（各半两）

右件药，以水一大盏，入生地黄半两，煎至六分，去滓，不计时候，量儿大小，分减服之。

治小儿血淋，日夜淋沥，小腹及阴中疼痛，露蜂房灰散方。

露蜂房灰（一分）　乱发灰（一分）　滑石（一两）　海蛤（半两）

右件药，都细研为散。不计时候，以温水调下半钱，量儿大小，以意加减。

又方。

榆白皮（锉）　蘧麦　蒲黄（以上各半两）

右件药，捣粗罗为散。每服一钱，以水一小盏，煎至六分，去滓，不计时候，分温二服。

又方。

车前叶汁（一合）　冬瓜汁（一合）　蜜（一合）

右件药，相和令匀，看儿大小，分减服之。

又方。

石韦（一两，去毛）　白胶（半两，炙令黄燥）　戎盐（半两）

右件药，捣粗罗为散。每服一钱，以水一小盏，煎至五分，去滓，不计时候，量儿大小，分减温服。

又方。

牯牛阴聚毛（烧灰）

右件药，细研，不计时候，以粥饮调下半钱，量儿大小，加减服之。

又方。

蜥蜴（一枚，烧灰）

右件药，细研为散。不计时候，以温酒调下半钱，量儿大小，加减服之。

治小儿小便赤涩不通诸方

夫小儿小便赤涩不通者，由膀胱与肾俱有热故也。肾主于水，膀胱为津液之腑，此二经为表里，而水行于小肠，入于脬为小便，半脏腑有实热，热入于脬，故令小便赤色不通也。

治小儿壅热，小便赤涩不通，水道中涩痛不可忍，子芩散方。

子芩　冬葵子　车前子　茅根（锉，以上各一两）　滑石（二两）

右件药，捣粗罗为散。每服一钱，以水一小盏，煎至六分，去滓，不计时候，量儿大小，以意分减服之。

治小儿脏腑壅热，心神烦躁，小便赤涩不通，大青散方。

大青　川升麻　蘧麦　黄芩　甘草（炙微赤，锉，以上各半两）　川大黄（三分，锉，微炒）　川朴硝（三分）　滑石（三分）

右件药，捣细罗为散。每服，不计时候，以温水调下半钱，看儿大小，以意加减。

治小儿心脏热盛，烦躁不安，小便赤涩不通，朱砂散方。

朱砂（细研）　铅霜（细研）　犀角屑　黄芩　车前子　甘草（炙微赤，锉，以上各一分）　滑石（半两）　川朴硝（半两）

右件药，捣细罗为散，入研了药令匀，不计时候，煎若[5]竹叶汤调下半钱，量儿大小，以意加减。

又方。

冬葵子（三分）　滑石（三分，细研）　梁上尘（半两）　黄芩（半两）　甘草（半两，炙微赤，锉）

右件药，捣细罗为散。不计时候，煎葱白灯芯汤调下半钱，量儿大小，以意加减。

又方。

生地黄汁（二合）　牛蒡叶汁（一合）　蜜（一合）

右件药，相和令匀，每服一合，调下滑石细末半钱，临时看儿大小，加减服之。

治小儿热极，小便赤涩不通，尿辄大啼，水道中痛，滑石散方。

滑石（一两）　子芩（半两）　冬葵子（三分）　车前子（半两）　赤茯苓（半两）　木通（三[6]分，锉）

右件药，捣粗罗为散。每服一钱，以水一小盏，煎至五分，去滓，不计时候，量儿大小，分减温服。

治小儿小便赤涩，服药即通，无药即涩，宜服车前子散方。

车前子（一两）　子芩（一两）　滑石（一两）　木通（三[7]分，锉）　赤茯苓（一两）　琥珀（一两）　甘草（半两，炙微赤，锉）

右件药，捣粗罗为散。每服一钱，以水一小盏，煎至五[8]分，去滓，不计时候，量儿大小，分减温服。

治小儿小便赤涩不通，宜服此方。

滑石（二两）　木通（一两）　葵子（一合）

右件药，捣粗罗为散。每服一钱，以水一小盏，煎至五分，去滓，不计时候，量儿大小，分减温服。

治小儿大便不通诸方

夫小儿大便不通者，由腑脏有热，乘于大肠故也。脾胃为水谷之海，凡水谷之精华，化为血气，润养身形，其糟粕则下行也，若三焦五脏不调，则热气归于大肠，大肠既有热实，故燥涩而不通也。

治小儿脏腑壅热，心神烦躁，大便不通，大黄散方。

川大黄（一两，锉，微炒）　犀角屑（半两）　川升麻（半两）　当归（一分）　赤芍药（一分）　红雪（一两）　甘草（一分，炙微赤，锉）

右件药，捣粗罗为散。每服一钱，以水一小盏，煎至六分，去滓，三四岁温服一合，量儿大小，加减服之，日三四服，以利为度。

治小儿大便不通，腹胁妨闷，芎黄散方。

芎䓖（半两）　川大黄（三分，锉，微炒）　郁李仁（三分，汤浸去皮，微炒）

右件药，捣细罗为散。每服一钱，以温水半盏调服，量儿大小，以意分减，以利为度。

又方。

陈橘皮（一分，汤浸，去瓤，焙黄）　牵牛子（半两，微炒）　甘草（一两，炙微赤，锉）　川大黄（半两，锉，微炒）

右件药，捣细罗为散。每服，煎葱白汤调下半钱，量儿大小，以意加减，日三两服，以效为度。

治小儿大便不通，心神烦热，卧忽多惊，腹肠[9]妨闷，丹砂圆方。

丹砂（半两，细研，水飞过）　续随子（三分）　腻粉（一钱）

右件药，都细研令匀，炼蜜和圆，如绿豆大。三岁儿每服，以温水下三[10]圆，量儿大小，以意加减服之。

治小儿大便不通，心腹壅[11]闷，卧即烦喘，通中圆方。

川大黄（一两，锉，微炒） 巴豆霜（二分） 皂荚（一两，不蚛[12]者，去皮子，烧令焦黑）

右件药，大黄皂荚捣罗为末，入巴豆霜同研令匀，炼蜜和圆，如绿豆大。四五岁儿，以温水下三圆，量儿大小，以意加减。

治小儿脏腑壅滞，腹胁妨闷，大便不通，犀角圆方。

犀角屑（半两） 当归（半两，锉，微炒） 川大黄（一两，锉，微炒） 巴豆（十枚，去皮心，研细[13]裹压去油） 丹砂（半两，细研，水飞过）

右件药，捣罗为末，入巴豆丹砂，同研令匀，炼蜜和圆，如绿豆大。三岁儿，以温水下三圆，量儿大小，以意加减。

治小儿大便不通，心腹壅闷，大黄圆方。

川大黄（一两，锉，微炒） 枳壳（三分，麸炒微黄，去瓤） 栀子仁（三分） 郁李仁（三分，汤浸去皮，微炒）

右件药，捣罗为末，炼蜜和圆，如麻子大。每服，以熟水下五圆，量儿大小，加减服之。

治小儿大便不通，脐腹妨闷，宜用桃叶汤方。

桃叶（一握） 木通（二两） 灯心（五秦[14]） 川朴硝（一两） 葱白（七茎）

右件药，细锉，用醋浆水三大碗，煎十余沸，去滓，倾向盆中，稍温，便坐儿在盆内，将滓以手帕裹，熨于脐下，冷即出之，后吃地黄稀粥半盏，良久便通。

治小儿大便不通，连腰满闷，气急困重，宜用走马箭方。

羊胆（一枚） 蜜（一合） 盐花（半两）

右件药，同煎如饧，捻如箸粗，可长一寸，内下部中，须臾即通。

治小儿大便不通，心中烦热，牛黄圆方。

牛黄（一分，细研） 川大黄（三分，锉，微炒，捣罗为末）

右件药，都研令匀，炼蜜和圆，如麻子大。每服，以粥饮下七圆，以利为度，量儿大小，加减服之。

治小儿大便五六日不通，心腹烦满，宜用此方。

右取青颗盐末，于脐中，以手摩，良久即通，大人用之亦得。

治小儿卒大便不通，蜂房散方。

蜂房（一枚，炙令微焦）

右捣细罗为散，每服，以粥饮调下半钱，量儿大小，加减服之。

治小儿小便不通诸方

夫小儿小便不通者，由肾与膀胱热故也。此二经为表里，俱主于水，水行于小肠，入脬为小便，热气在其脏腑，水气则涩，故小便不通也。

治小儿小便不通，心闷，赤芍药散方。

赤芍药　蘧麦　陈橘皮（汤浸，去白瓤，焙）　牵牛子（微炒）　木通（锉）　冬葵子（以上各一分）

右件药，捣粗罗为散。每服一钱，以水一小盏，入葱白一茎，煎至五分，去滓，不计时候，量儿大小，分减服之。

治小儿小便不通，脐腹妨闷，心神烦热，栀子仁散方。

栀子仁（五枚）　茅根（半两，锉）　冬葵根（半两）　甘草（一分，炙微赤，锉）

右件药，捣粗罗为散。每服一钱，以水一小盏，煎至五分，去滓，不计时候，量儿大小，分减温服。

又方。

滑石（一两半）　木通（三分，锉）　川芒硝（三分）　葵子（二合）

右件药，捣粗罗为散。每服一钱，以水一小盏，煎至五分，去滓，不计时候，量儿大小，分减温服。

治小儿卒小便不通，小腹急闷，冬葵子散方。

冬葵子（一两）　木通（半两，锉）

右件药，捣粗罗为散。每服一钱，以水一小盏，煎至五分，去滓，不计时候，量儿大小，分减服之。

治小儿百日内小便不通，心神烦闷，脐下痞满，宜服乳煎葱白饮子方。

葱白（一茎，切）　乳汁（三合）

右二味同煎至一合半，去滓，分温为三服，相去如人行十里已来，再服，以利为度。

治小儿小便不通，宜用浸熨汤方。

木通（一两）　生姜（一两）　葱白（七茎）　陈橘皮（一两）　川椒（半两）

右件药，都细锉，以水二大碗，煎五七沸，去滓，倾入盆内，看冷暖，坐儿于盆中浸之，将滓于儿脐腹下熨之，立通。

治小儿小便三两日不通，欲死者，葵根散方。

葵根（一握，锉）　壁鱼（七枚，研）

右以水一大盏，煎葵根取汁六分，后入壁鱼，同煎五七沸，去滓，放温，量儿大小，临时分减服之。

治小儿积热，小便不通，地肤子散方。

地肤子　蘧麦　冬葵子　知母　黄芩　川升麻　木通（锉）　川大黄（锉，微炒）　猪苓（去黑皮，以上各半两）

右件药，捣粗罗为散。每服一钱，以水一中盏，煎至六分，去滓，不计时候，量儿大小，分减服之。

治小儿小便不通，心腹满闷，坐卧不安，滑石散方。

滑石末（半两）　甘草（一分，炙微赤，锉）　葵子（半两）　川大黄（半两，锉，微炒）

右件药，捣粗罗为散。每服一钱，以水一小盏，入葱白五寸、灯心一秦，煎至六分，去滓，三四岁温服一合，量儿大小，不计时候，加减服之。

治小儿小便不通，脐腹坚满，喘急，木通散方。

木通（锉）　甘草（炙令赤，锉）　葵子（以上各一分）　川大黄（锉，研，微炒）　滑石　牵牛子（微炒，以上各半两）

右件药，都细捣罗为散。每服，煎葱白灯心汤调下半钱，量儿大小，加减服之，以利为度。

治小儿小便不通，脐腹急痛，车前散方。

车前子（切，半升）　小麦（一[15]合）

右以水二大盏，煮取一盏，去滓，入少粳米，煮作稀粥，时时量力与服。

又方。

石韦（半两，去毛）　蘧麦（半两）　小麦（一两）

右件药，都锉，以水二大盏，煎至一盏，去滓，取汁一合，调下滑石末半钱，量儿大小，以意加减。

又方。

冬葵子　滑石　海蛤　蒲黄（以上各半两）

右件药，捣细罗为散。每服，以葱白汤调下半钱，量儿大小，以意加减。

治小儿小便涩少，妨闷不通，葱白饮子方。

葱白（二茎）　木通（半两）　冬葵子（半两）

右件药，都细锉，以水一大盏，煎至五分，去滓，量儿大小，以意加减服之。

治小儿小便不通，小腹妨闷方。

右用葱白一斤，连须细切，煮令熟，以绵裹，于脐下熨之，立通。

又方。

桑螵蛸（十枚，炙令黄）

右件药，捣罗为末，每服，以粥饮调下半钱，量儿大小，加减服之。

又方。

右用头垢半钱，以温酒调服之，三岁以下服一字。

治小儿尿血诸方

夫小儿尿血者，为血性得寒则凝涩，得热则流散，而心主于血，小儿心脏有热，热乘于血，血渗于小肠，则尿血也。

治小儿尿血，水道中涩痛，阿胶散方。

阿胶（一两，捣碎，炒令黄燥）　黄芩（一分）　栀子仁（一分）

车前子（一分）　甘草（一分，炙微赤，锉）

右件药，捣细罗为散。每服，用新汲水调下半钱，日三四服，量儿大小，以意加减。

又方。

榆白皮（半两）　生干地黄（半两）　甘草（一分，炙微赤，锉）

右件药，都细锉，以水一小盏，煎至六分，去滓温服，量儿大小，以意加减。

又方。

苦楝子（一两）　郁金（二枚，一枚炮，一枚生用）

右件药，捣细罗为散。每服，煎葱汤调下半钱，量儿大小，以意增减。

又方。

生干地黄　黄芩（以上各半两）

右件药，捣粗罗为散。每服一钱，以水一小盏，煎至六分，去滓温服半合，量儿大小，加减服之。

又方。

紫菀（洗去苗土）　黄连（去须）　甘草（炙微赤，锉，各一分）

右件药，捣粗罗为散。每服一钱，以水一小盏，入豉三十粒，煎至五分，去滓，量儿大小，分减服之。

又方。

葵子　车前叶　甘草（炙微黄[16]，锉）　川朴硝（以上各一分）

右件药，捣粗罗为散。每服一钱，以水一小盏，煎至五分，去滓，量儿大小，分减温服。

又方。

右以鹊巢烧灰细研，每服，以新汲水调下半钱，量儿大小，加减服之。

又方。

川升麻（一两）

右件药，捣粗罗为散。每服一钱，以水一小盏，煎至五分，去滓，量儿大小，分减温服。

又方。

牛蒡根（洗去土）

右捣绞取汁一中盏，入生蜜一合，相和令匀，每服半合，日三四服，量儿大小，增减服之。

又方。

右取蒲黄末，以温水调下半钱，量儿大小，加减服之。

又方。

车前叶（半斤，捣绞取汁）　沙糖（一两）

右件药，相和令匀，每服半合，量儿大小，加减服之。

又方。

右以生地黄汁，每服，暖一合服之，量儿大小，以意加减。

治小儿遗尿诸方

夫小儿遗尿者，此由脏腑有热，因服冷药过度，伤于下焦，致膀胱有冷，不能制于水故也。膀胱为津液之腑，与足少阴之经为表里，肾主于水，肾气下通于阴，小便者水液之余也，今膀胱既冷，不能约制于水，故遗尿也。

治小儿遗尿，不可禁止，鸡肶胵散方。

鸡肶胵（一具，炙令黄）　黄芪（半两，锉）　桑螵蛸（三分，微炒）　牡蛎（半两，烧为粉）　甘草（一分，炙微赤，锉）

右件药，捣粗罗为散。每服一钱，以水一小盏，煎至六分，去滓，量儿大小，分减温服。

治小儿遗尿，体瘦心烦，不欲食，牡蛎散方。

牡蛎粉（三分）　龙骨（三分）　麦门冬（半两，去心，焙）　鸡肠草（半两）　黄芪（半两，锉）　白茯苓（半两）　桑螵蛸（三分，微炒）　甘草（一分，炙微赤，锉）

右件药，捣粗罗为散。每服一钱，以水一小盏，入生姜少许、枣二枚，煎至六分，去滓，量儿大小，分减温服。

治小儿遗尿，足寒，宜服白术散方。

白术（半两）　土瓜根（半两）　牡蛎粉（三分）

右件药，捣粗罗为散。每服一钱，以水一小盏，入生姜少许、枣一[17]枚，煎至六分，去滓，量儿大小，分减温服。

治小儿遗尿，宜服此方。

羊肚系（一条，净洗）

右以水盛令满，紧系两头，煮令熟，漉出割开，取其水，渐渐饮之。

又方。

鸡肶胵（一具，并肠曝干，炙令黄焦，是男用雌鸡，是女用雄鸡）

右件药，捣细罗为散。每服，以温酒调下半钱，量儿大小，以意加减。

又方。

羊脬（一枚）

右以水煮令烂熟，空腹，量儿大小，分减食之。不过三顿差。

治小儿大便血诸方

夫小儿大便血者，为心主于血脉，心脏有热，热乘于血，血性得热流散妄行，不依常度，其血流渗于大肠者，故令大便血出也。

治小儿大便出血，体热黄瘦，不欲饮食，羚羊角散方。

羚羊角屑　黄芪（锉）　川升麻　黄芩　地榆（锉）　甘草（炙微赤，锉，以上各一分）　生干地黄（半两）

右件药，捣粗罗为散。每服一钱，以水一小盏，入苦竹茹半分，煎至六分，去滓，不计时候，量儿大小，分减温服之。

治小儿大便出血，腹痛黄瘦，不欲饮食，槐花散方。

槐花（微炒）　白术　熟干地黄　芎䓖（以上各半分）　黄芪（锉）　木香　当归（锉，微炒）　甘草（炙微赤，锉，以上各一分）

右件药，捣粗罗为散。每服一钱，以水一小盏，煎至六分，去滓，不计时候，量儿大小，分减温服。

治小儿大便出血，久不止，面色萎黄，肌体羸瘦，或时腹痛，不欲饮食，卷柏圆方。

卷柏（半两） 赤石脂（半两） 阿胶（半两，捣碎，炒令黄燥） 槐花（微炒） 黄牛角鰓（炙黄焦） 当归（锉，微炒） 黄芪（锉） 芎䓖（以上各一分）

右件药，捣罗为末，炼蜜和圆，如麻子大。三岁儿每服，以粥饮下七圆，日三服，量儿大小，以意加减。

治小儿大便后出血方。

鳖甲（一枚，涂醋，炙令黄焦，去裙襕）

右件药，捣细罗为散。每服，以粥饮调下半钱，日三服，量儿大小，以意加减。

又方。

车釭[18]（一枚）

右烧令赤，投于一碗水中，每服半合，三服，看儿大小，以意加减。

又方。

甑带（烧灰）

右件药，细研，每服，用乳汁调下半钱，量儿大小，加减服之。

又方。

鹿角（烧灰）

右件药，细研，以粥饮调下半钱，日三服，量儿大小，以意增减。

治小儿大便青诸方

夫小儿大便青者，因惊气及脾气不和，大肠虚冷，乳食不消，冷气搏于糟粕，故令大便青色也。

治小儿大肠虚冷，乳食不消，大便青色，白术圆方。

白术 白芍药 木香 当归（锉，微炒，以上各一分） 麝香（一钱，细研）

右件药，捣罗为末，炼蜜和圆，如绿豆大。每服，以粥饮研下五圆，日三服，量儿大小，以意加减。

治小儿内冷，腹胁妨闷，大便青色，不欲乳食，诃黎勒圆方。

诃黎勒（二两，煨用皮） 白术（半两） 陈橘皮（半两，汤浸去白瓤，焙） 白茯苓（一分） 当归（一分，锉，微炒） 白芍药（半两） 厚朴（半两，去粗皮，涂生姜汁，炙令香熟） 甘草（半两，炙微赤，锉）

右件药，捣罗为末，炼蜜和圆，如梧桐子大。三岁儿，每服，以粥饮研下五圆，日三服，量儿大小，以意加减。

治小儿内冷，大便青，不欲食，皆是胎寒，陈橘皮圆方。

陈橘皮（汤浸，去白瓤，焙） 当归（锉，微炒） 人参（去芦头） 白芍药 芎䓖（以上各半两） 甘草（一分，炙微赤，锉）

右件药，捣罗为末，炼蜜和圆，如绿豆大。三岁儿，每服，以温粥饮下七圆，日三服，量儿大小，以意加减。

治小儿胎寒腹痛，大便青，木香圆方。

木香 蓬莪茂[19] 白术 人参（去芦头） 当归（锉，微炒，以上各半两） 麝香（一分，细研） 白芍药（一分）

右件药，捣罗为末，都研令匀，炼蜜和圆，如绿豆大。三岁儿每服，以粥饮下七圆，日三服，量儿大小，以意加减。

治小儿胎寒腹痛，大便青，芎䓖圆方。

芎䓖（二分） 黄芪（三分，锉） 牛黄（半两，细研） 䗪虫（三分，微炒） 麝香（一分，细研） 当归（半两，锉，微炒） 白芍药（一分）

右件药，捣罗为末，都研令匀，炼蜜和圆，如麻子大。每服，以粥饮下五圆，日三服，看儿大小，以意增减。

治小儿大便三日[20]，不欲食，皆是胎寒，当归圆方。

当归（锉，微炒） 人参（去芦头） 白芍药 芎䓖（以上各半两） 甘草（一分，炙微赤，锉）

右件药，捣罗为末，炼蜜和圆，如麻子大。每服，以乳汁下三圆，日三服，量儿大小，以意加减。

治小儿痔疾诸方

夫痔者，有壮[21]痔，服[22]痔，肠痔，血痔，酒痔，皆因劳伤过度，损动血气所生，小儿未有虚损，而患痔者，止是大便有血出，肠内有结热故也。

治小儿痔疾，肛边生结核，疼痛，寒热，鳖甲散方。

鳖甲（一两，涂醋炙令黄，去裙襕） 蝟皮（一两，炙令黄） 蛇蜕皮（三分，烧灰） 露蜂房（半两，微炙） 猪悬蹄甲（七枚，炙令焦） 槟榔（三分） 麝香（一分，细研）

右件药，捣细罗为散，入麝香，都研令匀。每服食前，以粥饮调下半钱，量儿大小，加减服之。

治小儿痔疾久不差，肛边痒痛，桑木耳散方。

桑木耳（微炒） 槐耳（微炙） 蝟皮（炙令黄） 当归（锉，微炒） 羌活（以上各半两） 枳壳（一两，麸炒微黄，去瓤）

右件药，捣细罗为散。每服，以粥饮调下半钱，日三四服，量儿大小，加减服之。

治小儿痔疾，下血无时，榼藤子散方。

榼藤子（一枚，去壳，微炙） 皂荚子（一百枚，与榼藤子瓤同以酥炒令黄） 牛角鰓灰（一两） 醋石榴皮灰（半两）

右件药，捣细罗为散。每服，以温酒调下半钱，日三四服，量儿大小，加减服之。

治小儿痔疾结硬，焮痛不止，龟甲圆方。

龟甲（二两，涂醋，炙令黄） 蛇蜕皮（一两，烧灰） 露蜂房（半两，微炙） 麝香（一分，细研） 猪后悬蹄甲（一两，炙微焦）

右件药，捣细罗为散，入麝香，都研令匀。每服，以温酒调下半钱，日三服，量儿大小，加减服之。

治小儿痔疾，下血不止，热毒气流注，发歇疼痛，槐鹅散方。

槐鹅　侧柏（炙微黄）　荆芥穗　棕榈（烧灰）　黄牛角鳃（烧灰）　牛膝（去苗，以上各半两）

右件药，捣细罗为散。每服，以粥饮调下半钱，日三四服，量儿大小，加减服之。

治小儿痔疾下血，大肠疼痛，蝟皮散方。

蝟皮（炙令黄）　枳壳（麸炒微黄，去瓤）　木贼　当归（锉，微炒）　槐鹅（微炙，各一两）

右件药，捣细罗为散。每服，以粥饮调下半钱，日三四服，量儿大小，加减服之。

治小儿痔疾，下血不止，鸡冠花散方。

鸡冠花（一两，焙令香）　棕榈（二两，烧灰）　羌活（一两）

右件药，捣细罗为散。每服，以粥饮调下半钱，日三四服，量儿大小，加减服之。

治小儿痔疾，下血不止，黄芪散方。

黄芪（锉）　枳壳（麸炒微黄，去瓤）　侧柏叶（炙微赤，锉，各一两）

右件药，捣细罗为散。每服，以粥饮调下半钱，日三四服，量儿大小，加减服之。

治小儿痔疾下血，发歇不定方。

荆芥　薄荷　枳壳（麸炒微黄，去瓤，以上各一两）

右件药，捣细罗为散。每服，以粥饮调下半钱，日三四服，量儿大小。

治小儿痔疾，痛不可忍，木贼圆方。

木贼（一两）　榼藤子（二枚，去壳，涂酥，炙黄）　乌贼鱼骨（二两）

右件药，捣罗为末，炼蜜和圆，如绿豆大。不计时候，以温酒下五圆，看儿大小，以意加减。

治小儿痔疾疼痛，肿硬不消，宜用坐药方。

蛇床子（半两，末）　荆芥（半两，末）　蜗牛（三七枚）

右件药，烂研，涂在纸上，每发时，先用白矾热水，洗痔头子后，用被褥上安药纸，坐三两上差。

治小儿痔生肛边，如鼠乳，及成疮，痛楚至甚，宜服穿山甲散方。

穿山甲（二两，炙令黄）　麝香（半分，细研）

右件药，捣研令匀细，每于食前，煎黄芪汤调下半钱，量儿大小，加减服之。

治小儿痔，下血不止，肛边生鼠乳，疼痛，榉树菌子圆方。

榉树菌子（一两）　虾蟆（一枚，炙令黄）　葫荽子（一合）　黄牛角鰓（一两，炙黄）　鳗鲡鱼头（一枚，炙令黄）

右件药，捣罗为末，以水煎白胶香和圆，如弹子大。用瓶内如装香法，烧一圆，熏下部差。

治小儿痔疾，下部痒闷，熨药方。

枳实（二两，麸炒微黄）　鬼箭羽　木香　鬼臼　（以上各一两）

右件药，捣粗罗为散，以头醋和匀，炒令热，用青布裹熨，日二用之。

治小儿痔疾，鼠乳生肛边，烦热疼痛，槐子圆方。

槐子（一两，微炒）　黄芩（一两）　榼藤子（二枚，去散[23]，炙令黄）

右件药，捣罗为末，以水浸蒸饼和圆，如绿豆大。每服以桑耳汤下五圆，日三四服，量儿大小，加减服之。

治小儿肠痔下血不止方。

榼藤子（三枚，大者）

右以七八重湿纸，裹煨良久，胀起取去壳用肉，细切碾罗为散。每服以黄芪汤调下半钱，量儿大小，加减服之。

又方。

牛角鰓（二两，炙令黄焦）

右捣细罗为散，每于食前以温酒调下半钱，量儿大小，加减服之。

又方。

蝟皮（一枚）

右细锉，于瓶内烧烟，熏痔上差。

治小儿蛔虫诸方

夫蛔虫者，是九虫之内一虫也，长一尺，亦有长五六寸者，小儿多因食甘肥而发动，则腹中痛发作肿，聚行来上下痛，有休止，亦有攻心痛，喜吐涎沫及清水，若贯伤心者则死，诊其脉，腹中痛甚，脉当得沉而弦也，今反脉洪而大则是蛔也。

治小儿蛔虫攒心，合眼扑手，心闷，贯众散方。

贯众　狗脊　狼牙草　萆薢（锉，以上各一两）

右件药，捣粗罗为散。每服一钱，以水一小盏，煎至五分，去滓，不计时候，量儿大小，分减温服。

治小儿多吐蛔虫，鹤虱散方。

鹤虱（一分）　川大黄（一分，锉碎，微炒）　川朴硝（半两）

右件药，捣粗罗为散。都以水一大盏，煎至七分，去滓，三岁儿温服半合，日三服，量儿大小，以意加减。

治小儿蛔虫咬心，疼痛，槟榔散方。

槟榔（三分）　狼牙草（一分）　酸石榴根（三分）　赤芍药（半两）　川朴硝（半两）

右件药，捣粗罗为散。每服一钱，以水一小盏，煎至五分，去滓，不计时候，量儿大小，分减温服。

治小儿蛔虫发作，心痛多吐，青葙子散方。

青葙子　苦参（锉）　黄连（去须）　萹竹　狼牙草（以上各三分[24]）　雷圆（一两）　雄黄（半两，细研）　桃仁（一两，汤浸去皮尖双仁，麸炒微黄）

右件药，捣细罗为散。一二岁儿，不计时候，以稀粥饮调下半钱，儿稍大，以意加之。若下部痒绵裹少许内之，日二度，如不痒，即勿用。

治小儿蛔虫咬心痛，生干地黄散方。

生干地黄（半两）　苦楝根（一分，锉）　鹤虱（半两）　酸石榴根（半两，锉）　槟榔（半两）

右件药，细罗为散。三四岁儿，空心，以热茶调下半钱，午后再服，取虫下为度，量儿大小，以意加减。

治小儿腹脏有蛔虫，苦楝根散方。

苦楝根[25]　鹤虱[26]　薏苡根（一两，锉）　槟榔（一两）　糯米（一分，微炒）　牵牛子（一两，微炒）

右件药，捣细罗为散。三岁儿，每服以粥饮调下半钱，日三服，看儿大小，临时加减。

治小儿蛔虫咬，心痛，桃仁散方。

桃仁（汤浸去皮尖双仁，麸炒）　木香　狗脊　白芜荑　狼牙草　苦楝根皮（锉）　鹤虱　槟榔（以上各半两）

右件药，捣细罗为散。三岁儿，每服，煎苦楝根汤调下半钱，日三四服，量儿大小，临时加减。

治小儿腹内有蛔虫，时时疞痛，胡粉圆方。

胡粉（三分）　豮猪胆（三枚）　麝香（一分）　牛黄（一分）

右件药，都研为末，用胆汁浸蒸饼和圆，如绿豆大。五岁儿每服，以温水下七圆，量儿大小，以意加减。

治小儿蛔虫咬心，疞痛，四肢逆冷，干呕不吐，面色青，宜服化虫干漆圆方。

干漆（二钱）　胆子矾（一钱）

右件药，捣罗为末，用葱白汤煮面糊和圆，如麻子大。二三岁儿，以石榴皮汤下二圆，日三服，三四岁儿三圆。

又方。

胡粉（一分）　铁粉（半两）

右件药，细研令匀，五岁每服，以粥饮调下半钱，量儿大小，以意加减，若用羊子肝一具，煮熟细切，以药末拌和，与儿食之，更佳。

治小儿蛔虫动作，多吐清水，芜荑仁散方。

芜荑仁（三分）　狼牙草（半两）　白蔹（一分）

右件药，捣细罗为散。每服空腹，以温酒调下半钱，量儿大小，加减服之。

治小儿蛔虫咬心痛,或吐清水,麝香散方。

麝香(一钱,研入)　萆薢(一两,锉)　苦楝根(一两,锉)

右件药,捣细罗为散,以豮猪胆三枚,取汁,和令匀,曝干后,却研为末。每服,以芜荑汤调下半钱,看儿大小,以意增减。

治小儿蛔虫攻脏腑,疞痛,下虫,槟榔散方。

槟榔(半两)　苦楝根皮(半两,锉)　麝香(一钱,细研)　东引石榴根皮(半两,锉)

右件药,捣细罗为散,入研了药令匀。五岁儿每服,以热茶调下半钱,量儿大小,以意加减。

又方。

醋石榴根(半两,入土五寸东引者)　槟榔(一枚)

右件药,切碎,以水一大盏,煎取七分,去滓,入粟米半合,煮稀粥,空心与食,虫下更利,立差,量儿大小,加减服之。

治小儿蛔虫疞刺,心腹疼痛,备急散方。

鹤虱(一两)

右件药,捣细罗为散。每服,煎肥猪肉汁调下半钱,其虫便出,看儿大小,以意加减。

治小儿蛔虫咬,心痛,神效方。

干漆(一两,捣碎,炒令烟出)

右件药,捣细罗为散。每服,以新汲水一合,生油一橡斗子,空心调下一字,不过三服,当取下虫即差。

又方。

右捣萹竹取汁,服半合效。

又方。

薏苡根(二两,去土,锉)

右件水一大盏,煎取半盏,去滓,一二岁儿每服一合,三四岁至五六岁儿二合,空心服之,随儿大小,以意加减。

又方。

楝树根白皮(半两)

右细锉,以水一中盏,煎至五分,去滓,分为二服。

又方。

石榴根皮（一两）

右以水一大盏，煎至四分，去滓，分为二服。

治小儿寸白虫诸方

夫小儿寸白虫者，是九虫内之一虫也，长一寸而色白，形小遍[27]，小儿多因甘肥不节，生冷过度之所致也，其虫发动，则伤人脏腑，饮食不成肌肤，子母相生，无有休止，若虫长一尺，则能害人也。

治小儿寸白虫，连年不除，面无颜色，体瘦少力，青黛散方。

青黛（一分）　苦楝根（一两，微炙，锉）　鹤虱（一分）　槟榔（一枚）

右件药，捣细罗为散。每服时，先吃淡肉脯少许，后以粥饮调下半钱，量儿大小，加减服之，日二三服。

又方。

朱砂（一[28]钱）　麝香（一钱）　苦楝子肉（一两，糯米拌炒以米熟为度）

右件药，都研令细，以水浸蒸饼和圆，如芥子大。每于空腹，春夏冷水，秋冬熟水，下七圆，量儿大小，加减服之。

治小儿寸白虫久不愈，槟榔散方。

槟榔（二枚，为末）　猪牙皂角（三梃，烧）　苦楝子（五枚，为末）

右件药，同研为散。每服空心，煎苦楝根白皮汤，调下半钱，三两服后，虫皆自下，量儿大小，加减服之。

又方。

鹤虱（三分）　雷圆（三分）　使君子（三分）　巴豆（十枚，去皮心，研，纸裹压去油）

右件药，捣罗为末，以糯米饭和圆，如绿豆大。每服，以沙糖水下三圆，量儿大小，加减服之。

治小儿蛲虫诸方

夫小儿蛲虫者，此是九虫内之一虫也，形甚细小，如今之蜗虫状，赤[29]因腑脏虚弱而致发，甚者则成痔瘘㾭疥也。

治小儿蛲虫方。

右用炼了腊月猪脂，每日空心，取如皂荚子大服之，甚良。

又方。

右以槐实末，每用少许，内下部中。

又方。

右以苦楝实末，每用少许，内下部中。

治小儿蛲虫，蚀下部中痒，大枣膏方。

蒸大枣（二枚，用[30]肉）　水银（半分）

右件药，都研令水银星尽，捻为梃子，长一寸，以绵裹，宿内下部中，明旦虫出为效。

治小儿蛲虫蚀下部，胡粉散方。

胡粉（一分）　雄黄（一[31]分）

右件药，都研令细，每用少许，敷于下部中。

又方。

杏仁（一两，汤浸去皮尖双仁，麸炒微黄）

右件药，研如膏，以绵裹枣核大，内下部中，甚者不过三度差。

又方。

槐根白皮（一两，锉）　桃仁（一两，汤浸去皮尖双仁，生研）　苦楝子（一两）

右件药，捣罗为末，以猪膏合圆，如枣核大，内下部中，更以葱白两茎，去须，水煮浓汁，温饮半合。

治小儿阴癞[32]诸方

夫小儿阴癞者，是阴核结肿大也，小儿患此者多因啼努，躯[33]气不正，动于阴，阴气下击，结聚不散之所成也。

治小儿阴癞肿硬，或时疼闷，薏苡仁散方。

薏苡仁　赤芍药　土瓜根　黄芩　蛇床子　地肤子　桔梗（去芦头，以上各三分）

右件药，捣细罗为散。一二岁，每服空心，以温酒调下半钱，日午晚后再服，量儿大小，以意加减。

治小儿阴癞，众药未效，魁蛤散方。

魁蛤（三分，细研）　狗阴（一具，炙令黄）　白术（半两）　桂心（一分）

右件药，捣细罗为散。一二岁儿，每于空心，以粥饮调下半钱，晚后再服，酒下更良，量儿大小，以意增减。

治小儿阴癞不消，白蒺藜散方。

白蒺藜（半两，微炒，去刺）　香豉（半两，微炒）　鼠妇　䗪虫（微炙）　川大黄（锉，微炒）　桂心　细辛（以上各一分）

右件药，捣细罗为散。一二岁儿，每服，以温酒调下半钱，早晨晚后各一服，量儿大小，以意加减。

治小儿阴癞肿眼[34]，木香散方。

木香　白蒺藜（微炒，去刺）　地肤子　昆布（洗去咸味）　枳壳（麸炒令黄，去瓤）　槐子（以上各一分）　狐阴（一具，用酥炙令焦黄）

右件药，捣细罗为散。一二岁儿，空心以粥饮调下半钱，晚后再服，量儿大小，以意加减。

治小儿阴癞肿硬，时复疼痛，土瓜根散方。

土瓜根　赤芍药　当归（锉，微炒，各半两）

右件药，捣粗罗为散。每服一钱，以水一小盏，煎至六分，去滓，量儿大小，以意加减服之。

治小儿阴癞，日夜疼痛，桃仁圆方。

桃仁（三分，汤浸去皮尖双仁，微炒） 川大黄（半两，锉，微炒） 赤芍药（半两） 防葵（半两） 半夏（一分，切洗七遍，去滑） 桂心（一分） 川椒（一分，去目及闭口者，微炒去汗） 赤茯苓（半两）

右件药，捣罗为末，炼蜜和圆，如绿豆大。三岁儿，每于食前，以温酒下五圆，看儿大小，以意加减。

治小儿阴癞肿硬，桂心散方。

桂心（半两） 地肤子（二[35]两） 白术（一两）

右件药，捣细罗为散。三岁儿，每服以温酒下半钱，日三服，量儿大小，以意加减。

又方。

蜴蜥（二枚，烧灰）

右细研为散，一二岁儿，每服以温酒调下半钱，早晨晚后各一服，量儿大小，以意加减。

治小儿阴癞，肿大不消方。

硼砂（一分）

右以水研化涂之，立效。

治小儿偏癞诸方

夫小儿偏癞者，是阴核偏肿大，亦由啼努，躯气不正所致，其偏者乘虚而行，故谓偏结也。

治小儿骨疳攻注，连肾外囊肿胀，或疼或偏坠等，宜服昆布圆方。

昆布（三分，洗去咸味） 莳香子（半两，微炒） 木香 甘草（炙微赤，锉） 黄柏（锉） 丁香 烂牡蛎[36]（生用） 铜青（以上各一分）

右件药，捣罗为末，用枣肉和圆，如麻子大，一二岁儿，空心以熟甘草煎汤下三圆，量儿大小，以意加减。

治小儿阴偏大，卵核坚硬，防葵圆方。

防葵　牡丹　桂心　黄柏（锉）　滑石　（以上各一两）　豉（半两，微炒）

右件药，捣罗为末，炼蜜和圆，如麻子大。三四岁儿，每服以粥饮下五圆，早晨晚后各一服，量儿大小，以意加减。

治小儿偏坠，或气攻小腹疼痛，莳香子圆方。

莳香子（一两，微炒，捣为末）　古文钱青（一分，细研）　硇[37]砂（一分，细研）　桃仁（四十九枚，汤[38]浸去皮尖双仁，生研）

右件药，都研令匀，以汤浸蒸饼和圆，如麻子大。二三岁儿，每服以橘皮汤下一圆。

又方。

蛇床仁末（半两）　马鞭草汁（一合）

右件药，相和如膏，涂儿阴肿处效。

又方。

枳壳（三两，微炒）

右捣细罗为散，每用柏枝煎浓汁调，厚涂儿偏肿处妙。

治小儿阴肿诸方

夫小儿阴肿者，为足少阴为肾之经，其气下通于阴，小儿有少阴之经虚者，而为风邪之气冲于阴，与血气相搏结，则令阴肿也。

治小儿小肠虚冷，因多啼气下，致令阴肿，桃仁圆方。

桃仁（三分，汤浸去皮尖双仁，麸炒微黄）　牡丹（半两）　黄柏（一分，微炙，锉）　白蒺藜（三分，微炒，去刺）　桂心（半两）　郁李仁（三分，汤浸去皮，微炒）

右件药，捣罗为末，炼蜜和圆，如绿豆大。三岁儿，每于食前，以温酒下七圆，量儿大小，以意加减。

治小儿阴肿壮热，甘遂圆方。

甘遂（一分[39]，煨令微黄） 麝香（一分，细研） 川大黄（一两，锉，微炒） 前胡（二两，去芦头） 黄芩（半两） 木香（一两）

右件药，捣罗为末，炼蜜和圆，如绿豆大。三岁儿，每于食前，以温水下三圆，量儿大小，以意加减。

治小儿阴肿，为肠虚冷，多啼，躽气下所为，宜服牡丹圆方。

牡丹（半两） 桂心（半两） 郁李仁（半两，汤浸去皮，微炒） 桃仁（一分，汤浸去皮尖双仁，麸炒微黄）

右件药，捣罗为末，炼蜜和圆，如麻子大。一二岁儿，每服以温水下五圆，早晨晚后各一服，量儿大小，以意加减。

治小儿阴肿，大黄散方。

川大黄（一分，锉，微炒） 木通（一分，锉） 桑根白皮（半两，锉） 羌活（一分） 川朴硝（三分）

右件药，捣粗罗为散。一二岁儿，每服一钱，以水一小盏，煎至五分，去滓，量儿大小，分减温服。

又方。

小豆（一合） 川大黄（半两，锉，生用）

右件药，捣细罗为散。用鸡子白调涂儿阴肿处，干即易之。

治小儿卒阴囊肿痒，蛇床仁汤熨方。

蛇床仁（一两） 柳蚛屑（一两）

右件药，以水一大碗，煎六七沸洗之，取其滓，以帛裹，熨儿肿处妙。

治小儿阴卒肿痛胀，牛蒡膏方。

生牛蒡汁（二大盏，煎令如膏） 赤小豆末（半两） 肉桂末（一分）

右件药，相和如膏，涂儿肿处立消。

又方。

右取墙衣敷之。

又方。

右取桑树白汁涂之。

又方。

右取书中[40]鱼摩之。

又方。

右取狐阴茎炙黄捣末，以酒调下半钱。

又方。

右取蔓菁子末，以猪脂调涂之。

又方。

鸡翮（六枚，随肿左右取之烧灰）

右细研，三岁儿，以温水调下半钱，日三服，量儿大小，加减服之。

又方。

右以苋菜根捣汁，频频涂之。

又方。

右以马鞭草烂捣裹之。 日二易之。

又方。

桃仁（汤浸去皮尖双仁，麸炒微黄）

右捣研如膏，三岁儿，以温酒化豇豆大服之，日三服，量儿大小，以意加减。

治小儿阴疮诸方

夫小儿下焦有热，则热气冲阴，阴头忽肿，便溺不得，乃至生疮，俗云因尿灰火所为也。

治小儿阴疮及肿方。

黄连（半两，去须）　胡粉（半两）

右件药，捣细罗为散，以面脂调涂之。

又方。

白矾灰（二分）　胡粉（一分，微炒）

右件药，同研令匀细，用槐枝煎汁，调涂儿阴囊上。

治小儿阴疮不差方。

猫儿骨（烧灰）

右细研，水调敷之。

又方。

右以狼骨，浓煎汁洗之。

又方。

右以白犬骨烧灰细研，水调敷之。

又方。

右以狐阴茎炙微黄，捣罗为末，以水调敷之。

又方。

右以狼牙草浓煎汤，频洗之。

又方。

右烧犬粪灰敷之。

又方。

右取蔓菁根捣研敷之。

又方。

右取马骨烧灰，研如粉敷之。

又方。

右以雄雀粪，以陈酱汁和，敷之。

治小儿下部疳䘌诸方

夫小儿嗜食甘味多，而动肠胃间诸虫，致令侵蚀脏腑，此犹是䘌也。凡食五味之物，皆入于胃，其气随其脏腑之味而归之。脾与胃为表里，俱象土，其味甘，而甘味柔润于脾胃，脾胃润则虫动，虫动则侵蚀成疳也，但虫因甘而动，故名之为疳也。若虫蚀下部，则肛门生疮，烂开，急者数日便死，宜速疗之。

治小儿下部疳䘌疮，宜服虾蟆散方。

干虾蟆（涂酥，炙令黄）　芜荑（微炒）　干姜（炮裂，锉）　葵茎

灰　莨菪子（水淘去浮者，水煮令牙出，候干，炒令黄黑色）　白矾（烧令汁尽，各半两）

右件药，捣细罗为散。三岁儿，每服，温水调下一字，看儿大小，以意加减。

又方。

干虾蟆（一枚，涂酥，炙令黄）　蚺蛇胆（半两）　木香（半两）　硫黄（半两，细研）　麝香（一分，细研）

右件药，捣细罗为散。都研令匀，三岁儿，每服以温水调下一字，日再服，量儿大小，以意加减。

治小儿疳䘌虫，蚀下部方。

胡粉（半两，微炒）　雄黄（半两）

右件药，相和，研令细，每日三四度，贴少许于谷道中，即差。

又方。

楝树根白皮（半两）　石榴树白皮（半两）

右件药，都细锉，以水一大盏，煎至六分，去滓放温，看儿大小，日三四度，分减温服。

又方。

吴茱萸根白皮（一两）　桃白皮（一两）

右件药，都细锉，以酒一大盏，浸一宿，看儿大小，渐渐分减服之。

治小儿下部疳䘌虫，蚀大肠赤烂方。

水银（一两）

右以浆水煮半日，取少许，以唾研令星尽，绵裹内入下部中，日二易之。

又方。

大麻仁（一分）

右以少水研取汁，与饮之。量儿大小，临时增减，日三四服，候虫出尽即住服之。

又方。

萹竹（一两）

右以水一大盏，煎取六分，去滓，看儿大小，分减温服。

又方。

胡粉（二两，熬令黄色）

右细锉，以猪脂和，日三度涂之。

又方。

羊胆汁　酱汁（各一分）

右件药，相和令匀，日三度涂之。

又方。

铁衣少许，以绵裹内下部中。

又方。

艾叶（半两）

右以水一大盏，煮取六分，去滓，看儿大小，分减温服。

治小儿下部痒闷方。

枳实（二两）　鬼箭羽（一两）　木香（一两）

右件药，捣粗罗为散，以酽醋拌和，炒令热，用青布裹，日二度熨之。

又方。

青黛（一两）

右细研为散，先用麻油涂上，次用此药贴之。日三四度效。

治小儿脱肛诸方

夫小儿脱肛者，为肛门脱出也。肛门为大肠之候，小儿多因利大肠，大腹虚冷，即肛门脱出，故谓之脱肛也。

治小儿大肠虚冷，久脱肛，龟头散方。

龟头（一枚，枯死者，涂酥，炙令黄焦）　卷柏（一两）　龙骨（一两）

右件药，捣细罗为散。以散一钱敷上，挼按内之。

治小儿脱肛，宜敷附子散方。

附子（一两，生去皮脐）　龙骨（一两）

右件药，捣细罗为散。每用散一钱，敷在肛上，挼按令入，频频用之，以差为度。

治小儿脱肛，久不差方。

鳖头[41]（三枚，枯者，涂酒，炙令黄焦）　莨菪子（半两，水淘去浮者，煮令牙出，候干，炒令黄黑色）

右件药，细研为散。每空腹，以粥饮调下半钱，量儿大小，以意加减。

又方。

雀粪（半两）　干姜（一分，炮裂，碎锉）

右件药，捣细罗为散。每服一钱，白面半匙同溲作馎饦[42]，煮熟，入盐醋少许，每日早晨一服，量儿大小，以意增减服之。

又方。

龟头（一两，炙令黄）　龙骨（一两）

右件药，捣细罗为散。每用一钱粉肠头，按内之，日三上用之。

又方。

蒲黄（一两）　猪脂（二[43]两）

右件药，炼猪脂相和为膏，涂肠头上，即缩入。

治小儿因痢后，軀躯气下，推出肛门不入，宜用赤石脂散方。

赤石脂（一分）　伏龙肝（一分）

右件药，细研为散。每以半钱敷肠头，日三上用之。

又方。

右用白龙骨末敷肠头，不过三上差。

又方。

右细墨末，每服，以温酒调下一字，日三服。

又方。

鳖头（一枚，炙令焦）

右捣罗为末，每服，以米饮调下半钱，日二服，量儿大小，以意加减。

又方。

马蔺花（半两）

右捣细罗为散，用温浆水先洗，拭干，掺药末半钱于故绵子上，挼入，每日用之，以差为度。

又方。

蜘蛛（烧灰）

右细研敷之，更烧桑叶熏之。

又方。

生䱜[44]

右以水三碗，煮至一碗，候冷暖得所，洗之立差。

治小儿大肠虚冷，脱肛方。

莨菪子（一两，炒令黑色）

右捣罗为末，先以暖水净洗，干拭，涂药半钱，却内入肠，不过三上，不出，便以芸苔子熟研为末一钱，以醋调餬[45]饼上，炙干分减与食之。

又方。

右用女萎五两，烧熏下部，三五上差。

【校注】

① 脬（pāo 抛）：膀胱。

② 二：日本抄本作“一”。

③ 七：日本抄本作“六”。

④ 石：日本抄本作“子”。

⑤ 若：日本抄本作“苦”字，义长可从。

⑥ 三：日本抄本作“六”。

⑦ 三：日本抄本作“一”。

⑧ 五：日本抄本作“六”。

⑨ 肠：日本抄本作“胀”字。

⑩ 三：日本抄本作“二”。

⑪ 𤸷：日本抄本作“疼”字。

⑫ 蚛（zhòng 种）：虫咬；虫咬过的。

⑬ 细：日本抄本作“纸”字，义长可从。

⑭ 㯐（xiàn 现）：小束也。

⑮ 一：日本抄本作“三”。

⑯ 黄：日本抄本作“赤”字。

⑰ 一：日本抄本作“二”。

⑱ 釭（gāng 刚）：车毂内口的铁圈，用以穿轴。

⑲ 蓬莪茂：多年生宿根草本，根状茎及根可入药。通称“莪术”。

⑳ 三日：日本抄本作“青”字，义长可从。

㉑ 壮：日本抄本作“牡”字，义长可从。

㉒ 服：日本抄本作“腹”字，义长可从。

㉓ 散：日本抄本作“壳”字。

㉔ 分：日本抄本作“两”字。

㉕ 苦楝根：其下诸本皆无用量，疑有脱文，待考。

㉖ 鹤虱：其下诸本皆无用量，疑有脱文，待考。

㉗ 遍：据文义疑为“褊”字。

㉘ 一：日本抄本作“二”。

㉙ 赤：日本抄本作“亦”字，义长可从。

㉚ 用：日本抄本作“取”字。

㉛ 一：日本抄本作“二”。

㉜ 癞（tuí 颓）：阴病。

㉝ 躽（yǎn 掩）：身体向前弯曲。

㉞ 眼：日本抄本作“胀”字，义长可从。

㉟ 二：日本抄本作“一”。

㊱ 蝸：日本抄本作“蛎”字。

㊲ 硇：据文义疑为“硇”字。

㊳ 汤：日本抄本作“酒”字。

㊴ 分：日本抄本作“两”字。

㊵ 中：其下日本抄本有“白”字。

㊶ 头：日本抄本作“甲”字。

㊷ 馎饦（bótuō 博托）：古代的一种面食。

㊸ 二：日本抄本作“一”。

㊹ 生錯：此二字底本脱文，据日本抄本补。

㊺ 餬：同“糊”。

卷第九十三

治小儿疳痢诸方

夫小儿疳痢者，由因乳哺不节，生冷过度，伤于脾胃，致脏腑不调，冷热相搏，大肠虚弱，水谷不聚，变为下痢也。其候，面色萎[①]黄，肌体羸瘦，盗汗壮热，皮毛干枯，嗜食酸咸，心腹虚胀，泄利恶物，日夜无恒，故名疳痢也。

治小儿疳痢，脊膂如锯，眼口鼻痒，自咬指甲，头发干焦，下部急痛，青黛散方。

青黛（细研） 朱砂（细研） 雄黄（细研） 附子（炮裂，去皮脐） 藜芦（去芦头） 胡黄连 细辛 麝香（细研） 白矾灰 黄矾灰 莨菪子（水淘去浮者，水煮令牙出，曝干，炒令微焦，各一分）

右件药，捣细罗为散，都研令匀。每服，以粥饮调下半钱，早晨晚后各一服，量儿大小，加减服之。

治小儿疳痢，腹大口干，四肢羸弱，下痢不止，神圣散方。

干虾蟆（一枚，五月五日取者，去足肚肠） 独颗蒜（一颗，捶[②]碎） 川椒（半两，去目）

以上二味，入虾蟆腹中，用春大麦面饼子裹烧令焦黄色，捣罗为末。

麝香（一钱） 龙脑（半钱） 芦荟（一分） 朱砂（二钱） 雄黄（二钱）

右件药，与前药同细研为散。每服，以粥饮调下半钱，日三四服，量儿大小，加减服之。

治小儿疳痢，四肢羸瘦，腹胀鼻痒，皮肤干燥，下痢不恒，芦荟圆方。

芦荟（细研） 雄黄（细研） 没石子 蛇蜕皮（烧灰） 丁香 熊胆 蝉壳（微炒，去足） 蟾酥（研入，以上各一分） 麝香（一钱） 黄连（半两，微炒，去须）

右件药，捣罗为末，炼蜜和圆，如黄米粒大。每服，以粥饮下三圆，别研一圆吹鼻中，量儿大小，加减服之。

治小儿疳痢不止，体瘦，食少腹痛，羸弱，麝香圆方。

麝香（细研） 朱砂（细研） 芦荟（细研） 雄黄（细研） 母丁香 鹤虱 白矾灰 密陀僧（细研） 没药 龙胆（去芦头） 地龙（微炒） 熊胆（细研，各一分） 肉豆蔻（半两，去壳） 黄连（半两，去须） 定粉（半两，微炒） 艾叶（半两，炒令黄焦[③]） 蟾酥（一钱）

右件药，捣罗为末，入研了药令匀，以面糊和圆，如绿豆大。每服，以粥饮下三圆，日三服，量儿大小，以意加减。

治小儿疳痢，日夜不止，体瘦无力，不能饮食，木香圆方。

木香 蝉壳（微炒，去足） 肉豆蔻（去壳） 黄丹（微炒） 朱砂（细研） 夜明砂（微炒，各一分） 麝香（一钱，细研） 赤石脂（半两，细研） 黄连（半两，微炒，去须） 田父（一枚，烧灰） 蜗牛（二十枚，炒微黄）

右件药，捣罗为末，入研了药令匀，以汤浸蒸饼和圆，如绿豆大。每服，以温粥饮下五圆，日三服，量儿大小，以意加减。

治小儿疳痢，日夜度数不恒，肌体羸瘦，龙骨圆方。

龙骨（半两） 雄黄（一钱，细研） 麝香（一钱，细研） 朱砂（一分，细研） 蜗牛（二十枚，炒令微黄） 橡实（半两） 牛黄（一钱，细研） 白土（一钱） 青黛（一分） 诃黎勒（一分，煨用皮）

右件药，捣罗为末，入研了药，同研令匀，用面糊和圆，如绿豆大。每服，以粥饮下五圆，日三服，量儿大小，以意加减。

治小儿疳痢，脾胃虚冷，乳食不化，脐腹疼痛，熊胆圆方。

熊胆（一[④]分） 附子（一枚，炮裂，去皮脐） 巴豆（七枚，去皮心，研，纸裹压去油） 定粉（一两，炒微黄） 黄丹（二两，点醋，炒令紫色） 砒霜（一钱，细研） 硫黄（一分，细研） 干姜（一分，煨裂，锉） 诃黎勒（一分，煨用皮）

右件药，捣罗为末，汤浸蒸饼和圆，如黄米大。每服，以冷水下二圆，量儿大小，以意加减。切忌热物。

治小儿疳痢不止，黄连散方。

黄连（半两，去须，微炒） 白茯苓（半两） 阿胶（半两，捣碎，炒令黄燥） 黄柏（半两，微炙，锉） 人参（半两，去芦头） 丁香（一分） 诃黎勒皮（半两，微煨） 桃白皮（半两，炙微黄，锉） 没石子（二枚，微煨）

右件药，捣细罗为散。每服，以米饮调下半钱，量儿大小，加减服之。

治小儿疳痢不止，下部痒，青黛散方。

青黛（一分） 蟾灰（一分） 赤石脂（半两） 诃黎勒皮（一两，微煨） 胡粉（一分，微炒） 黄连（一分，去须） 麝香（一分，细研）

右件药，捣罗为散。每服，以乳汁调下半钱，日三四服，量儿大小，加减服之。

治小儿疳痢久不止，煞疳圆方。

雄黄（一分，细研） 麝香（一分，细研） 牛黄（一分，细研） 芦荟（一分，细研） 朱砂（一分，细研） 胡黄连（一分） 密陀僧（一分，烧令赤色，细研） 龙骨（一分，烧令赤色） 青黛（半两，细研） 金箔（十片，细研） 肉豆蔻（二颗，去壳） 蟾酥（半两，热水化为泥）

右件药，捣罗为末，入研了药及蟾酥，研令匀，汤浸蒸饼和圆，如黄米大。每服，以温水下三圆，煎黄连苦参汤洗身，上用青衣盖，出虫后便差。

治小儿疳痢不止，体热口干，心烦瘦弱，青黛圆方。

青黛（一分） 熊胆（一钱） 麝香（一钱） 定粉（一钱，炒微黄） 蟾酥（半钱） 寒食蒸饼（末，一钱）

右件药，都研如粉，用豮猪胆汁和圆，如黄米大。每服，以粥饮下五圆，日三服，量儿大小，加减服之。

右⑤小儿疳痢不止，白龙骨圆方。

白龙骨 白石脂 鸡屎矾（烧令汁尽） 黄连（去根，令⑥炒） 胡粉

（微炒）　白茯苓　阿胶（捣碎，炒令黄燥，以上各半两）

右件药，捣罗为末，炼蜜和圆，如麻子大。每服，以粥饮下五圆，日三四服，量儿大小，加减服之。

治小儿疳痢，不吃乳食，四肢瘦弱，肉豆蔻圆方。

肉豆蔻（一枚，去壳）　木香（半两）　朱砂（细研）　人参（去芦头）　诃黎勒（煨用皮）　麝香（细研，各一分）

右件药，捣罗为末，都研令匀，用软饭和圆，如麻子大。每服，以粥饮化下三圆，日三四服，量儿大小，加减服之。

治小儿疳痢，砒霜圆方。

砒霜（一分，细研）　白矾灰（半两）　干蟾（烧灰，半两）　夜明砂（半两，微炒）　黄丹（半两，微炒）　朱砂（一分，细研）

右件药，捣罗为末，都研令匀，以软饭和圆，如绿豆大。每服，以冷水下三圆，服药后，以桃柳汤洗衣服裹之，虫子当出，白黄即易差，黑者难差。忌食热物。

治小儿疳痢不止，渐至困弱，丁香圆方。

丁香（一分）　巴豆（七枚，以醋浆水一碗半煮尽为度，去皮心，研，纸裹压去油）　黄连（一分，去须）　橡子（一分）　白矾灰（一分）

右件药，捣罗为末，以面糊和圆，如黍米大。每服，以冷粥饮下三圆，日三服，量儿大小，加减服之。

治小儿疳痢羸瘦，麝香圆方。

麝香（一分，细研）　铁粉（半两）　鳖甲（半两，涂醋炙令黄，去裙襕）　黄连（半两，去须）　虾蟆（一枚，烧灰）

右件药，捣罗为末，以软饭和圆，如麻子大。每服，以温水下五圆，日三服，量儿大小，加减服之。

治小儿疳痢不止，肉豆蔻圆方。

肉豆蔻（一枚，去壳）　胡黄连（一分）　砒霜（半分，细研）　巴豆（十枚，去皮心，油煮色黑，纸裹压去油）

右件药，捣罗为末，以糯米饭和圆，如黍米大。每服，以冷水下一圆。切忌热物。

治小儿疳痢，日夜不止，龙骨散方。

龙骨（一分）　胡粉（一分，炒令黄色）　白矾灰（一分）　黄连

（半两，去须，锉碎，微炒）

右件药，捣细罗为散。每服，以米饮调下半钱，日三服，量儿大小，加减服之。

治小儿疳痢不止，芦荟散方。

芦荟（半两） 定粉（半两） 黄丹（三分，微炒） 夜明砂（三分，微炒）

右件药，细研为散。每服，以粥饮调下半钱，日三服，量儿大小，加减服之。

治小儿疳痢不止，渐加瘦弱，擅圣圆方。

巴豆（五枚，去皮心，研，纸裹压去油） 硫黄（一钱） 粉霜（半钱） 朱砂（一分） 没石子（末，二分）

右件药，都研如粉，用糯米饭和圆，如黄米大。每服，以冷水下二圆，量儿大小，加减服之。

治小儿疳痢，四肢干瘦，腹胁胀满，食不能消，朱砂圆方。

朱砂（一分） 硫黄（一分） 巴豆（七枚，去皮心，研，纸裹压去油） 蟾头灰（三钱）

右件药，都研如粉，以面糊和圆，如黄米大。每服，以甘豆汤下三圆，量儿大小，以意加减。

治小儿疳痢不止，体热心烦，腹胀不能乳食，牛黄圆方。

牛黄（一钱） 麝香（半钱） 蟾酥（半钱） 巴豆（七枚，去皮心，用清油内煎令紫色，取出用新瓦盆子内出油）

右件药，都研如粉，用汤浸蒸饼和圆，如黄米大。每服空心，以冷姜醋汤下二圆，量儿大小，以意加减。

治小儿疳痢，腹痛不止，胡黄连圆方。

胡黄连（半两） 没药（一分） 木香（一分）

右件药，捣罗为末，用糯米饭和圆，如绿豆大。与[7]服，以粥饮下五圆，日三四服，量儿大小，以意加减。

治小儿疳痢不止，肌体黄瘦，宜服此方。

臭樗根白皮（涂蜜，炙令焦）

右件药，捣罗为散。每服，以粥饮调下半钱，日三四服，量儿大小，以意加减。

又方。

右取橡斗子内仁一枚，煨熟，夫[8]人烂嚼与儿食之。煎汁灌之亦佳。

治小儿因吃交奶，变成疳痢，色转不定，宜服此方。

狗骨腐烂者（不问多少，烧为灰）

右细研为散。每服，浓煎桃叶汤，调下半钱，日三服，量儿大小，以意加减。

又方。

右取鸡子一枚，敲开头，以巴豆一粒，线子穿之，内入鸡子内，用纸裹，以生面糊，糊定，于饭甑内蒸，令[9]熟，去巴豆，每日吃鸡子一枚至二枚，当泻下恶物即差。

治小儿疳痢不止，宜服此方。

莨菪子（四两，水淘去浮者，水煮令芽出，曝干，却炒令黑色，捣罗为末）

右以白面四两，和溲作饼子，熥[10]干，却捣细罗为散。每服，以粥饮调下一字，空心午后各一服，量儿大小，加减服之。

治小儿疳痢，困笃垂死，宜服此方。

益母草（一握）

右以水煎熟，令儿食之，即差。

治小儿疳痢久不差诸方[11]

夫小儿疳痢久不差者，因由脏腑宿挟疳气，或乳食不节，冷热相乘，肠胃既虚，遂令下痢，痢而不差，连滞日月，故名久疳痢也。

治小儿疳痢久不差，日渐羸瘦，青黛散方。

青黛（一两，细研） 麝香（半两，细研） 雄黄（半两，细研） 朱砂（半两，细研） 蚺蛇胆（半两） 黄柏（半两，涂蜜，微炙，锉） 苦参（半两，锉） 桂心（半两） 杏仁（半两，汤浸去皮尖双仁，麸炒微黄） 干姜（一分，炮裂，锉） 白矾（半两，烧令汁尽） 细辛（一分） 黄连（半两，微炒，去须） 藜芦（一分，去芦头） 附子（半

两，炮裂，去皮脐）　莨菪子（半两，水淘去浮者，水煮令芽出，候干，炒令黄黑色）

右件药，捣细罗为散，都研令匀。以井华水调下半钱，日三服，一岁儿服一字，三岁儿服半钱，量儿大小，以意加减。若口有疮，及鼻痒，酥和绿豆大，安鼻中；若头上疳疮，及下部有疮赤烂，并用散敷之。

治小儿疳痢久不差，肌肉消瘦，面黄发焦，啼叫不恒，胡黄连散方。

胡黄连（末，半两）　白龙骨（末，半两）　白矾（半两，烧令汁尽）　胡粉（一分，微炒）

右件药，同细研为散。一岁儿，每服以米饮调下一字，二岁儿每服半钱，随儿大小，量病轻重，加减服之。

治小儿疳痢，经久不差，肌肤羸瘦，宜服黄连散方。

黄连（一分，微炒，去须）　胡黄连（一分）　朱砂（一分，细研）　麝香（半分，细研）　蜗牛（一分，微炒）　牛黄（一钱，细研）　铅霜（一钱，细研）　诃黎勒（一分，煨用皮）　没石子（一分，微煨[12]）　使君子（一分）　肉豆蔻（一分，去壳）　定粉（一分，炒微黄）　黄丹（一分，微炒）　龙骨（一分）

右件药，捣细罗为散。每服，以粥饮调下半钱，日三四服，童[13]儿大小，以意加减。

又方。

黄丹（一两，微炒）　胡粉（一两，炒令微黄）　醋石榴皮（三分，锉，微炒）　诃黎勒皮（一两，煨用皮）　枣（三十枚，去皮核，烧为灰）

右件药，捣细罗为散。每服，煎糙米粥饮调下半钱，日三四服，量儿大小，加减服之。

治小儿疳痢久不差，肌体黄瘦，爱食泥土，蜗牛散方。

蜗牛（三十枚）　蛇蜕皮（一分）　莨菪子（半两，水淘去浮者）　干蜣蜋（半两）　臭黄（一分）　夜明砂（一分）

右件药，都入瓷瓶子内，以泥封瓶口，烧令药熟，候冷取出，捣细罗为散。每服，以粥饮调下半钱，日三四服，量儿大小，以意加减。

治小儿疳痢久不差，龙骨散方。

龙骨（半两）　诃黎勒（一分，煨用皮）　赤石脂（半两）　密陀僧

（一分）　醋石榴皮（一分，锉，微炒）　麝香（一分，研入）

右件药，捣细罗为散。每服，以粥饮调下半钱，日三四服，量儿大小，以意加减。

又方。

母丁香（七枚）　鸡屎矾（一两，烧灰）　黄柏（一两，去粗皮，炙微焦，锉）　麝香（一分，细研）

右件药，捣研为散。每服，以粥饮调下半钱，日三四服，量儿大小，加减服之。

治小儿疳痢，经年不差，发歇不定，状如胶饧，白矾圆方。

白矾（一两，烧令汁尽）　寒水石（半两，烧熟）　水蓼（半两）　雄黄（半两，细研）　朱砂（半两，细研，水飞过）　黄丹（半两，炒令紫色）　砒霜（一钱，研入）　川大黄（半两，锉碎，微炒）　鸡子壳（半两，烧为灰）

右件药，捣罗为末，都研令匀，用蟾酥半分，及面糊和圆，如粟米大。每服，以新汲水下三圆，量儿大小，加减服之。

治小儿疳痢久不差，体瘦羸弱，皮毛干燥，发无润泽，朱砂圆方。

朱砂（半两，细研，水飞过）　青黛（半两）　麝香（一分）　粉霜（一分）　芦荟（一分）　雄黄（一分）　田父灰（半两）　蛇蜕皮（三尺，烧灰）　胡黄连（三分，为末）　虎睛（一对，酒浸一宿，炙微黄）　牛黄（半两）　蟾酥（一钱）

右件药，都研为末，用软饭和圆，如麻子大。每服，以粥饮下三[14]圆，日三服，量儿大小，以意加减。

治小儿疳痢久不差，日夜度数无恒，蝉壳圆方。

蝉壳（一分，去足，微炒）　蜗牛壳（一分）　干漆（一分，捣碎，炒令烟出）　狗头灰（三分）　夜明砂（一分，微炒）

右件药，捣罗为末，汤浸蒸饼和圆，如绿豆大。一岁，以粥饮下一圆，儿大即随年加之。

治小儿疳痢久不差，体热心烦，不欲乳食，龙胆圆方。

龙胆（一分，去芦头）　使君子（半两）　胡黄连（半两）　苦楝树根皮（半两，炙微黄，锉）　麝香（一分）　蟾酥（半钱）　臭樗根皮

（半两，炙微黄，锉）

右件药，捣罗为末，更都研令匀，以面糊和圆，如绿豆大。一岁，以粥饮下一圆，儿稍大，以意加减。

治小儿疳痢久不差，可吃乳食，渐加黄瘦，夜明砂圆方。

夜明砂（一分，微炒） 诃黎勒（半两，煨用皮） 龙骨（半两） 熊胆（一分，细研） 朱砂（一分，细研） 牛黄（一[15]分，细研） 麝香（一分，细研） 黄连（半两，微炒，去须）

右件药，捣罗为末，都研令匀，以豮猪胆汁和圆，如黍米大。每服，以粥饮下五圆，日三服，量儿大小，以意加减。

治小儿疳痢久不差，四肢羸瘦，或多心忪[16]，惊悸，神效杀疳圆方。

砒霜（半两） 天灵盖（一个[17]） 人粪（半两，干者） 胡黄连（末，半两） 莨菪子（一分，水淘去浮者，水煮令芽出，候干，炒令黑色，捣末） 麝香（一分）

右件药，先将砒霜天灵盖人粪，用湿纸三五重裹，以黄胶泥固济，晒干，于炭火中烧令通赤，取出候冷，与胡黄连莨菪子麝香等三味，都研令细，用软饭和元[18]如黍米大。每服，以乳汁研化一圆，灌之，不限时节，孩子昏昏欲醉，以衣盖覆，候睡觉，看二手十指节头有毛，白者立差，赤者五日内差，青黑者难差，看儿大小，三圆以上不得服之。

治小儿久疳痢不差，宜服砒霜圆方。

砒霜（一分） 雄黄（一分） 朱砂（一分） 麝香（一分） 干蟾灰（一分）

右件药，同研为末，汤浸蒸饼和圆，如粟米大。每服，以冷粥饮下一圆，日再服。忌热物。

治小儿久疳痢不差，腹胁鼓胀，麝香圆方。

麝香（一分，细研） 巴豆（半两，入油中煎令黑色，去皮心，研，纸裹压去油）

右件药，同研令匀，用烧饭和圆，如黍米大。每服，以粥饮下一圆，空心午后各一服。

治小儿久疳痢不差，芜荑圆方。

芜荑（半两） 羊子肝（一枚）

右件药，先以子肝切作片子，以芜荑末掺在肝内，线缠之，用米泔煮令熟，捣烂糯米饭和圆，如麻子大。每服，以粥饮下五圆，早晨晚后各一服，量儿大小，加减服之。

治小儿疳痢久不差，肚大有青脉，四肢渐瘦，芦荟圆方。

芦荟（一两）　粉霜（一分）

右件药，同研为末，以日煎黄连汁至浓和圆，如绿豆大。每服，食前以粥饮下五圆，童[19]儿大小，以意加减。

治小儿痢渴不止诸方

夫小儿痢渴不止者，此是水谷津液枯竭，腑脏干燥则引饮，若小便快，痢断者渴则止，若小便涩，水不行于小肠，胃间虚，渴亦不止，痢亦不断。凡如此者，皆身体浮肿，脾气虚弱，不能克水故也，亦必眼痛生障，小儿上焦本热，今又痢，下焦虚，上焦热气转盛，热气重[20]心肺故也。

治小儿痢渴，心胸烦闷，不欲饮食，宜服黄芪散方。

黄芪（三分，锉）　乌梅肉（三枚，微炒）　麦门冬（三分，去心，焙）　黄芩（三分）　白术（半两）　龙骨（一两）　黄连（半两，微炒，去须）

右件药，捣粗罗为散。每服一钱，以水一小盏，煎至五分，去滓，不计时候，量儿大小，分减温服。

治小儿痢渴不止，黄芩散方。

黄芩（半两）　栝楼根（三分）　黄连（三分，去须）　乌梅肉（一分，微炒）　诃黎勒（半两，煨用皮）　樗树皮（半两）　当归（三分，锉，微炒）

右件药，捣粗罗为散。每服一钱，以水一小盏，煎至五分，去滓，放温，不计时候，量儿大小，分减温服。

治小儿痢渴，腹内疼痛不止，当归散方。

当归（三分，锉，微炒）　黄连（三分，微炒，去须）　干姜（半两，炮裂，锉）　黄芪（三分，锉）　甘草（半两，炙微赤，锉）

右件药，捣粗罗为散。每服一钱，以水一小盏，煎至五分，去滓，不计时候，量儿大小，分减温服。

治小儿痢渴，体热烦闷，龙骨散方。

白龙骨（一两） 茯神（三分） 人参（三分，去芦头） 胡黄连（半两） 麦门冬（三分，去心，焙） 茅根（三分，锉）

右件药，捣粗罗为散。每服一钱，以水一小盏，煎至五分，去滓，不计时候，量儿大小，分减温服。

治小儿痢渴，烦热不止，蓝叶散方。

蓝叶（一分） 黄连（半两，微炒，去须[21]） 赤茯苓（一分） 冬瓜仁（半两） 醋石榴皮（半两，锉碎，微炒） 赤石脂（一两）

右件药，捣粗罗为散。每服一钱，以水一小盏，煎至五分，去滓，入蜜半茶匙，更煎三两沸，不计时候，量儿大小，分减温服。

治小儿痢渴，烦热不止，地龙粪散方。

地龙粪（半两） 人参（半两，去芦头） 龙骨（一两） 乌梅肉（半两，微炒） 蜗牛壳（一两，微炒）

右件药，捣粗罗为散。每服一钱，以水一小盏，煎至五分，去滓，不计时候，量儿大小，分减温服。

治小儿痢渴，或下五色恶物，心神烦热不止，宜服地榆散方。

地榆（一两） 白茯苓（一两） 黄柏（一两，微炙，锉）

右件药，捣粗罗为散。每服一钱，以水一小盏，煎至五分，去滓，不计时候，童[22]儿大小，分减服之。

治小儿痢渴烦热，吃水不知足，黄连散方。

黄连（半两，去须，微炒） 牡蛎（半两，烧为粉） 乌梅肉（一分，微炒） 甘草（一分，炙微赤，锉） 诃黎勒（一分，煨用皮）

右件药，捣粗罗为散。每服一钱，以水一小盏，煎至五分，去滓，不计时候，量儿大小，分减温服。

治小儿痢渴不止，榉皮散方。

榉树皮（一两） 栝楼根（三分） 白茯苓（三分） 人参（半两，去芦头）

右件药，捣细罗为散。不计时候，以粟米饮调下半钱，量儿大小，以意加减。

治小儿痢渴不止，乌梅散方。

乌梅肉（半两，微炒）　白茯苓（一两）　干木瓜（一两）

右件药，捣粗罗为散。每服一钱，以水一小盏，煎至五分，去滓，放温，不计时候，量儿大小，分减温服。

治小儿痢渴不止，甘草散方。

甘草（一分，炙微赤，锉）　乌梅肉（一分，微炒）　诃黎勒（二枚，煨用皮）

右件药，捣粗罗为散。每服一钱，以水一小盏，入生姜少许，煎至五分，去滓，放温，不计时候，量儿大小，分减温服。

治小儿痢渴不止，腹胀，诃黎勒散方。

诃黎勒（一两半，煨用皮）　桑叶（二两半，炙微黄）

右件药，捣粗罗为散。每服一钱，以水一小盏，煎至五分，去滓，放温，不计时候，量儿大小，分减服之。

治小儿痢渴不止，身体壮热，天竹黄散方。

天竹黄（半两，细研）　黄连（半两，去须，微炒）　赤石脂（一两）　栀子仁（半两）　葛根（半两，锉）　甘草（一分，炙微赤，锉）　牛黄（一分，细研）　樗树根皮（半两，炙黄）　龙骨（半两）　犀角屑（一分）　土瓜根（一分）

右件药，捣细罗为散。每服，以熟蜜水调下半钱，日三四服，量儿大小，以意加减。

又方。

龙骨（半两）　甘草（半两，炙微赤，锉）　使君子（半两）　黄芩（半两）　黄连（半两，去须，微炒）　栝楼根（半两）

右件药，捣细罗为散。每服，以粥饮调下半钱，日三四服，量儿大小，以意加减。

治小儿痢渴，头热烦闷，不欲乳食，桃白皮散方。

桃白皮（半两，炙黄，锉）　黄连（半两，去须，微炒）　龙骨（半两）　木香（一分）

右件药，捣细罗为散。每服，以粳米粥饮调下半钱，日三四服，量儿大小，以意加减。

治小儿痢渴不止，壮热腹痛，黄芩圆方。

黄芩（三分） 栝楼根（三分） 黄连（二分，去须，微炒） 乌梅肉（五枚，微炒） 诃黎勒（半两，煨用皮） 当归（三分，锉，微炒） 臭樗树皮（半两，炙微黄，锉）

右件药，捣罗为末，炼蜜和圆，如绿豆大。每服，以粥饮下七圆，日三四服，量儿大小，分减服之。

又方。

蜗牛壳（一两，微炒） 夜明砂（三分，微炒） 龙骨（一两） 黄连（三分，去须，微炒）

右件药，捣罗为末，炼蜜和圆，如梧桐子大。每服，以粳米粥饮研化七圆服之。日三四服，量儿大小，临时加减。

又方。

夜明砂（一分，微炒） 干虾蟆（半两，涂酥，炙令黄焦） 蜗牛（三七枚，炒令微黄） 麝香（一钱，细研） 朱砂（一分，细研） 龙骨（半两）

右件药，捣细罗为散。每服，以粥饮调下半钱，日三四服，量儿大小，临时加减。

治小儿痢渴不止，宜服此方。

定粉（半两，细研）

右用鸡子清和为饼子，以慢火炙令黄焦，碾为细散。每服，以粥饮调下半钱，日三四服，量儿大小，临时加减。

治小儿痢渴，小便涩，羸瘦，宜服此方。

榆树根白皮（一两，炙微黄，锉）

右捣罗为末，以粳米饭和圆，如绿豆大。每服，以粥饮下七圆，日三四服，量儿大小，临时加减。

治小儿痢渴不止，或时呕逆，不下食，宜服楮叶汤方。

楮树叶（二十片，微炙） 木瓜（半两，切） 人参（一分，去芦头）

右件药，以浆水一中盏，煎至六分，去滓，不计时候，量儿大小，分减细细温服。

治小儿痢渴不止方。

醋石榴（一枚，和皮捣）

右用浆水一大盏，煎至五分，去滓，入蜜半合，放温，不计时候，量儿大小，分减服之。

治小儿痢渴不止，羸瘦方。

椿树根皮（干者）

右捣罗为末，以好粟米淘去泔，研取末，浓煮作糊和圆，如绿豆大。每服，以粥饮下五圆，日三四服，量儿大小，加减服之。

治小儿疳痢腹痛诸方

夫小儿疳痢腹痛者，由[23]痢多而肠胃虚弱，冷气在内，与脏气相搏，真邪交击，故令腹中疞痛也。

治小儿疳痢，腹胀疞痛，日夜三二十行，宜服白术散方。

白术（一两，微炒） 当归（半两，锉，微炒） 地榆（半两，微炙，锉） 木香（半两） 赤芍药（半两） 甘草（半两，炙微赤，锉）

右件药，捣粗罗为散。每服一钱，以水一小盏，煎至五分，去滓，不计时候，量儿大小，分减温服。

治小儿疳痢腹痛，不下乳食，草豆蔻散方。

草豆蔻（三分，去皮） 龙骨（一两） 酸石榴皮（三分，锉，炒微黄） 高良姜（一分，锉） 当归（半两，锉，微炒） 干姜（一分，炮裂，锉） 子芩（三分）

右件药，捣粗罗为散。每服一钱，以水一小盏，入薤白一茎，煎至五分，去滓，不计时候，量儿大小，分减温服。

治小儿疳痢，多有白脓，腹内疞痛，宜服附子散方。

附子（一枚，炮裂，去皮脐） 龙骨（半两） 赤石脂（半两，细研） 密陀僧（一分，细研） 黄丹（一分，烧灰） 胡粉（一分，炒微

黄）　乌贼鱼骨（一分，烧灰）　赤芍药（一分）　枣（五枚，烧灰）　诃黎勒（一分，煨用皮）　炭皮（一分）

右件药，捣细罗为散。每服，以粥饮调下半钱，日三四服，量儿大小，以意加减。

治小儿痏痢，腹胀疞痛，木香圆方。

木香（半两）　附子（半两，生用，去皮脐）　巴豆（半分，去皮心，研，纸裹压去油）　蟾酥（半分，研入）　青橘皮（半两，汤浸去白瓤，焙）　肉豆蔻（半两，去壳）　朱砂（一分，细研）　人参（一分，去芦头）

右件药，捣罗为末，用醋煮面糊为圆，如粟米大。每服，以粥饮下二圆，日二服，量儿大小，以意加减。

治小儿赤白痢诸方

夫小儿赤白痢者，由乳食不节，肠胃虚弱，冷热之气，入于肠间，变为痢也。然而赤白者，则热乘于血，血渗于肠内则赤也，若冷热搏于肠，津液凝滞则白也，冷热相交，赤白相杂，重者状如脓涕，而血杂之，轻者白脓上有赤脉薄血，状如鱼脑，亦谓之鱼脑痢也。

治小儿赤白痢，腹内疞痛，羸弱不能饮食，白术散方。

白术（半两）　人参（半两，去芦头）　厚朴（三分，去粗皮，涂生姜汁，炙令香熟）　黄连（半两，去须，锉，微炒）　当归（半两，锉，微炒）　地榆（半两，锉）　木香（半两）　榉树皮（半两，微炙，锉）　甘草（半两，炙微赤，锉）

右件药，捣粗罗为散。每服一钱，以水一小盏，煎至五分，去滓，不计时候，量儿大小，分减温服。

治小儿赤白痢，烦渴寒热，腹痛羸瘦，不欲饮食，地榆散方。

地榆（三分，微炙，锉）　醋石榴皮（半两，锉，微炒）　龙骨（一两，烧赤）　当归（半两，锉，微炒）　黄芪（半两，锉）　阿胶（三

分，捣碎，炒令黄燥） 黄连（三分，去须，微炒） 赤石脂（一两，烧赤[24]） 乌梅肉（半两，微炒）

右件药，捣细罗为散。每服，以粥饮调下半钱，不计时候，量儿大小，加减服之。

治小儿赤白痢，腹胀疼痛，不欲饮食，四肢瘦弱，诃黎勒散方。

诃黎勒（三分，煨用皮） 当归（半两，锉，微炒） 黄芩（半两） 龙骨（半两） 地榆（半两，微炒，锉） 干姜（半两，炮裂，锉） 陈橘皮（半两，汤浸去白瓤，焙） 白术（半两） 甘草（半两，炙微赤，锉）

右件药，捣粗罗为散。每服一钱，以水一小盏，煎至五分，去滓，不计时候，量儿大小，分减温服。

又方。

地榆（半两，微炙，锉） 黄连（半两，去须，微炒） 木香（半两） 当归（三分，锉，微炒）

右件药，捣粗罗为散。每服一钱，以水一小盏，煎至五分，去滓，不计时候，量儿大小，分减温服。

治小儿赤白痢不止，地榆散方。

地榆（三分，锉） 醋石榴皮（半两，锉，微炒） 白龙骨（一两） 赤石脂（一两） 黄连（三分，去须，微炒）

右件药，捣粗罗为散。每服一钱，以水一小盏，煎至五分，去滓，放温，不计时候，量儿大小，分减温服。

治小儿赤白痢不止，鹿茸散方。

鹿茸（半两，去毛，涂酥，炙微黄） 甘草（半两，炙微赤，锉） 诃黎勒皮（半两，煨用皮）

右件药，捣细罗为散。每服，以粥饮调下半钱，不计时候，量儿大小，加减服之。

治小儿赤白痢不止，三骨散方。

狗头骨（一两） 羊骨（一两） 鹿骨（一两）

右件药，并烧为灰细研。每服，以粥饮调下半钱，不计时候，量儿大小，加减服之。

又方。

乱发灰（一分[25]） 鹿角灰（一分）

右件药，细研，不计时候，以粥饮调下半钱，量儿大小，加减服之。

治小儿赤白痢，腹痛不止，当归圆方。

当归（半两，锉，微炒） 黄连（一分，去须，微炒） 龙骨（一分） 人参（一分，去芦头） 没石子（二枚，微炒） 鹿角灰（一分） 豆豉（一分，炒微焦）

右件药，捣罗为末，炼蜜和圆，如绿豆大。不计时候，以粥饮研下十[26]圆，量儿大小，临时加减。

治小儿赤白痢，瘦弱，腹痛，不欲饮食，诃黎勒圆方。

诃黎勒（半两，煨用皮） 黄连（三分，去须，微炒） 地榆（半两，微炙，锉） 赤石脂（半两[27]） 当归（半两，锉，微炒） 吴茱萸（一分，汤浸五遍，焙干，微炒）

右件药，捣罗为末，炼蜜和圆，如绿豆大。不计时候，以粥饮下五圆，量儿大小，加减服之。

治小儿赤白痢，腹痛，不欲乳食，鹿角圆方。

鹿角屑（一分） 芜荑仁（一分） 附子（一分，炮裂，去皮脐） 赤石脂（半两） 黄连（半两，去须，微炒） 当归（一分，锉，微炒）

右件药，捣罗为末，炼蜜和圆，如绿豆大。不计时候，以粥饮下五圆，量儿大小，以意加减。

治小儿赤白痢，努咽肠头出，蚺蛇胆圆方。

蚺蛇胆（一分） 乌梅肉（七枚，微炒） 芜荑（一两，微炒） 黄连（一两，去须，锉，微炒）

右件药，捣罗为末，炼蜜和圆，如麻子大。每服，以粥饮下三圆，日三四服，量儿大小，以意加减。

治小儿赤白痢，香连圆方。

木香（半两） 黄连（三分，去须，微炒） 诃黎勒（半两，煨用皮） 肉豆蔻（二[28]枚，去壳） 丁香（一分）

右件药，捣罗为末，以烧饭和圆，如黍粒大。每服，以粥饮下五圆，日三四服，量儿大小，加减服之。

又方。

黄连（一两，去须，微炒）　莨菪子（一分，水淘去浮者，水煮令芽出，候干，炒令黄黑色）

右件药，捣罗为末，用面糊和圆，如绿豆大。每服，以粥饮下五圆，日三四服，量儿大小，加减服之。

又方。

自死牛胆（一枚）　胡椒（五十粒）

右将胡椒内入牛胆中，寅日，于堂屋后，从东第七椽悬之，至四十九日取捣罗为末，用面糊和圆，如绿豆大。每服以粥饮下五圆，日三四服，量儿大小，临时加减。

又方。

黄丹（一两）　黄连（一两，去须）　白芜荑（一两）

右件药，捣罗为末，以枣肉和为一块，用炭火煅令烟尽，候冷，细研，以软饭和圆，如绿豆大。每服，以温水下五圆，日三四服，量儿大小，加减服之。

又方。

川乌头（一两，炮裂，去皮脐）　香墨（半梃）

右件药，捣罗为末，用醋面糊和圆，如麻子大。每服，以温二宜汤下二圆，日三四服，量儿大小，加减服之。

又方。

䔢[29]麻子（炒令香）

右捣如膏，圆如梧桐子大。每服，以蜜水化下二圆，日三四服，量儿大小，加减服之。

又方。

虾蟆（一枚，五月五日午时取，烧灰）

右细研，每服，以粥饮调下半钱，日三四服，量儿大小，加减服之。

治小儿久赤白痢诸方

夫小儿久赤白痢者，由冷热不调，热乘于血，血渗肠间，与冷气津液相杂而下，甚者肠虚不覆，故赤白连滞，久不差也。

治小儿久赤白痢不止，腹痛，虚羸，弱不欲饮食，黄连散方。

黄连（一两，去须，微炒） 厚朴（半两，去粗皮，涂生姜汁，炙令香熟） 干姜（半两，炮裂，锉） 木香（半两） 当归（二分，锉，微炒） 黄牛角䚡（三分，烧灰） 艾叶（半两，微炒） 乌梅肉（一分，微炒） 龙骨（半两）

右件药，捣细罗为散。每服，以粥饮调下半钱，日三四服，量儿大小，加减服之。

治小儿久赤白痢，渐至羸弱，胃气全虚，不欲饮食，丁香散方。

丁香（半两） 厚朴（半两，去粗皮，涂生姜汁，炙令香熟） 木香（一分） 黄连（半两，去须，锉，微炒） 当归（半两，锉，微炒） 诃黎勒（半两，煨用皮） 白术（半两，锉，微炒） 赤石脂（一两） 伏龙肝（半两）

右件药，捣细罗为散。每服，以粥饮调下半钱，日三四服，量儿大小，加减服之。

治小儿久赤白痢，腹胀疞痛，黄柏圆方。

黄柏（一两，微炙，锉） 当归（一两，锉，微炒）

右件药，捣为末，煨大蒜和圆，如绿豆大。每服，以粥饮下七圆，日三四服，量儿大小，加减服之。

治小儿久赤白痢，腹胁疼痛，木香散方。

木香（半两） 诃黎勒（半两，煨用皮） 臭樗树皮（半两，炙微焦，锉） 木贼（半两） 黄连（半两，去须，微炒）

右件药，捣细罗为散。每服，以粥饮调下半钱，日三四服，量儿大小，以意加减。

治小儿久赤白痢，腹内疞痛，全不思食，渐至困羸，肉豆蔻散方。

肉豆蔻（三分，去壳） 青橘皮（半两，汤浸去白瓤，焙） 当归（半两，锉，微炒） 黄牛角䚡（半两，炙令微焦） 厚朴（半两，去粗皮，涂生姜汁，炙令香熟） 地榆（半两，微炙，锉） 黄连（半两，去须，微炒） 干姜（一分，炮裂，锉）

右件药，捣细罗为散。每服，以粥饮调下半钱，日三四服，量儿大小，临时加减。

治小儿久赤白痢，累医不差，黄丹圆方。

黄丹（半两）　密陀僧（半两）　定粉（半两）

以上三味，同细研，用醋拌，于生铁铫子内，烧如茶褐色。

砒霜（一分）　巴豆（十枚，去皮心，研，纸裹压去油）　诃黎勒（半两，煨，用皮，捣罗为末）　麝香（一钱）

右件药，同研为末，用生姜自然汁，浓研香墨，浸蒸饼，和圆如黍米大。每服，以冷甘豆汤下三圆，日三四服，量儿大小，加减服之。

治小儿久赤白痢不止，腹痛，龙骨圆方。

白龙骨（一分）　胡粉（三钱，炒微黄）　黄连（一分，去须，微炒）　黄柏（一分，微炙，锉）　诃黎勒（一分，煨用皮）　白矾（半两，烧令汁尽）　干姜（半两，炮裂，锉）　当归（半两，锉，微炒）　木香（一分）

右件药，捣罗为末，炼密和圆，如绿豆大。每服，以粥饮下五圆，日三四服，量儿大小，临时加减。

又方。

鹿角屑（一分）　芜荑仁（一分，微炒）　附子（一分，炮裂，去皮脐）　赤石脂（半两）　黄连（一分，去须，微炒）　地榆（一分）

右件药，捣罗为末，炼蜜和圆，如绿豆大。每服，以粥饮下五圆，日三四服，量儿大小，临时加减。

治小儿久赤白痢，肌体羸瘦，四肢烦热，朱砂圆方。

朱砂（半两）　巴豆（七枚，去皮心，研，纸裹压去油）　麝香（一钱）　雄黄（一分[30]）　硫黄（一分）

右件药，都研为末，汤浸蒸饼和圆，如黍米大。每服，以新汲水下二圆，日三服，量儿大小，加减服之。

治小儿洞泄下痢诸方

夫小儿春伤于风冷，则夏为洞泄，小儿多困[31]春时解脱衣服，为风冷所伤，藏在肌肉，脾主肌肉故也。至夏因饮食居处不调，又被风冷入于肠胃，先后重沓，不风冷所乘，则为痢也，其冷气盛，痢甚则为洞泄，洞泄不止，则为注下痢也。

治小儿脾胃气不和，洞泄，下痢不止，羸瘦，食少厚朴散方。

厚朴（一分，去粗皮，涂生姜汁，炙令香熟） 人参（一分，去芦头） 诃黎勒（一分，煨用皮） 肉豆蔻（一枚，去壳） 白术（一分） 干姜（半分，炮裂，锉） 黄连（一分，去须，微炒） 地榆（一分，微炙，锉） 甘草（半分，炙微赤，锉）

右件药，捣细罗为散。每服，以粥饮调下半钱，日三四服，量儿大小，以意加减。

治小儿洞泄，下痢不止，渐至羸困，密陀僧散方。

密陀僧 黄丹 定粉 白矾（各一两，研）

右件药，以新瓷瓶盛，用纸筋泥固济，以文火烧令通赤，候冷取出，入龙骨末一两，同研令细，每服以粥饮调下半钱，日三四服，量儿大小，加减服之。

治小儿冷热不调，时有洞泄，下痢不止，龙骨圆方。

龙骨（半两） 黄连（半两，去须，微炒） 白石脂（半两） 白矾（半两，烧令汁尽） 干姜（半两，炮裂，锉）

右件药，捣罗为末，醋煮面糊和圆，如麻子大。每服，以粥饮下五圆，日三四服，量儿大小，加减服之。

治小儿洞泄下痢，羸困，三圣散方。

地榆（半两，微炙，锉） 厚朴（三分，去粗皮，涂生姜汁，炙令香熟） 诃黎勒（半两，煨用皮）

右件药，捣细罗为散。每服，以粥饮调下半钱，日三四服，量儿大小，临时加减。

又方。

没石子（半两，微煨） 诃黎勒（半两，煨用皮）

右件药，捣细罗为散。每服，以粥饮调下半钱，日三四服，量儿大小，临时加减。

治小儿洞泄下痢不差，乳食全少，宜服如圣散方。

鹿茸（半两，去毛，涂酥，炙微黄） 黄连（三分，去须，微炒） 厚朴（半两，去粗皮，涂生姜汁，炙令香熟）

右件药，捣细罗为散。每服，以粥饮调下半钱，日三四服，量儿大小，加减服之。

又方。

楮树叶（半两） 诃黎勒（一分，煨用皮） 橡实（七枚，微炒）

右件药，捣细罗为散。每服，以粥饮调下半钱，日三四服，量儿大小，加减服之。

又方。

羊胫骨（一两，烧灰） 鹿角（一两，烧灰）

右件药，细研为散。每服，以粥饮调下半钱，日三四服，量儿大小，临时加减。

治小儿洞泄，下痢不止，黄连圆方。

黄连（一两，去须，锉，微炒） 女萎（半两，微炒）

右件药，捣罗为末，炼蜜和圆，如梧桐子大。每服，以热水化下三圆，日三四服，量儿大小，加减服之。

又方。

右以木苤叶，捣绞汁，时时与儿饮之差。

又方。

醋石榴皮（烧灰）

右细研为散，每服，以粥饮调下半钱，日三四服，量儿大小，加减服之。

又方。

狗头（烧灰）

右件细研为散。每服，以粥饮下半钱，日三四服，量儿大小，加减服之。

又方。

牛角䚡（烧灰）

右细研为散。每服，以粥饮下半钱，日三四服，量儿大小，加减服之。

治小儿水谷痢诸方

夫小儿水谷痢者，由寒温失宜，乳哺不节，或当风解脱，血气俱虚，为风冷所伤，留连在于肌肉，因其脾胃不和，大肠虚弱，风邪入于肠胃，肠胃既虚，不能制于水谷，故变为下痢也。

治小儿水谷痢，羸瘦面黄，不欲饮食，厚朴散方。

厚朴（半两，去粗皮，涂生姜汁，炙令香熟） 黄连（半两，去须，微炒） 丁香（一分） 肉豆蔻（一分，去壳） 当归（一分，锉，微炒） 木香（一分） 龙骨（半两） 白术（一分）

右件药，捣细罗为散。每服，以粥饮调下半钱，日三四服，量儿大小，加减服之。

治小儿水谷痢不止，羸瘦腹胀，不欲饮食，调中散方。

厚朴（一两，去粗皮，涂生姜汁，炙令香熟） 木香（半两） 黄连（一两，去须，微炒）

右件药，捣粗罗为散。每服一钱，以水一小盏，煎至六分，去滓，不计时候，量儿大小，分减服之。

又方。

诃黎勒（一两，煨用皮） 当归（一两，锉，微炒） 白术（三分）

右件药，捣罗为末，炼蜜和圆，如绿豆大。不计时候，以粥饮下七圆，量儿大小，加减服之。

又方。

白矾（一两，烧令汁尽） 诃黎勒（半两，煨用皮） 醋石榴皮（三分，锉，微炒）

右件药，捣罗为末，炼蜜和圆，如绿豆大。不计时候，以粥饮下五圆，量儿大小，加减服之。

治小儿水谷痢，日夜不止，地榆散方。

地榆（三分，微炙，锉） 厚朴（三分，去粗皮，涂生姜汁，炙令香

熟）　黄连（一两，去须，微炒）　阿胶（半两，捣碎，炒令黄色）

右件药，捣细罗为散。不计时候，以粥饮调下半钱，量儿大小，加减服之。

又方。

干枣（十颗，去核）　胡粉（一分）

右件药，相和，捣为一饼子，急火中烧令赤，取出置地上，以碗合之。勿令透气，待冷，细研为散，不计时候，以粥饮调下半钱，量儿大小，加减服之。

治小儿水谷痢，腹痛，神效木香散方。

木香（半两）　诃黎勒（三分，煨用皮）　龙骨（一两）　黄连（一两，去须，微炒）　赤芍药（一两，微炒）　当归（一两，锉，微炒）

右件药，捣粗罗为散。每服一钱，以水一小盏，煎至五分，去滓，温服，不计时候，量儿大小，分减服之。

治小儿水谷痢不止，龙骨散方。

白龙骨（二[32]分）　白石脂（三分）　黄连（三分，去须，微炒）　胡粉（三分，炒令黄）　干姜（半两，炮裂，锉）

右件药，捣细罗为散。不计时候，以粥饮调下半钱，量儿大小，加减服之。

又方。

附子（半两，炮裂，去皮脐）　干姜（半两，炮裂，锉）　赤石脂（一两）　橡实（半两）　当归（半两，锉，微炒）

右件药，捣细罗为散。不计时候，以粥饮调下半钱，量儿大小，加减服之。

治小儿水谷痢，日夜略不暂止，橡子散方。

橡实（二两，微炒）　干柏叶（半两，微炙）

右件药，捣细罗为散。不计时候，以水煮乌梅汁，调下半钱，量儿大小，加减服之。

又方。

诃黎勒（二两，煨用皮）

右捣罗为末，炼蜜和圆，如麻子大。每服，以温水研化五圆，日三四服，量儿大小，以意加减。

治小儿无辜疳痢诸方

夫小儿无辜疳痢者，是脑后有核如弹圆，捏之皮下转动者是也，若渐长大，即随气血流散，所在停留，子母相生，侵蚀脏腑肌肉，或即生疮，大肠泄痢脓血，毛发皮肤枯槁，肌体日渐瘦羸，肠胃既虚，痢无时节，故名无辜疳痢也。

治小儿无辜疳痢久不差，渐至羸弱，朱砂散方。

朱砂（一分，细研）　白马夜眼（一分，微炙）　丁香（一分）　地榆（一分，微炙，锉）

右件药，捣细罗为散。每服，以粥饮调下半钱，日三服，服讫，即吃雉肝粟米粥饮，效。

治小儿无辜疳痢，鼻中干塞，眼内有白晕，黄昏不见物，体热心烦，口干，项上生疮，胡粉散方。

胡粉（二钱）　白龙骨（末，二钱）　胡黄连（末，二钱）

右件药，同炒过后，更研令细。每服，以鸡子清调下半钱，日三四服，量儿大小，加减服之。

治小儿无辜疳痢，黄瘦，腹痛，或腹内有虫，干蟾圆方。

干虾蟆（一枚，涂酥，炙微黄）　漏芦（一两）　菖蒲（一两）　雄黄（三分，细研）　朱砂（三分，细研）　麝香（一分，细研）

右件药，捣罗为末，都研令匀，炼蜜和捣一二百杵，圆如绿豆大。每服，以粥饮下五圆，日三服，量儿大小，加减服之。

治小儿无辜疳痢，羸弱，不欲饮食，及腹内虫动作，多吐清水，漏芦圆方。

漏芦（一[33]两）　猪肝（一两，炒干）　楮树根白皮（一两，锉）

右件药，捣罗为末，炼蜜和捣一二百杵，圆如弹子大。每服，以温水研一圆，不计时候，量儿大小，分减服之。

又方。

雉肝（一具，薄切，炒干）

右捣细罗为散。每服，以粥饮调下半钱，日三服，每吃药后，宜吃粳米软饭少许。

治小儿无辜腹胀，或时泻痢，寒热不调，煮肝散方。

漏芦（一两）

右捣细罗为散。每服一钱，以猪肝一两，入盐少许，以水煮肝熟，空腹与儿食之，量儿大小，以意加减。

又方。

地胆草（一两）

右捣细罗为散。每服一钱，以猪肝一两，入盐少许，煮熟，不勒[34]时候，量儿大小，分减食之。

治小儿无辜疳痢不止方。

没石子（二枚，炒令赤黑色）

右捣细罗为散，以面半匙，和作饼子，煿熟，却研为末，不计时候，以粥饮调下半钱，量儿大小，加减服之。

治小儿热痢诸方

夫小儿热痢者，由本挟虚热，而又为风热所乘，风之与热，俱入于大肠，而为热痢也。非是水谷之痢，而色黄者为热也。

治小儿热痢，腹痛，心烦口干，小便赤黄，不欲饮食，栀子仁散方。

栀子仁（半两）　黄柏（三分，微炙，锉）　当归（半两，锉，微炒）　地榆（三分，微炙，锉）　黄连（一两，去须，微炒）

右件药，捣细罗为散。每服，以粥饮调下半钱，日三四服，量儿大小，加减服之。

治小儿热痢，烦闷腹痛，面黄体瘦，宜服犀角散方。

犀角屑（半两）　赤芍药（三分）　黄连（三分，去须，微炒）　黄芩（半两）　知母（三分）　葳蕤（三分）　地榆（半两，微炙，锉）　甘草（半两，炙微赤，锉）

右件药，捣粗罗为散。每服一钱，以水一小盏，煎至五分，去滓，量儿大小，日三四度分减服之。

治小儿热痢，体瘦，口干烦躁，不欲乳食，栝楼根散方。

栝楼根（半两） 白茯苓（半两） 知母（半两） 黄芩（半两） 地榆（半两，微炙，锉） 甘草（半两，炙微赤，锉） 人参（三分，去芦头） 黄柏（半两，微炙，锉） 赤石脂（一两）

右件药，捣粗罗为散。每服一钱，以水一小盏，煎至五分，去滓，不计时候，量儿大小，分减服之。

治小儿痢，晦痛心烦，不欲饮食，地榆散方。

地榆（三分，微炙，锉） 黄连（半两，去须，微炒） 赤石脂（一两） 人参（半两，去芦头） 杏仁（半两，汤浸去皮尖双仁，麸炒微黄） 赤芍药（半两）

右件药，捣粗罗为散。每服一钱，以水一小盏，煎至五分，去滓，不计时候，量儿大小，分减温服。

治小儿热痢，腹痛，壮热心烦，不欲饮食，四服[35]瘦弱，子芩散方。

子芩（一两） 知母（三分） 女萎（三分） 黄柏（半两，微炙，锉） 甘草（半两，炙微赤） 赤芍药（半两）

右件药，捣粗罗为散。每服一钱，以水一小盏，入竹叶七片，煎至五分，去滓，不计时候，量儿大小，分减温服。

治小儿热痢，但壮热多渴，而痢不止，乌梅散方。

乌梅（二枚，微炒，去核） 黄连（一分，去须，微炒） 蓝叶（一分） 犀角屑（半两） 阿胶（半两，捣碎，炒令黄燥） 甘草（半两，炙微赤，锉）

右件药，捣粗罗为散。每服一钱，以水一小盏，煎至五分，去滓，放温，不计时候，量儿大小，分减放温服之。

治小儿热痢，壮热吐乳，熊胆散方。

熊胆（半两） 黄连（三分，去须，微炒） 干马齿菜（一两） 没石子（一枚） 蚺蛇胆（半两） 犀角屑（一两）

右件药，捣细罗为散。一二百日儿，每服，用新汲水调下一字，二三岁，每服，用新汲水调下半钱，空心午后各一服。

治小儿热毒下痢如鱼脑，白头翁散方。

白头翁（半两） 黄连（一[36]两半，去须，微炒） 醋石榴皮（一两，微炙，锉）

右件药，捣粗罗为散。每服一钱，以水一小盏，煎至五分，去滓，不计时候，量儿大小，分减服之。

治小儿热痢，全不欲乳食，身体壮热，熊胆散方。

熊胆（一分） 芦荟（三分） 黄连（半两，去须，微炒） 没石子（一枚） 干马齿苋（一两）

右件药，捣细罗为散。每服，以粥饮调下半钱，日三四服，量儿大小，加减服之。

治小儿热痢，烦闷，口干多渴，不欲乳食，龙骨散方。

龙骨（一两） 黄连（三分，去须，微炒） 地榆（三分，微炙，锉） 黄芩（三分） 乌梅肉（半两，微炒） 赤地利（三分） 鼠尾花（三分）

右件药，捣细罗为散。每服，以粥饮调下半钱，日三四服，量儿大小，加减服之。

治小儿热痢不差，犀角散方。

犀角屑（半两） 榉树皮（一两，锉） 黄连（半两，去须，微炒）

右件药，捣粗罗为散。每服一钱，以水一小盏，煎至五分，去滓，不计时候，量儿大小，分减温服。

又方。

地榆（一两，微炙，锉） 犀角屑（一两） 地脉草（一两）

右件药，捣粗罗为散。每服一钱，以水一小盏，煎至五分，去滓，入蜜一钱，更煎三两沸，不计时候，量儿大小，分减温服。

又方。

蒲根（一两，细切）

右以粟米一[37]合，以水一大盏同煮，米熟去滓取汁，不计时候，量儿大小，以意分减温服。

治小儿冷痢诸方

夫小儿冷痢者，由肠胃气虚，或解脱遇寒，或饮食伤冷，气入于肠胃而痢，其色白者是为冷痢也，冷甚，则痢色青也。

治小儿冷痢，腹痛，四肢不和，饮食全少，渐至羸瘦，木香散方。

木香（一分） 厚朴（半两，去粗皮，涂生姜汁，炙令香熟） 白术（一分） 龙骨（半两） 当归（半两，锉，微炒） 干姜（一分，炮裂，锉） 诃黎勒（半两，煨用皮）

右件药，捣粗罗为散。每服一钱，以水一小盏，入枣二枚，同煎至五分，去滓，不计时候，量儿大小，分减温服。

治小儿冷痢腹痛，当归散方。

当归（一两，锉，微炒） 黄连（三分，去须，微炒） 桂心（三分） 赤石脂（一两） 人参（三分，去芦头） 干姜（三分，炮裂，锉） 龙骨（一两） 白头翁（三分） 甘草（三分，炙微赤，锉） 附子（半两，炮裂，去皮脐）

右件药，捣粗罗为散。每服一钱，以水一小盏，煎至五分，去滓，放温，不计时候，量儿大小，分减服之。

治小儿冷痢，腹痛不止，龙骨散方。

龙骨（一两） 甘草（一两，炙微赤，锉） 黄连（一两，去须，微炒） 干姜（三分，炮裂，锉） 当归（三分，锉，微炒）

右件药，捣粗罗为散。每服一钱，以水一小盏，煎至五分，去滓，放温，不计时候，量儿大小，分减服之。

治小儿冷痢，腹痛，面无颜色，四肢萎悴，不欲饮食，丁香散方。

丁香（一分） 厚朴（半两，去粗皮，涂生姜汁，炙令香熟） 人参（半两，去芦头） 白术（半两） 当归（一分，锉，微炒） 草豆蔻（半两，去皮） 白石脂（一两）

右件药，捣细罗为散。每服，以粥饮调下半钱，日三四服，量儿大小，加减服之。

治小儿冷痢，多时不断，艾叶散方。

艾叶（半两，微炒） 黄连（半两，去须，微炒） 木香（半两） 当归（三分，锉，微炒） 诃黎勒（三分，煨用皮） 干姜（一分，炮裂，锉） 龙骨（三分）

右件药，捣细罗为散。每服，以粥饮调下半钱，日三四服，量儿大小，以意加减。

治小儿冷痢，下青白色物如鱼脑，腹痛，多时不断，吴茱萸圆方。

吴茱萸（半两，汤浸七遍，焙干，微炒） 赤石脂（一两） 干姜（半两，炮裂，锉） 附子（半两，炮裂，去皮脐） 当归（半两，锉，微炒） 厚朴（半两，去粗皮，涂生姜汁，炙令香熟） 木兰皮（半两，锉） 白术（半两，微炒） 白头翁（半两） 黄连（半两，微炒，去须） 黄柏（半两，微炙，锉） 石榴皮（半两，锉碎，炒令微焦）

右件药，捣罗为末，炼蜜和捣三二百杵，圆如绿豆大。三岁儿，以粥饮下五圆，日三四服，量儿大小，临时加减。

治小儿冷痢，诸药无效，乳香圆方。

乳香（一分） 诃黎勒（一两，煨用皮） 地榆（半两，微炙，锉） 赤石脂（半两） 干姜（一分，炮裂，锉）

右件药，捣罗为末，粟米饭和圆，如绿豆大。每服，以粥饮下五圆，日三四服，量儿大小，加减服之。

治小儿冷痢，日夜数十行，附子圆方。

附子（一枚，炮裂，去皮脐） 诃黎勒（一分，煨用皮） 甘草（一分，炙微赤，锉） 白矾（三分，烧令汁尽）

右件药，捣罗为末，煮饭和圆，如绿豆大。每服，以粥饮下五圆，日三四服，量儿大小，加减服之。

治小儿冷痢，百药无效，醋石榴皮散方。

醋石榴皮（一两，锉碎，炒令微焦） 硫黄（一分）

右件药，捣研为细散。每服，以粥饮调下半钱，日三四服，量儿大小，加减服之。

又方。

诃黎勒（一两，煨用皮） 桂心（半两） 赤石脂（半两）

右件药，捣罗为末，炼蜜和圆，如绿豆大。每服，以粥饮下五圆，日三四服，量儿大小，加减服之。

治小儿久患冷痢，脾胃冷极，致使大肠滑泄不绝，麝香圆方。

麝香（一分，细研） 鹿茸（一两，去毛，涂酥，炙令黄）

右件药，捣罗为末，煮枣肉和圆，如绿豆大。每服，以粥饮下五圆，日三四服，量儿大小，加减服之。

又方。

当归（半两，锉，微炒） 大蒜（一颗）

右捣当归，细罗为末，烧蒜熟和圆，如绿豆大。每服，以粥饮下七圆，日三四服，量儿大小，加减服之。

治小儿冷痢多时，宜服此方。

川椒（三分，去目及闭口者，微炒去汗）

右件药，捣罗为末，炼蜜和圆，如绿豆大。每服，以粥饮下五圆，日三四服，量儿大小，加减服之。

治小儿冷热痢诸方

夫小儿先因饮食，有冷气[38]在肠胃之间，而复为热气所伤，而肠胃夙虚，故受于热，冷热相交，而变下痢，乍黄乍白，或水或谷，是为冷热痢也。

治小儿冷热痢不止，腹痛，心神烦闷，犀角散方。

犀角屑（一两） 白术（一两） 黄连（一两，去须，锉，微炒） 当归（一两，锉，微炒[39]） 地榆（一两，锉） 木香（半两）

右件药，捣粗罗为散。每服一钱，以水一小盏，煎至五分，去滓，放温，不计时候，量儿大小，分减服之。

治小儿冷热痢，腹痛，诃黎勒散方。

诃黎勒（一两，煨用皮） 当归（一两，锉，微炒） 黄连（一两，去须，锉，微炒） 甘草（半两，炙微赤，锉） 木香（半两） 干姜

（半两，炮裂，锉）

右件药，捣粗罗为散。每服一钱，以水一小盏，煎至五分，去滓，放温，不计时候，量儿大小，分减服之。

治小儿冷热痢不止，石榴皮煎方。

醋石榴皮（三分，炙令焦，锉）　黄连（三分，去须，锉，微炒）　赤石脂（三分）

右件药，捣粗罗为末，以水二升，煎至五合，去滓，内蜡一两，更煎三五沸，不计时候，温服半合，量儿大小，以意加减。

治小儿冷热痢，心神烦渴，腹痛，胸膈滞闷，乌梅煎方。

乌梅肉（五枚，微炒）　诃黎勒（五枚，煨用皮）　甘草（三寸，炙微赤，锉）

右件药，细锉，以水一大盏，煎至五分，去滓，放温，不计时候，量儿大小，分减服之。

又方。

黄连（二[40]两，去须，锉，微炒）　当归（一两，锉，微炒）　乌梅肉（一两，微炒）

右件药，捣罗为末，炼蜜和圆，如绿豆大。不计时候，以粥饮下七圆，量儿大小，加减服之。

治小儿冷热痢，黄连圆方。

黄连（半两，去须，锉，微炒）　木香（半两）

右件药，捣罗为末，炼蜜和圆，如绿豆大。每服，以粥饮下五圆，日三四服，量儿大小，加减服之。

又方。

诃黎勒（二两，煨用皮）　地榆（一两，炙微黄，锉）

右件药，捣罗为末，炼蜜和圆，如绿豆大。每服，以温粥饮下五圆，日三四服，量儿大小，以意加减。

治小儿血痢诸方

夫小儿血痢者，由热毒折于血，血入大肠故也，血随气循环经络，通行脏腑，常无停滞，若为毒热所乘，遇肠虚，血渗入于肠，则成血痢也。

治小儿血痢，烦热口干，腹痛，黄连散方。

黄连（一两，去须，微炒） 犀角屑（一两） 白蘘荷根（一两） 黄芩（一两） 白头翁（二[41]分） 蔓菁根（一两） 吴蓝（一两） 甘草（半两，炙微赤，锉） 当归（半两，锉，微炒）

右件药，捣粗罗为散。每服一钱，水一小盏，煎至五分，去滓，不计时候，量儿大小，分减服之。

治小儿血痢，体热心烦，腹痛口干，不欲饮食，四肢羸瘦，羚羊角散方。

羚羊角屑（半两） 地榆（半两，微炙，锉） 吴蓝（半两） 黄连（半两，去须，微炒） 黄芩（半两） 甘草（半两，炙微赤，锉） 当归（半两，锉，微炒） 阿胶（半两，捣碎，炒令黄燥） 茜根（半两，锉） 赤石脂（一两）

右件药，捣粗罗为散。每服一钱，以水一小盏，煎至五分，去滓，不计时候，量儿大小，加减服之。

治小儿血痢不止，肌体黄瘦，腹痛，不能饮食，茜根散方。

茜根（一两，锉） 地榆（三分，微炙，锉） 马蔺子（三分，微炒） 黄连（三分，去须，微炒） 黄柏（三分，微炙，锉） 黄芩（三分） 当归（三分，锉，微炒）

右件药，捣粗罗为散。每服一钱，以水一小盏，煎至五分，去滓，不计时候，量儿大小，分减温服。

又方。

薤白（一茎，切） 豆豉（五十粒） 栀子仁（半分） 黄连（一分，去须，微炒）

右件药，以水一中盏，煎至五分，去滓，不计时候，量儿大小，分减温服。

又方。

黄芩（三分） 艾叶（半两，微炒） 当归（三分，锉，微炒）

右件药，捣粗罗为散。每服一钱，以水一小盏，入薤白三寸、豉五十粒，煎至五分，去滓，不计时候，量儿大小，分减温服。

治小儿血痢不止，没石子散方。

没石子（一枚，微煨）　肉豆蔻（一枚，去壳）　樗根（三分，锉）　茜根（半两，锉）　茶末（一分）

右件药，捣粗罗为散。每服一钱，以水一小盏，煎至五分，去滓，放温，不计时候，量儿大小，分减温服。

治小儿血痢，地榆散方。

地榆（一两半，微炙，锉）　黄柏（一两半，去粗皮，微炙，锉）　马蔺子（半两，微炒）　茜根（一两，锉）

右件药，捣粗罗为散。每服一钱，以水一小盏，煎至五分，去滓，放温，不计时候，量儿大小，分减温服。

治小儿血痢，身体壮[41]热，犀角散方。

犀角屑（三分）　地脉草（一两）

右件药，捣细罗为散。每服，以粥饮调下半钱，日三四服，量儿大小，加减服之。

又方。

乱发灰（半两）　鹿角屑（半两，炒令微焦）　麝香（一钱）

右件药，同细研为散。每服，以粥饮调下半钱，日三四服，量儿大小，加减服之。

又方。

栀子仁（二两，烧灰）

右细研，不计时候，以冷水调下半钱，量儿大小，以意加减。

治小儿血痢，腹肚疞痛方。

益母草（半两）

右以水一中盏，煎至五分，去滓，不计时候，量儿大小，分减温服。

又方。

露蜂房（烧灰）

右细研为散，不计时候，以乳汁调下半钱，量儿大小，以意加减。

治[42]小儿脓血痢诸方

夫小儿脓血痢者，由热毒在脏，血得热则流溢，渗入大肠，与肠间津液相搏，积热蕴结，血化为脓，肠虚则泄，故成脓血痢也。

治小儿脓血痢如鱼脑，腹痛，吴蓝散方。

吴蓝（一两） 川升麻（一两） 栀子仁（半两） 赤芍药（一两） 龙骨（一两）

右件药，捣粗罗为散。每服一钱，以水一小盏，入豉三十[43]粒，煎至五分，去滓，不计时候，量儿大小，分减温服。

治小儿脓血痢如鱼脑，困重，樗根皮散方。

臭樗根皮（一分，锉，炒微黄） 枳壳（半两，麸炒微黄，去瓤） 黄连（半分，去须，微炒） 芜荑（半分，微炒） 赤芍药（半分）

右件药，捣粗罗为散。每服一钱，以水一小盏，入豉三十粒、葱白一茎，煎至六[44]分，去滓，不计时候，量儿大小，分减温服。

治小儿脓血痢，每日三二十行，立效方。

枣（四颗，肥干者） 栀子（四枚） 干姜（一分）

右件药，同烧为灰，细研为散。每服，以粥饮调下半钱，日三四服，看儿大小，临时加减。

治小儿脓血痢，多时不差，腹痛羸瘦，不欲饮食，人参散方。

人参（半两，去芦头） 当归（半两，锉，微炒） 地榆（半两，微炙，锉） 阿胶（半两，捣碎，炒令黄燥） 黄连（半两，去须，微炒） 子芩（半两） 黄柏（半两，微炙，锉） 赤芍药（半两） 芜荑（半两，微炒） 厚朴（半两，去粗皮，涂生姜汁，炙令香熟）

右件药，捣粗罗为散。每服一钱，以水一小盏，入薤白一[45]茎、豉五十粒，煎至五分，去滓，不计时候，看儿大小，分减温服。

治小儿脓血痢不差，渐加瘦弱，鸡屎矾圆方。

鸡屎矾（一两，烧灰） 胡粉（一分，炒微黄） 龙骨（一两） 阿胶（一两，捣碎，炒令黄燥） 黄连（一两，微炒，去须）

右件药，捣罗为末，煎酽醋为膏，和圆如绿豆大。每服，以暖浆水下七圆，日三四服，看儿大小，以意加减。

治小儿暴痢诸方

夫小儿暴痢者，由肠胃虚，卒为冷热之气所伤，而为暴痢，热则色黄赤，冷则色青白，若冷热相交，则变为赤白痢也。

治小儿冷热气不和，忽[46]暴下痢，腹内疼痛，胡黄连散方。

胡黄连（一分） 母丁香（一分） 桂心（一分） 木香（一分） 犀角屑（半分） 肉豆蔻（一分，去壳） 当归（一分，锉，微炒） 麝香（一分，细研）

右件药，捣细罗为散。每服以粥饮调下半钱，日三四服，看儿大小，加减服之。

治小儿暴痢，腹痛不食，干姜散方。

干姜（一分，炮裂，锉） 人参（三分，去芦头） 甘草（一分，炙微赤，锉） 诃黎勒（半两，煨用皮） 厚朴（半两，去粗皮，涂生姜汁，炙令香熟）

右件药，捣粗罗为散。每服一钱，以水一小盏，入薤白一茎，煎至五分，去滓，不计时候，看儿大小，分减温服。

治小儿暴痢，黄连散方。

黄连（三分，去须，微炒） 黄柏（三分，微炙，锉） 桃白皮（半两，微炙，锉） 丁香（半两） 胡粉（三[47]分，炒令微黄）

右件药，捣细罗为散。不计时候，以粥饮调下半钱，量儿大小，加减服之。

治小儿暴痢，甘草散方。

甘草（三分，炙微赤，锉） 厚朴（三分，去粗皮，涂生姜汁，炙令香[48]熟） 人参（半两，去芦头） 黄连（半两，去须，微炒） 龙骨（一两） 白茯苓（半两）

右件药，捣粗罗为散。每服一钱，以水一小盏，煎至五分，去滓，不计时候，看儿大小，分减服之。

治小儿暴痢，龙骨散方。

龙骨（一两） 枳壳（半两，麸炒微黄，去瓤） 当归（半两，锉，微炒） 黄连（一两，去须，微炒）

右件药，捣粗罗为散。每服一钱，以水一小盏，煎至五分，去滓，不计时候，看儿大小，分减温服。

又方。

右取小鲤鱼尾，烧灰细研，不计时候，以粥饮调下半钱，量儿大小，加减服之。

治小儿一切痢久不差诸方

夫小儿一切痢者，由痢色[49]无定，或水谷，或脓血，或青黄，或赤白，变杂无常，相兼而下也，此皆乳哺不调，冷热交互，经久则脾胃虚弱，连滞不差，令肌肤羸瘦也。

治小儿一切痢久不差，腹痛羸瘦，不欲饮食，当归散方。

当归（三[50]分，锉，微炒）　阿胶（三分，捣碎，炒令黄燥）　人参（半两，去芦头）　黄芩（三分）　甘草（一分，炙微赤，锉）　龙骨（三分）

右件药，捣细罗为散。每服，以粥饮调下半钱，日三四服，量儿大小，加减服之。

治小儿一切痢久不差，腹痛，多渴，人参散方。

人参（半两，去芦头）　桔梗（三分，去芦头）　当归（三分，锉，微炒）　乌梅肉（一分，微炒）　地榆（三分，微炙，锉）　艾叶（半两，微炒）　黄芪（半两，锉）　龙骨（一两）

右件药，捣粗罗为散。每服一钱，以水一小盏，煎至五分，去滓，不计时候，量儿大小，分减温服。

治小儿一切痢久不差，脾胃气虚，饮食全少，腹胀无力，木香散方。

木香（半两）　白矾（二两，烧令汁尽）　黄连（半两，去须，微炒）　龙骨（三分）　桃白皮（半两，微炙，锉）　麝香（一钱，细研）

右件药，捣细罗为散。不计时候，以粥饮调下半钱，量儿大小，以意加减。

治小儿一切痢久不差，青金散方。

定粉（一[51]两）　黄丹（半两）　白术（一分）　白矾灰（半两）　白

龙骨（半两）　诃黎勒（一分）

右件药，捣罗为末，用枣一升，去核，共药都溶作圆，入瓷罐内盛，烧令通赤，取出，细研为散。每服，以粥饮调下半钱，日三四服，量儿大小，加减服之。

治小儿一切痢久不差，黄丹散方。

黄丹（半两）　莨菪子（半两）　黄明胶（半两）　青州枣（三十枚，去核）

右件药，捣做一团，烧令通赤，放冷，捣细罗为散。每服，以米饮调下半钱，日三四服，量儿大小，加减服之。

治小儿一切痢久不差，日夜度数无恒，密陀僧散方。

密陀僧（一分，细研）　定粉（一分，微炒）　黄丹（一分，微炒）　龙骨（一分）

右件药，捣细罗为散。每服，以粥饮调下半钱，日三四服，量儿大小，加减服之。

治小儿一切痢久不差，鹿角散方。

鹿角（一两）　定粉（半两）　密陀僧（半两）　黄丹（半两）　白矾（半两）

右件药，入瓶内，烧令通赤，放冷取出，细研为散。每服，以粥饮调下半钱，日三四服，量儿大小，加减服之。

又方。

定粉（一分）　砒霜（一分）

右件药，同研为末，以面糊和圆，如黍米大。每服，以冷浆下二圆，量儿大小，以意加减。

治小儿囊痢[52]诸方

夫小儿囊痢者，由秋夏晨朝，多中暴冷之气，冷气折其四肢，则热不可泄，热气入腹，则变为痢，或作赤白，小腹胀痛，肌体壮热，其脉洪大急数，皆由冷热气相并，连滞不差，故为囊痢也。

治小儿㿗痢不止，腹痛，肉豆蔻散方。

肉豆蔻（一分，去壳）　干姜（一分，炮裂，锉）　厚朴（一分，去粗皮，涂生姜汁，炙令香熟）　朱砂（一分，细研）　龙骨（一分）　诃黎勒（一分，煨用皮）　茅香（一分，锉）　枳壳（一分，麸炒微黄，去瓤）

右件药，捣细罗为散，每服，以温浆水调下半钱，日三四服，量儿大小，加减服之。

治小儿㿗痢，两胁虚胀，腹痛，不欲饮食，厚朴散方。

厚朴（一分，去粗皮，涂生姜汁，炙令香熟）　枳壳（一分，麸炒微黄，去瓤）　诃黎勒（一分，煨用皮）　当归（一分，锉，微炒）　赤芍药（一分）

右件药，捣细罗为散。每服，以米饮调下半钱，日三四服，量儿大小，加减服之。

治小儿㿗痢，经久不断，增减有时，黄连圆方。

黄连（半两，去须，微炒）　甘草（半两，炙微赤，锉）　人参（半两，去芦头）　赤石脂（半两）　乌梅肉（一分，微炒）　龙骨（半两）　厚朴（半两，去粗皮，涂生姜汁，炙令香熟）　枳壳（半两，麸炒微黄，去瓤）

右件药，捣罗为末，炼蜜和圆，如麻子大。每服，以粥饮下七圆，日三四服，量儿大小，临时加减。

治小儿㿗痢久不差，腹多鼓胀，痢如枣花，宜服通玄丹方。

巴豆（一两）　油（一升）　麝香（一钱，细研）

右件药，先将油于铛内，以急火煎巴豆，看爆出者收之，去皮心，纸裹压去油，入麝香研，以粟米饭和圆，如麻子大。每服，以冷水下二圆，量儿大小，加减服之。

治小儿蛊毒痢诸方

夫岁时寒暑不调，而有毒厉之气，小儿解脱，为其所伤，邪与气相搏，入于肠胃，其气蕴积，值大肠虚者，则变为血痢，其状血色，蕴瘀如鸡鸭肝片，随痢而下，此是毒气盛热，蚀于腑脏，状如中蛊，故谓之蛊毒痢也。

治小儿蛊毒痢不止，身体壮热烦闷，蘘荷散方。

白蘘荷根（一两）　犀角屑（三分）　败鼓皮（一分，烧黄焦）　川升麻（一两）　甘草（半两，炙微赤，锉）　干蓝叶（半两）　赤芍药（三分）

右件药，捣粗罗为散。每服一钱，以水一小盏，入豉二七粒，煎至五分，去滓，不计时候，量儿大小，分减温服。

治小儿蛊毒痢血，体瘦，黄连散方。

黄连（一两，去须，微炒）　败鼓皮（半两，炙令黄焦）　犀角屑（三分）　白蘘荷根（三分）　白头翁（半两）　甘草（半两，炙微赤，锉）　蓝青（半两）　黄芩（三分）　茜根（三分，锉）

右件药，捣粗罗为散。每服一钱，以水一小盏，煎至五分，去滓，放温，不计时候，量儿大小，分减服之。

治小儿蛊毒，血痢发盛，心神烦闷，腹胀，不欲饮食，犀角散方。

犀角屑（三分）　白蘘荷根（三分）　地榆（三分，微炙，锉）　桔梗（三分，去芦头）　苏枋木（三分，锉）

右件药，捣粗罗为散。每服一钱，以水一小盏，煎至五分，去滓，不计时候，量儿大小，分减温服。

治小儿蛊毒痢方。

蓝汁（三分）

右量儿大小，每日四五度，分减服之。

治小儿久痢羸瘦诸方

夫小儿久痢羸瘦者，由因乳食不节，脏腑夙挟疳气，肠胃冷热不调，变为下痢，经久不差，则是脾胃虚弱，谷气减少，气血不荣，故令肌体羸瘦也。

治小儿久痢，羸瘦，春夏至秋不差，芜荑散方。

芜荑（一分，微炒） 子芩（半两） 黄柏（半两，微炙，锉） 阿胶（一分，捣碎，炒令黄燥） 赤芍药（半两） 厚朴（半两，去粗皮，涂生姜汁，炙令香熟） 人参（半两，去芦头） 地榆（三分，微炙，锉） 当归（三分，锉，微炒）

右件药，捣粗罗为散。每服一钱，以水一中盏，入银一两、薤白一茎、生姜半枣大、豉五十粒，煎至五分，去滓，不计时候，量儿大小，分减温服。

治小儿久痢不断，肌体羸瘦，食不消化，桔梗圆方。

桔梗（一两，去芦头） 神曲（一分，微炒） 麦蘖（半两，微炒） 乌梅肉（半两，微炒） 黄连（一两半，去须，微炒） 厚朴（半两，去粗皮，涂生姜汁，炙令香熟） 白术（半两） 人参（半两，去芦头） 赤石脂（半两） 黄芩（半两） 甘草（半两，炙微赤，锉） 龙骨（半两） 桂心（半两） 黄雌鸡骨（一具，净洗，去肉，酒浸一宿，炙令黄）

右件药，捣罗为末，炼蜜和圆，如绿豆大。每服，以粥饮下五圆，日三四服，量儿大小，加减服之。

治小儿久痢不差，羸瘦壮热，毛发干焦，不能饮食，雄黄散方。

雄黄（一分） 芦荟（一分，细研） 青黛（一分，细研） 朱砂（一分，细研） 当归（一分，锉，微炒） 白芷（一分） 熊胆（一分，细研） 龙胆（一分，去芦头） 黄连（一分，去须，微炒） 黄柏（一分，微炙，锉） 甘草（一分，炙微赤，锉） 麝香（一分，细研） 细辛（一分） 蚱蝉（七枚，去足） 虾蟆（一两，涂酥，炙令黄焦）

右件药，捣细罗为散，入研了药，更研令匀。每服，以井华水调下半钱，日三四服，量儿大小，以意加减。

治小儿疳痢下部湿䘌诸方

夫小儿乳食不节，冷热相乖，伤于脏腑，致疳气也，若脾胃虚弱，则哺乳不消，大肠虚寒，随变泄痢，因其久痢不止，肠胃俱虚，为水湿所乘，腹[53]内虫动，浸蚀下部，故名疳痢湿䘌也。

治小儿疳痢羸瘦，下部湿䘌，丁香散方。

丁香（一分） 桃白皮（半两，炙黄） 黄柏（半两，微炙，锉） 黄连（半两，去须，微炒） 白茯苓（半两） 胡粉（一分，微炒）

右件药，捣细罗为散。每服，用粥饮调下半钱，早晨晚后各一服，量儿大小，加减服之。

治小儿疳痢，下部湿䘌，麝香圆方。

麝香（一钱） 虾蟆（半两，烧灰） 砒霜（一分） 蝉壳（半两，烧灰） 蜗牛（半两，烧灰） 蛇蜕皮（半两，烧灰）

右件药，同研为末，用软饭和圆，如粟米大。每服，以冷粥饮下三圆，量儿大小，加减服之。

治小儿疳痢不止，下部湿䘌，宜下虫即自止，黄丹圆方。

黄丹（一分） 定粉（一分） 蛇蜕皮（一分，烧灰） 蝉壳（一分） 青州枣（四十九枚，去核） 干蟾（一枚[54]，烧灰） 醋（小半盏）

右件药，都捣为一团，以炭火烧令烟绝，取出，捣罗为末，入麝香末一分，更同研令匀，以面糊和圆，如绿豆大。每服，以温水下五圆，为散即服一字，良久当有虫出，黑者难治。

治小儿疳痢久不断，体羸，昏昏不睡，下部湿䘌，食饮不下方。

蚺蛇胆（如大豆许大）

右煮木通汁研胆，以意多少，用粥饮调服，早晨晚后各一服，并涂五心及下部。

治小儿久痢脱肛诸方

夫小儿痢脱肛者，皆因久痢，大肠虚冷所为也，肛门为大肠之候，大肠伤于寒痢，而用力，其气下冲，则肛门脱出，因谓之脱肛也。

治小儿久痢脱肛不入，龟头散方。

龟头（一枚，枯者，炙令焦黄） 龙骨（一两）

右件药，捣细罗为散，干贴一钱，于脱肛上，挼按内之。

治小儿久痢，肠头梃出，黄连圆方。

黄连（一两，去须，微炒）　蚺蛇胆（半两）　芜荑（一两，微炒）

右件药，捣罗为末，用软饭和圆，如绿豆大。每服，以粥饮下五圆，日三四服，量儿大小，以意加减。

治小儿经年下痢，脱肛不收，腹中冷，肛中痛，鳖甲圆方。

鳖甲（一两，涂醋炙令黄，去裙襕）　蝟皮（一两，炙令焦黄）　桂心（一两）　磁石（二两，烧[55]醋浸七遍，捣碎，细研，水飞过）

右件药，捣罗为末，炼蜜和圆，如绿豆大。儿三岁，以粥饮下七圆，量儿大小，加减服之。

【校注】

① 萎：日本抄本作"赤"字。

② 搥：同"捶"。

③ 焦：日本抄本作"燥"字。

④ 一：日本抄本作"五"。

⑤ 右：日本抄本作"治"字，义长可从。

⑥ 令：日本抄本作"微"字。

⑦ 与：据文义疑为"每"字。

⑧ 夫：日本抄本作"大"字。

⑨ 令：日本抄本作"全"字。

⑩ 煿（bó　博）：煎炒或烤干食物。

⑪ 治小儿疳痢久不差诸方：此十字底本作正文，据总目录改为标题。

⑫ 煨：日本抄本作"炒"字。

⑬ 童：据文义疑为"量"字。

⑭ 三：日本抄本作"五"。

⑮ 一：日本抄本作"二"。

⑯ 忪（zhōng　中）：心动不定貌。又惊也，惶遽也。

⑰ 个：日本抄本作"合"字。

⑱ 元：同"圆"。

⑲ 童：日本抄本作"量"字。

⑳ 重：日本抄本作"熏"字，义长可从。

㉑ 微炒去须：日本抄本作"去须微炒"四字。

㉒ 童：日本抄本作"量"字。

㉓ 由：日本抄本作"因"字。

㉔ 赤：日本抄本作"灰"字。

㉕ 分：日本抄本作"两"字。

㉖ 十：日本抄本作"一"。

㉗ 半两：此二字底本脱文，据日本抄本补。

㉘ 二：日本抄本作"一"。

㉙ 彝：同"茼"。

㉚ 分：日本抄本作"钱"字。

㉛ 困：日本抄本作"因"字，义长可从。

㉜ 二：日本抄本作"三"。

㉝ 一：日本抄本作“二”。

㉞ 勒：约束；强迫。

㉟ 服：日本抄本作“肢”字，义长可从。

㊱ 一：日本抄本作“二”。

㊲ 一：日本抄本作“二”。

㊳ 气：日本抄本作“热”字。

㊴ 一两，锉，微炒：此五字底本脱文，据日本抄本补。

㊵ 二：日本抄本作“三”。

㊶ 肚：日本抄本作“壮”字，义长可从。

㊷ 治：底本为“右”，据文义改。

㊸ 十：日本抄本作“七”。

㊹ 六：日本抄本作“五”。

㊺ 一：日本抄本作“二”。

㊻ 忽：日本抄本作“恶”字。

㊼ 三：日本抄本作“二”。

㊽ 香：日本抄本作“黄”字。

㊾ 色：日本抄本作“也”字。

㊿ 三：日本抄本作“五”。

51 一：日本抄本作“二”。

52 曩（nǎng 攮）痢：久痢。曩，久也。

53 腹：日本抄本作“肢”字。

54 枚：日本抄本作“两”字。

55 烧：日本抄本作“陈”字，义长可从。

卷第九十四

神仙方序

夫天分正气，布晦明风雨之宜，人禀大和[①]，有寒暑寝兴之患，是则劳逸变作，损益互生，苟不徇于天真，乃自伤于至性，设或棲神[②]玄牝[③]，体道[④]丹丘[⑤]，饵其卉木之英，慕彼烟霞之域，足使贯金石之算，固能炼冰雪之容，复性命之根源，益精气之户牖[⑥]，傥永专于服饵，可自得于神仙，今所纂[⑦]集者[⑧]方，邈考前经，旁征故典，品药必稽于和扁，论医如访于乔松，迴衰历而去微疴，未为奇效，驻童颜而坚上寿，粗有神功，将候秘藏，庶存编次云尔。

神仙饵云母法

神仙饵云母水，治万病方。

上白云母（二十斤，薄壁[⑨]）

右以露水八斗作汤，分半淘洗云母，如此再过，又取二升作汤，化芒硝十斤，内云母器中渍之，二十日取出，以绢袋盛，悬之使见风日，令干，以水渍粗皮囊挼之，从旦至午，乃以细绢下筛滓，复挼之，令得上好粉十五斤，余者弃之，取粉二斤，内崖蜜四斤，搅令如粥，内竹筒中盛之，漆固其口，埋北垣南畔下，入地六尺，覆土，微筑令实，春夏四十日，秋冬三十日，出之，当化如泽[⑩]乃成，若不消者，更埋四十日，出之，先取水一合，内药一合，搅和，尽服之，日三服，水寒温自在，服十日，小便当变黄，光[⑪]风劳皆去，二十日，腹中寒癖消，三十日，龋齿除更生新者，四十日，不畏风寒，五十日，诸病皆愈，颜色转少，长生神仙。

炼云母粉服饵法。

云母取上好白泽者，细擘，以水净淘漉出，蒸之一日夕下之，复更净淘如前，去水令干，凡云母二斤，用盐三斤，硝石一斤，和云母捣之一日，至暮取少许掌上，泯若[⑫]不见星光为熟，出安盆瓮中，以水渍之，令相得，经一炊久，澄去上清水，徐徐去之尽，更添水如前，凡三十遍易水，令淡如水，味淡即漉出，其法，一如研粉澄取淀，然后取云母淀，徐徐生绢袋中滤着，单上曝令干，即成粉矣。每日空心，以酒调下一钱，或水下亦得，久服轻身延年，强筋填髓，可以负重登山不乏，悦泽不老，耐寒暑，志高神仙。此非古法，近出东海买盐女子，年三百岁，貌同笄女[⑬]，常自负盐，重位[⑭]百余斤，如斯得效之者，其数不一耳[⑮]验神功矣。

中山卫叔卿服云母法。

右取云母一斤至三斤，五色具者，细擘之，以久茅屋溜水，若秋百草上露水，以渍之，百日内以笔囊中挼之，以绢细罗，入乳钵中研如面，著竹筒中，塞口悬甑下，以白砂一硕，盖上蒸之，一日一夜，气达上出之，又内黍稻米一硕，蒸之一日，取出，于铜器中，用白蜜和调，重汤上煎熬，令可圆即圆，如梧桐子大。每服二圆，空心食前以水酒下并得，日三[⑯]服，十五日加至三圆，常以鸡鸣时，及午时，星宿出时服之，三十日身轻目明，五十日筋骨强盛，七十日三虫伏尸[⑰]皆去，八十日皮肤光泽，九十日入水大[⑱]不烧濡，百日易筋骨，三百日行及奔马，一年为真人。又云，年七十以上，四百日以后乃得仙矣。

又法。

右取云母粉一斤，硝石白者一斤，同捣细绢罗，更研如面，白蜜三斤，合调，内生竹筒中，漆[⑲]固口，埋北垣下，三十日出之，当化成水，铜器中盛，每日空心，以水若酒调下一粟壳，渐渐加之，日三服，二十日身光，三十日露不着身，五十日火不能害，百日之后便成仙也。

神仙饵云母法。

云母粉（一斤）　桂心（一斤，捣罗为末）　葱叶（捣绞取汁，二升）

右件药，合和一处，内生竹筒中，于一硕米下蒸之，令米熟即化或[20]水，每于食前服一栗壳，二十日气力强盛，服之四十日，颜如童子，服之百日，严冬入水不寒。

又法。

右取美玉一斤，捣细罗研之，内云母水中，十日当消，日可服之。凡诸石屑，内云母水中皆消，不但是玉也。

神仙服雄黄法

凡雌黄千年化为雄黄，雄黄千年化为黄金，黄金者，莫若真人饵法，微妙难可知也，轻身益气，莫过雄黄之效。

雄黄（一斤，细研）

右以酒三升，和著铜器中，用炭火上微煎令沸，勿令大热，以好漆二升，去滓合著其中，搅令相得，药成如黄金，或作紫色，圆如梧桐子大。常先食含化一圆咽津，日三服，十日诸疾悉愈。二十日肌肉中药气遍行，能耐寒暑，寒则热，热则凉。服之百日，肠中肥，皮肤厚，筋骨坚，耳目聪明，无复诸患，行步如走。服之二百日，颜色有光，白发再黑，齿落重生，反老成少。服之三百日，神仙玉女，在身左右。服之一年，长生登仙，入水不由橘[21]梁。服之不止，身形坚固，真人所贵，神仙所宝，勿示非人，恐招谴谪[22]。

服饵雄黄，可致神仙方。

右取雄黄鸡冠色者，熟捣细罗，以松脂和捣为丸，如弹子大。每旦，以酒研下一丸，至十日腹中伏尸三虫下，面黑皆除，服之二十日，百病除愈，耳目聪明，久服可至神仙，或勿借与人衣服皮履，损人药力，精气常欲飞去，常须净洁为佳。

神仙服雄黄延年方。

雄黄（一两）　蕤仁（二两）　蒲黄（三两）

右三味合治，雄鸡血和，捣之万杵，用白蜜为圆，如麻子大。每旦，以酒下一圆，渐加如梧桐子大，如常服之，五年可得神仙也。

神仙服黄精法

服黄精成地仙方。

黄精者，是芝草精也，一名萎蕤，一名仙人余粮，一名苟格，一名勉竹，一名免子，一名重楼，一名垂珠，一名马箭，一名白及，一名黄精。其叶如竹，其茎如桃，其花白，四月茎长五六尺，本黄末赤，其花如小豆，其实如黍，其根似姜，昔随羊公神仙，常服此药，言与天地相毕，恒以二月三月采根，入地八九寸为上，取一硕五斗，净洗细切，以水二硕五斗，煮令苦味尽，漉出，以布袋内压取汁，澄清，再煎如膏即止，然后炒黑豆黄，捣罗为末，相和得所，捏为饵[23]子，如钱许大，每服二枚，日渐加之，百日知验也，一年内即变老为少，气力倍增。

又方。

右取黄精根茎，不限多少，细锉阴干，捣罗为末，每用净水，调服任意多少，效亦如前。

又方。

常以二月三月八月，采取黄精，去须净洗，切取一硕，以水二硕煮之，从朝至暮，如水尽，可取热水添之，看苦味尽，其药美，即出令冷，手挼使破，以酒袋盛，压取汁，于锅中微火煎如饧，取滓曝干，捣罗为末，入于煎中相合，搅令匀，更用微火煎之，看可为饼子，即止，每服如鸡子许大，效亦如前，若不欲断壳，即一服减为三服，皆食前服之，长生矣。

又方。

黄精（五斤，细切）　糯米（五斗，淘令冲[24]，与黄精同炊为饭）　曲末（七斤半）

右取曲末，候饭冷相和，入瓮中，如常造酒法，候熟，压取酒。每日常暖饮一两盏，神效。

又方。

黄精汁（三斗）　地黄汁（三斗）　天门冬汁（三斗）

右件药，相和，以慢火煎之减半，入白蜜五斤，白茯苓末二斤相和，更煎，可圆即止，圆如弹子大。每服一圆，以温酒化破服之，日三服，百日内，令人颜如桃花，二百日内，老者貌如十五六时，更不老矣，乃为神仙。

神仙服黄精膏，延年补益，疗万病方。

右取黄精一硕，去须，以水淘洗令净，切碎，蒸令烂熟，压取汁，于大釜中煎之，去其游水讫，入干姜末三两，桂心末一两，更煎之，看其色郁然黄，便止，待冷盛于不津器中，每日空腹，暖酒五合，取药二合，相合服之，日再服弥佳。二十日内，浑身旧皮皆脱，颜色变少，花容有异，须发皆变，长服，须酒饮下之，若内黑豆黄末服之，即绝粒矣，长年少，若不要绝粒，即勿入豆黄，但准前服之，延年矣。

真人饵黄精方。

黄精细切一硕，水一硕五斗，渍之一宿，以慢火煮半日，勿令沸，绞取汁五斗，复于铜器中煎之，可余三斗许，内蜜五升，松脂成炼者三斤，熟搅，可圆乃止，圆如弹子大。每服，以温酒化破一圆，服之，日三服，三十日不复饥，长生不死。

神仙饵黄精方。

黄精（十斤，净洗，蒸令烂熟）　白蜜（三斤）

右件药，相和，捣一万杵，圆如梧桐子大。每服，以温酒下三十圆，日三服，久服神仙矣。

又方。

黄精（十斤，净洗，蒸令烂熟）　白蜜（三斤）　天门冬（三斤，去心，蒸令烂熟）

右件药，相和，捣一万杵，为圆如梧桐子大。每服，以温酒下三十圆，日三服，久服神仙矣。

又方。

黄精（十二斤，生者，取汁）　生地黄（五斤，取汁）　白蜜（五升）

右件药，相和，于铜器中搅令匀，以慢火煎之，令稠，可圆即圆，如弹子大。每服，以温酒研破一圆服之，日三服，面如童子，延年不老。

神仙饵黄精延年法。

黄精生者，捣取汁三斗，于银铛中煎之，令可圆即圆，如鸡子黄大。每日食前，食一枚，三十日不知饥，服之百日，行及奔马，延年驻景，颜色不衰尔。

神仙服地黄法

神仙服地黄，延年不老方。

右取地黄净洗，随多少，捣绞取汁，煎令小稠，内白蜜更煎，令可圆即圆，如梧桐子大。每日食前，以温酒下三十圆，日三服，如此十年，白发再黑，力如二十时，令人多子，神效无比。

服地黄延年法。

生地黄（不限多少，肥者，阴干）

右捣罗为末，炼蜜和为圆，如梧桐子大。每服，以温酒下三十圆，日三服，百日颜如桃花，服三升[25]，令人长生不死。

服地黄成神仙法。

生地黄（五十斤，捣绞取汁）

右于银锅内，以慢火煎之，减半，入白蜜二升，青州枣肉一斗，相和，搅令得所，为圆如弹子大。每服一圆，以温酒研破服之，日三服，填骨髓，益气力，变白发，延年寿，忌陈臭物。

神仙服地黄实，延年益寿方。

地黄实（不限多少）

右常以四月抹[26]取，阴干，捣罗为末，每服一钱，以水调下，日三服，令人长寿。

神仙饵地黄，治病长生方。

生地黄十斤，擘碎，于一大铜器上安炊箄[27]，箄上安地黄，入甑蒸之，汁当下流入于铜器中，候销地黄汁尽，即止，将铜器内汁，置于重汤中煎之，可圆即圆，如半鸡子大。每服一圆，以温酒化破服之，日三服，服之百日，与天地相保，白子高从太上传受此方。

神仙服天门冬法

神仙服天门冬,强筋髓,驻容颜法。

天门冬，一名颠棘，生奉高山，在东岳名淫羊藿，在中岳名天门冬，在西岳名管松，在北岳名无不愈，在南岳名百部，在京佳[28]山阜名颠棘。虽处处自[29]，其名各异，其实一也，在北岳地阴者佳。

天门冬（二十斤，细锉，阴干）

右捣罗为末，每服三钱，以酒调下，日五六服，二百日后，恰[30]泰拘急者缓，羸劣者强，三百日身轻，二年走及奔马，与炼成松脂蜜圆益善，唯多服弥佳。忌食鲤鱼。

神仙服天门冬饼子法。

治虚劳纯[31]伤，年老衰损，羸瘦，偏枯不起，风湿不仁，冷痹，心腹积聚，恶疮痈肿，癞疾，重者遍身脓坏，鼻柱败烂，服之皮脱虫出，肌肉如故，此无所不治，亦治阴痿，耳聋目暗，久服白发变黑，齿落重生，延年，入水不濡，一年心腹痼疾并皆去矣，令人长生气力百倍。

天门冬（一石，捣取汁三斗）　白蜜（二升）　胡麻末（四升，微炒）

右件药，于锅内先煎天门冬汁，至一斗，便入白蜜并胡麻末，搅令得所，更入黑豆黄末，和捏为饼子，径三寸厚半寸。每服一枚，嚼烂温酒下，日三服。忌食鲤鱼。

神仙服天门冬法。

如居山远行，辟粒不饥，服至十日，身轻目明，二十日百病愈，颜色如花，三十日发白更黑，齿落重生，四十日行及奔马，百日服之延年矣。

天门冬（二斤）　熟干地黄（一斤）

右件药，捣罗为末，炼蜜和圆，如弹子大。每服三圆，以温酒化破服之，日三服。忌食鲤鱼。

神仙饵天门冬法。**令人长生不老,气力百倍,病久虚羸,风湿不仁,心腹积聚,男子妇人,年八十岁服之,皆有益方**。

天门冬(二十斤,常以七月八月九月采其根,亦云正月采之,过此无味也,净洗,曝令干)

右件药,捣罗为末,每服三钱,以酒调下,日三服,若能采其湿者,捣汁酿酒,用调其散服益善,久服令人入水不濡,与天相毕,久之通神明,老还少容,白发再黑,齿落重生,肌肤光泽,耳目聪明,服之不止,升于上清。 忌食鲤鱼。

神仙服杏仁法

杏仁酥,治万病,及诸风虚劳冷方。

家杏仁一领[32],拣完者,汤去皮尖双仁,捣令烂,用好酒二硕,研滤,取汁一硕五斗,入蜜一斗五升,内两硕瓮中,搅令匀,封[33]气,三十日者[34]之,酒上酥出,掠取,内瓷器中贮之,取其酒滓,团[35]大,置空屋中作格安之,候成饴晡状。 每日旦服一枚,以前酒下,其酒亦任性饮之。

夏姬服杏仁法。

杏仁三斗,汤去皮尖双仁,早朝蒸之,至午时,即便慢火微烘之,至七日即止。 每日空腹,不约多少,随意服之,延驻治病秘验。

神仙服松脂法

神仙炼松脂服饵法。

右以松脂二十斤,以大釜中,著水加甑其上,固济勿泄,以茅铺甑为藉,复用黄砂铺茅上,可厚一寸,乃著松脂于上,炊之以桑薪,汤减即添热水,松脂当入釜中,投于冷水中待凝,更蒸之如前法,三蒸毕,止,脂色如白玉状,每一斤用白茯苓半斤,甘菊花半斤,捣罗为散,炼蜜和捣千杵，圆如梧桐子大。每日空心，以温酒下五十圆，久服延年不饥，可致神仙也。

又方。

炼了松脂（十斤） 松实（三斤，取仁） 柏实（三斤，取仁） 甘菊花（三斤）

右件药，捣罗为末，炼蜜和捣千杵，圆如梧桐子大。每日空心，以温酒下五十圆，一百日以上不复饥，服之一年，百岁人如三十者，久服寿同天地。

又方。

松脂七斤，以桑薪灰汁一硕，煮五七沸，漉置冷水中，凝复煮之，凡十遍，如脂白矣，细研为散。每服以粥饮调下三钱，日三服，服十两以上不饥，饥复服之，一年已后，夜视目明，久服延年不死㊱。

又方。

松脂十斤，用桑薪灰汁，内釜中，加甑于上，甑中先铺茅，次铺黄沙土，可三寸，蒸之，松脂当洋入釜中，投于冷水，待凝收取，复蒸，如此三度，更以清水代汁，复如前蒸三度，去水，更以水一硕五斗，煮甘草三斤，取汁一硕，去滓，内牛乳二斤，加甑釜上，复蒸如前，令松脂入甘草汁中，待冷收取，复蒸，如此三度即成，苦味皆去，甘美如饴，每服，以温酒服如弹圆大，日三服，久服神仙不老。

神仙服松实法方

神仙饵松实方。

十月采松实，过时即落难收，去大皮，捣如膏，每服如鸡子大，日三服，如服及一百日，轻身，三百日，日行五百里，绝谷，久服升仙，渴即饮水，亦可与炼了松脂同服之。

又方。

右取松实仁，不以多少，捣为膏。每于食前，酒调下三钱，日三服，即无饥渴，勿食他物，百日身轻，日行五百里，绝谷升仙。

神仙益精补脑，久服延年不老，百岁以上颜色更少，令人身轻悦泽，松子圆方。

松子（二斤，取仁）　甘菊花（一斤，为末）

右以松脂和捣千杵，入蜜，圆如梧桐子大。每服，食前以酒下十圆，日可三服，加至二十圆，亦可散服，功效如神。

神仙服松叶法方

神仙服松叶，令人不老，身生绿毛，益气轻身，还年变白，久服绝谷不饥渴，可致神仙方。

右取松叶，不以多少，细切如粟，更研令细，每日食前，以酒调下二钱，四时皆服，然初服稍难，久即自便矣。

又方。

右[37]松叶，四季以春东夏南秋西冬北方采之，阴干，捣细罗为散。每日食前，酒调下二钱，粥饮下亦得，能轻身益气，令人耐寒，不病延年。

神仙服茯苓法方

神仙服茯苓法方。

白茯苓（五斤，去黑皮）

右捣罗为末，以熟绢袋盛，于三斗米下蒸之，以炊熟为度，曝干又蒸，如此三遍，取牛乳二斗和之，著铜器中，微火煮令如膏，用竹刀割，随性饱食之，一服六年不饥，益气力，光悦，后欲吃食，煮葵菜汁下，却即任食，忌食米醋。

神仙服茯苓法方。

白茯苓十斤，去皮，酒浸十五日，漉出，晒干，细锉，捣罗为末。每服三钱，以水调下，日三服。

神仙茯苓膏，若欲绝食，顿服令饱，即得绝之，久服轻身明目，不老复壮，发白更黑，齿落重生，延年益寿法方。

白茯苓（二十斤，蒸曝七遍）　松脂（十斤，炼成者）　松子（五斤，取仁）　柏子仁（五斤）

右件药，捣罗为末，用炼了蜜二十斤和拌[38]，内铜器中，汤上微火煎之，一日一夕，搅令得所。每服，以温酒调下鸡子黄大，日三服。忌食米醋。

真人[39]饵茯苓法方。

白茯苓三斤，细锉，以绢袋盛之，悬于瓮中，用小麦细面七斤，糯米五斗，炊为烂饭，和曲末，经宿，入蜜一升，和令匀，入瓮中又经一宿，别炊糯米二斗投之。不得令热，即密封其瓮中，春秋三七日，冬五七日，夏一七日，当出其药袋，可隔宿不食，清旦取茯苓半斤服之，其酒即旋旋取饮之，勿令胜药，若服此药多时者，永不饥渴，无寒无热，身如壁玉，令人身轻，走及奔马，与天地相毕矣，其药袋可悬于空中，勿令着瓮底，绳系袋头，取木横梔[40]之，仍以纸密封，旋取服之，勿令泄气。忌食米醋。

茯苓酥，除万病，久服神仙方。

白茯苓三十斤，取山之阳者甘美，山之阴者味苦，去皮薄切，曝干蒸之，以汤淋去苦味，若淋不止，其汁当甜，则曝干，捣罗为末，用酒三硕，蜜三升，和酒相得，内茯苓末于大瓮中搅之，百匝封之，勿泄气，冬五十日，夏二十五日，酥浮酒上，掠取，其味甘美，作饼子如手掌大，于空室中阴干，色赤如枣，饥时食一枚，终日不饥，此名仙人度世之药，每食时，用酒下之，此为茯苓酥也。忌食米醋。

神仙饵茯苓方。

白茯苓十斤，削去黑皮，晒干，捣罗为末，以好酒于瓷瓮中浸之，看酒淹得所，以瓦盆合之，以泥封定，勿泄其气，候六十日开，如饧相似。每服，以温酒调下如弹子大，日二服，如久服延年，不老神仙矣。忌食米醋。

神仙饵茯苓延年不老方。

白茯苓（三斤，去皮，细锉，晒令干）　白菊花（一斤半）

右件药，捣罗为末，以炼成松脂和圆，如弹子大。每服一圆，以酒化破服之，日再服，百日颜变异，肌肤光泽，延年不老。忌食米醋。

神仙饵茯苓，久服令人长生法方。

白茯苓（二斤） 桂心（一斤）

右件药，捣罗为末，炼蜜和圆，如胡桃大。每服一圆，以温酒化破服，日三服。忌食米醋。

神仙服茯苓麨[41]方。

白茯苓（五斤，去黑皮，细锉） 甘草（五两，细锉）

右件药，以水六斗，先煎甘草至三斗，去滓澄清，却入釜中，内白蜜三升，好牛乳九升，相和，以慢火煎茯苓，令乳蜜汁尽，出之，及热挼令散，拣择去赤筋，又熟挼[42]令如面，阴令极干，日四五度服之，初服三钱，以水调下，稍稍任性加之。忌食米醋物。

神仙凝雪膏方。

白茯苓（三十六斤，锉，水煮一日） 松脂（二十四斤，炼了者） 松子仁（十二斤）

右件药，捣罗为末，以白蜜二硕四升，内铜器釜中，微火煎之，一日一夜，次第下药，搅令相得，微火养之，七日七夜止，可圆即圆如樱桃大。食前酒服七圆，日三服。若欲绝谷，顿服取饱，即不饥，轻身目明，老者还少，久服成神仙矣。忌食米醋物。

神仙保精延驻，饵茯苓方。

白茯苓（三十六斤） 松脂（二十四斤，炼之者） 钟乳粉（一斤）

右件药，捣罗为末，以白蜜五斗，和搅令相得，内瓷器中盛，固口阴干，百日出，更研之。每日空心及晚食前，酒调下二钱，服一剂大佳，不同余药。忌食米醋。

神仙服柏叶柏实法

神仙服柏叶延年不老方。

柏叶，不计春夏秋冬采，和枝折，右用大甑，满装熟蒸，如炊三硕米许，以汤淋三五度，去其苦汁，阴干捣罗为末，以黑豆黄末等分相和令匀。每服二合，以冷水调服，日三服，高子良服此药，得仙道。

神仙饵柏叶法。**服之一年，百病除愈，服之三年，行及奔马，久服令人身轻益气力，耳目聪明，补骨髓，除风去冷，寿年千岁**。

柏叶二十斤，四时采，周而复始，右以水浸三宿，漉出晒干，捣罗为末，每三斤柏叶末，入炒了黑豆黄米[43]一斤，胡麻末一斤，三味相和令匀。每服三钱，以水调下，日三服。

神仙饵柏叶方。

柏叶（二十斤，着瓷瓮中以东流水浸令相得淹二十一日，漉出，曝干） 盐（一升，炒令黑） 小麦（一斗内前柏汁中浸之三日，流[44]出，曝干，复内汁中又浸，候汁尽即止，炒令香） 炼成猪脂（二斤）

右件药，捣罗为末，入猪脂捣匀。每服弹子大，温水调下，日三服，兼食此药，旬日后可以绝谷，久服无病，可致神仙矣。

神仙饵柏叶，令肥白补益方。

侧柏叶（三斤，五月五日五方采） 远志（二斤，去心） 白茯苓（一斤）

右件药，捣罗为末，炼蜜和圆，如梧桐子大。每服，以温温仙灵脾酒下三十圆，日再服，并无所忌，神秘勿示非人。

神仙饵柏叶，令不饥渴耐寒暑方。

右柏叶三十斤，取近上者，但只取叶，勿杂枝也，用不津器，内柏叶于中，以东流水渍之，使上有三寸许，以新盆覆上，泥封之，三七日出，阴干勿令尘入，干小麦净拣取三升，黑豆三升，炒去皮，三味一处捣，细罗为散。每服三钱，以水酒调下，并得空心及食前，久服万病自洧[45]，冬不寒，夏不热，驻颜不差，齿脱更生，耳目聪明，肠中光实，或食不食勿怪。

又方。

右柏叶三十斤，以水熟煮之，出内竹篓中，用水淘汰[46]之，令水清乃止，曝干，以好酒五升溲拜[47]，甑中蒸之，半日息火，复曝干，火[48]麦三升熬令变色，二味同捣，细罗为散。每服三钱，以水浆若酒下之，止谷疗病，辟温疠恶鬼，久服可度世矣。

神仙服柏实法。

柏子仁（二斤，捣罗为末，以酒浸，搅如膏）　白蜜（一斤）　枣肉（三斤）　干地黄末（一斤）　白术末（一斤）

右件药，和溲令匀，圆如枣大。每服三圆，以水研破服之，日三服，一月百病愈，久服延年。

神仙服楮实法

服楮实可致神仙法。

楮实五斗，正赤时收，阴干，右捣罗为末，每服二钱，以净水调下，日三服，令人耳目聪，延年不老，神验，宜久服之。

神仙服胡麻法

神仙饵胡麻法。

胡麻一硕，淘去上黑皮令白，蒸之一日，曝干，捣碎，釜中用水一硕五斗，又蒸之，令釜中有一硕许水，使倾胡麻，置一瓮中，尽釜中汤泼之，以麦蘖一斗捣，内瓮中醲之，如用糖法，两复时尽，去却糟煎之，三分余一分，更盛置铜器中，坐一釜汤中，猛火煮之，令稠，瓷瓮内贮之。每服如鸡子大三圆，服百日充益肌肉，鬓发还黑，耳目聪明，能长服之，寿命无穷。

神仙饵胡麻膏，益寿延年，老人复少方。

胡麻膏（一斗）　韭头（一斤）

右二味相和，慢火煎令韭焦黄，去韭。每日温酒调下二合服之，至百日，去皯䵟，肌肤充盈，二百日老者复少，三百日延年益寿，久服不已长生。

神仙饵胡麻，延年驻寿方。

胡麻子（三斗，簸拣令净一如炊饭法蒸，曝干，复蒸九遍止，微舂去

黑皮）

右捣罗为末，炼蜜和圆，如鸡子大。每服一圆，以酒化服，久服令人身轻矣。

乐子长饵胡麻膏方。

胡麻膏（一斗）　薰陆香（二斤，以水五升[49]洗取屑入膏中同煎）

右二味相和，以慢火煎令水尽，滤去滓，盛于不津器中，每日以温酒调服二合，百日三[50]女侍之，神效，五百日神仙迎人，去道之近。

神仙服胡麻，延年不老方。

胡麻五斗，色紫黑者，右以水淘去浮者不用，漉干，便上甑，蒸令气遍，溜出之，曝干，以少许水拌令润，又上蒸之气遍，又下曝干，如此九度，后去黑皮令净，捣罗为末。每日空心，以温酒调下三钱，日晚再服，渐自不饥，除愈百病，长年不老，便欲辟谷亦得，勤而服之，成真人矣。

神仙饵胡麻法。服之百日，能除一切痼疾，至一年身面光泽不饥，三年水火不能害，行及奔马，久服长生，生上党者尤佳。

胡麻（三斗，净淘上甑蒸之令气遍出，曝干，以水油[51]拌又蒸如此九遍止[52]，以汤[53]去皮簸令净，炒令香）

右捣罗为末，炼蜜和圆，如弹子大。每服一圆，以温酒化破服。忌毒鱼、生菜、犬肉。若欲下之，煮葵叶汁服之，即下。

神仙服胡麻粉法方。

胡麻（一斗，净簸拣蒸一炊久，出曝干，又蒸，凡九蒸九曝了，微捣去皮，炒令香，更簸取四升用地黄汁溲为剂，却晒干）

右件细罗为散，每服，以温酒调下三钱，日三服，十日外即觉有效，若七十老人服百日外，肌肉还如少时，亦能绝谷，数试有验。

神仙服胡麻法方。

胡麻三斗，肥者，拣择使净，于微火上熬令香，及热摊之，捣令细，和白蜜三升，搅令相得，安金银或铜器中，又安置釜口上著水重煎，以柳木篦搅勿令著底，视药稍[54]硬，乃出之，用柏木杵臼[55]捣三万杵，圆如梧桐子大。每服三十圆，以酒若水下，食前服[56]，服尽一剂，肠化为筋，不畏寒热，面如童颜，头[57]白更黑，齿落重生，耳目聪明，后天不老。如食酒肉五辛，取药一圆，圆如胡桃大，咀嚼，以口中津液下之，服尽一剂，更不衰老，驻流年，补骨髓，强志记，充肌肤，美颜色，百无所忌，此药当以腊月顿合，当[58]合之时，不用见丧孝产秽鸡犬等，清净室内，和合，若有犯秽，服无所效，大有功力，不能具述，服者自当知尔。

神仙服枸杞法

服枸杞，养神延年不老地仙方。

枸杞（不限多少，常以十一月十二月正月采根，二月三月采茎，四月采叶，五月六月采花，七月八月九月十月收子，以上采收者并阴干）

右捣罗为散，每服二钱，以温酒调下，日三服，能治一切风，久服诸疾不生，可为地仙矣。

神仙服枸杞法，出淮南枕中记方。

有一人往西河为使，路逢一女子，年可十五六，打一老人，年可八九十，其使者深怪之，问其女子，此老人是何人，女子曰：我曾孙，打之何怪，此有良药不肯服食，致使年老不能行步，所以决罚。使人遂问女子今年几许，女曰，年三百七十二岁。使者又问，药复有几种，可得闻乎。女云，药唯一种，然有五名。使者曰，五名何也？女子曰，春名天精，夏名枸杞，秋名地骨，冬名仙人杖，亦名西王母杖，以四时采服之，令与天地齐寿。使者曰，所采如何？女子曰，正月上寅采根，二月上卯治服之，三月上辰采茎，四月上巳治服之，五月上午采叶，六月上未治服之，七月上申采花，八月上酉治服之，九月上戌[59]采子，十月上亥治服之，十一月上子采根，十二月上丑治服之，但依此采治服之，二百日内，身体光泽，皮肤如酥，三百日徐行及马，老者复少，可为真人矣。

神仙服术法

神仙饵术法方。

术（三斤）　石菖蒲（三斤）

右件药，捣细罗为散。每日空心，以水调下三钱，日晚再服，治百病，久服令人长寿。忌桃李雀肉。

涓子饵术法方。

术一硕，拣择毕，搥令碎，石上甑蒸令烂，以釜中汤淋取汁，煎之令如醇漆即止，不入他物，盛于不津器中，经年不坏。每服，温酒调下一大匙，日三服，令人不老不病，久服不死，神仙矣。忌桃李雀肉。

神仙饵术法方。

术一硕，拣择令净，搥碎，右从平旦装入甑中，蒸至午时即止，以釜中汤淋三七遍，取汁，却入釜中，微火煎令可圆，即圆如弹子大。每服一圆，以温酒化破服之，日二服，治百病，轻身益气，能去风寒，不饥渴，延年。忌桃李雀肉。

神仙术煎方。

右取术，新从山斸[60]出者，不计多少，去苗净洗，木臼中熟捣，新布绞取汁，如此三两遍，汁出尽为度，于银器或瓷器中煎令如汤，即成矣。每旦，以温酒调服一合，随性空吃尤佳。久服，轻身益气，祛风寒，不饥渴，百病皆除。忌桃李雀肉。

神仙服蒺藜子法

神仙服蒺藜子延年方。

蒺藜子（二[61]斗）

右一味，不限州土，不问黑白，但取其坚实者，舂去刺，净簸拣择，蒸一炊久，曝干，捣细罗为散。每服，食后以酒或清水调下三钱，日再服，如觉冷，即每取附子五两，炮裂去皮脐，捣罗为散，与蒺藜末相和，令匀服之，亦佳，每服后，皆以三五匙饭压之，此药治一切风气，野鸡痔恶疮癣，男子阴汗疝气，妇人发乳带下，并主之。

神仙服蒺藜方。

蒺藜子一硕，常以七月八月熟时收采，曝干，右先舂去刺，然后捣罗为末，每服二钱，以新汲水调下，日三服，勿令中绝，断谷长生，服之一年以后，冬不寒，夏不热，服之二年，老者复少，发白再黑，齿落重生，服之三年，身轻延年。

神仙服槐子法

神仙服槐子，延年不老方。

槐子者，灵精也，常以十月上巳日收之，于新瓷器内盛，又以盆合其上，密以泥，泥定，勿令泄气，二七日开取去皮，从月初日服一粒，以水下，日加一粒，直至月中，每日却减一粒为定，终而复始，令人可夜读书，久服延年，气力百倍。

神仙服槐子法。

取槐子去皮，内牛胆中令满，阴干，百日满取出，每服一粒，空心新汲水下，日晚再服，月内身轻，百日内白发变黑，久服，齿落重生，走及奔马。

神仙上品服槐子方。

右取十月上旬巳日，收槐子角一斗，以两只新瓦盆内合著，用纸麻泥封闭，周回勿令泄气，四十九日开之，自烂去皮，后以新布挼取黑子，以新汲水净洗，纸袋内贮，从月一日服一粒，随意津水茶下，逐日添一粒，至十日却服一粒。又至十日依前一粒至十粒，令人长寿，兼治风补脑，髭须乌黑。按仙书所传，槐子者于诸药中为最，其法，取十月巳日收，并不淘洗，仍拣圆实者，每日服五粒，以井华水下，亦无畏触，服至一年变人髭鬓[62]，二年身体轻捷，三年以外，补脑明目，久远服食，其功难状。

神仙服鹿角法

神仙服鹿角法。

鹿角屑（十两）　附子（二[63]两，去皮脐，生用）

右件药，捣细罗为散。每服，以温酒调下二钱，日三服，令人少睡，益气力，通神明，得力速矣，出彭祖传中。

神仙服桂法

神仙饵桂水令身轻健方。

桂心（三斤，捣罗为末）　葱涕（三升）

右二味相和，内青竹筒中盛，于甑上蒸之，三日三夜即止，候冷取出，每服半合，以酒相和服之，日三服，久服，可行水，上神仙矣。

神仙服桂煎法。

桂心（三斤，捣罗为末）　甘竹沥（一升）

右二味相和，于铜器中，汤上煎令可圆，即圆如梧桐子大。初服一圆，以温酒下，二日二圆，如此日增一圆，九日止，勿更增也，一年百病除，好颜色，耐寒暑，日行千里。

神仙服菊花法

神仙服菊花，延年不老方。

春三月甲寅日，日出时采叶，夏三月丙寅日，日出时采茎，秋三月庚寅日，日晡[64]时采花，冬三月壬寅日，日暮时采根，其叶名更生，茎名固盈，花名月精，根名长生，又常十月戊寅日，平旦时采精者，菊实也，即采得以上，皆令阴干，拣择令净，取三分为一剂，春更加长生半两，固盈半两，月精半两，更生半两，以成日捣罗为末，破日炼蜜和圆，如梧桐子大。每日半[65]旦，以水下三七圆，日暮再服。一年后，万病除，身轻目明，益力增寿，二年内山行，诸虎狼虫兽皆自避路，不敢相近，三年内与鬼神相通，五年内上知天文，日行千里，久而服之，天地同毕，为真人矣。

神仙服菊，延年不老方。

菊花（三斤）　茌子（三斤）

右二味，常以九月九日辰时收采，阴干，捣罗为末，炼白松脂和圆，如梧桐子大。每服，以温酒下二十圆，日三服，令人长生。

神仙延年不老饵菊花方。

白菊花（一斤）　白茯苓（一斤）

右捣罗为末，每服三钱，以温酒调下，日三服，久服令人长生。

神仙服菟丝子法

神仙饵菟丝子方。

菟丝子一斗，以酒一斗，浸良久，漉出曝干，又浸，令酒尽为度。

右件药，捣细罗为散。每服二钱，以温酒调下，日三服，后吃三五匙水饭压之，至三七日更加至三钱，服之，令人光泽，唯服多甚好，三年后，老变为少，此药治腰膝，去风冷，益颜色，久服延年，神秘勿示非道。

神仙服桃胶法

神仙饵桃胶法方。

桃胶（二十斤，以绢袋盛，内栎木灰汁一石，中煮三五沸，住火，即出袋子高悬，候冷。即更煮之，如此三度即止，晒干）

右捣罗为末，炼蜜和圆，如梧桐子大。每日空心，以酒下二十圆，若欲断谷，日三服，一百日内，百病愈，一年不食，气力强盛，三百日夜视有光，闇[66]室得明，身光如月，行及奔马，若欲急力，乃加至三十圆，日四服，五百日三尸去，久服神仙矣。

神仙服蔓菁子法

神仙服蔓菁子法。

蔓菁子（三斗，三度用水煮之令[67]）

右捣罗为散，每服二钱，以水调下，日三服，若服绝谷者，减食增药，则得绝谷不饥，久服转老成少，百日后水灌不著身，诸病悉愈。

神仙服百花法

神仙饵百花法。

三月三日，五月五日，七月七日，九月九日，采百花阴干，捣细罗为散。每服二钱，以水调下，日二服，百日内身轻，面目光泽，三年通神，忽然与真人同位，如春采百草枝阴干，捣末，酒服二钱，以水服之，亦得轻身长寿，一名草精也。

神仙服百花方。

桃花（三月三日采）　蒺藜花（七月七日采）　甘菊花（九月九日采）　枸杞叶（春采）　枸杞花（夏采）　枸杞子（秋采）　枸杞根（冬采）

右件药，并阴干，分两等，捣细罗为散。每服二[68]钱，以水调下，日三服，百日自知其效，二百日力加百倍，久服令人身轻长寿。

神仙服仙茅法

仙茅味辛温有毒，主心腹吟[69]气，不能食，腰脚风冷，挛痹不能行，丈夫虚劳，老人失溺，无子，益阳道，久服通神强记，助筋骨，益肌肤，长精神明目，一名独茅根，一名茅瓜子，一名婆罗门参，仙茅传云，十斤乳石不如一斤仙茅，表其功力尔，生西域及大庾岭，亦云忌铁及牛乳，二月八月采根，其法于后。

仙茅（十斤，锉如豆大，以水浸去赤汁，数数换水，水清即晒干）

右捣罗为末，炼蜜和圆，如梧桐子大。每日空腹，以温酒下十五圆，日晚再服，如本性热人，饮下亦得，如能每日剔[70]取其末，煎之为汤，下圆极妙，如服后觉热气上冲，头痛，以沙糖为浆饮之，即定，兼浓煮甘草豆汤一盏服之，亦效，又取一分为[71]油麻仁，炒熟为末，兼沙糖和之，为圆服，即得力迟当不发矣，服后十数日，觉能食兼气下，即效也，所服不限多少，唯多为妙，若患冷气人，不用水浸除赤汁，便切捣，依前和合，忌牛乳，其所忌牛乳者，只是减其药力，亦无妨损，若煎汤，取散三钱，水五合，煎至四合，空腹顿服之，大佳。

神仙服大麻子法

神仙服大麻子，补益驻颜[72]，变鬓发，延年不老方。

大麻子（三升，酒浸一宿，九蒸九曝，去壳）　崖蜜（五升）　牛膝煎（三升）　菟丝子（五升，酒浸一宿，晒干）　地黄煎（三升）

右件药，先捣菟丝子为末，熬麻子令香，以柏木杵臼捣为膏，即和前件药等作团，内入臼中，捣三千杵，不得见孝子及鸡犬，仍得[73]良日合之，每服，一鸡子大，以温酒化破服之，日三服。

神仙服芍药法

神仙服芍药绝谷方。

安期生云，炼芍药有二种，一者金芍药，二者木芍药，救病金芍药，色白多脂肉，木芍药色紫瘦多脉，若取审看，勿令差错，炼法，采得任多少，净刮去皮，先称满十五斤，以东流水四硕，煮百沸，出阴干，停三日，然后于木甑蒸，上以净黄土覆，可一日夜熟，出阴干，捣罗为末。每服三钱，以麦饮或酒调服之，日三服，三百日能登山岭，绝谷不饥，久服升仙，辟兵神秘。

神仙服商陆根法

神仙服商陆，定年通灵方。

商陆（白者，一百二十斤，切以竹篓[74]盛悬于鬼门上阴干，百日满）

右捣罗为散，分为十二份，每一份，用好纸作袋盛之，每服五钱，以井幸[75]水调下，日二服，渐渐减食，经百日即见百里事，二百日即见五百里事，及见地下伏藏，人间乃能飞空自在，神仙所秘。忌食犬肉。

神仙服商陆根方。

商陆根（白者，五十斤，端午日午时收以皮囊盛于屋北悬之百日，阴干）

右捣细罗为散，每服三钱，以水调下，日三服，不过三剂，鬼神来朝，久服，海神使鬼来持献宝物，得受之也。忌食犬肉。

神仙服苣藤法

真人绝谷饵苣藤，除痹益精，补髓壮气力方。

苣藤（一石，拣择令净，上甑蒸令气偏下，曝令干，如此九遍）

右件捣罗为末，炼蜜和圆，如弹子大。每服一圆，以温酒化破服之，日三服，食谷者自然断之，百日病愈，水洗不著身，服之一年，玉女侍卫，一硕苣藤加茯苓二斤，合捣罗为末，蜜和如上法服之，得力益甚[76]，渐自不渴不饥，神仙秘之。

神仙服苣藤，绝谷不食，令人颜色悦泽，气力百倍，时人命尽，哉[77]身独存，秋冬不寒，春夏不热，百病立愈，可得神仙方。

苣藤（二斗）　黑豆（五升，炒去黑皮用）

右件药，捣细罗为散。每服五钱，以浆水调下，日三服，无所忌，亦可炼蜜和圆，如弹子大。每服一圆，以浆水化破服之，日三服，渐自不饥，颜色美好，若渴，但饮水，勿食他物，若食他物，即便饥矣。

神仙服苣藤圆方。

苣藤子（四两）　覆盆子　巴戟　天雄（炮裂，去皮脐）　酸枣仁　甘菊花　白茯苓　薯蓣　桂心（以上各二两）　天门冬（三两，去心，焙）　熟干地黄（三两）

右件药，捣罗为末，炼蜜和圆，如梧桐子大。每服，空腹以温酒下三十圆，任意加之。

神仙延年轻身，苣藤圆方。

苣藤（一斗二升，去黑皮）　白茯苓（半斤）　泽泻（二两）

右件药，捣细罗为散。每服一合，水调服之，日二服，令人身轻长生，久服绝谷。

陶隐居饵苣藤茯苓方。

苣藤（一石，九蒸九曝，去黑皮，熬之令香，蒸熟于臼中，急捣为末，仍以疏马尾罗罗之，冷捣便总如脂罗不出也）　白茯苓（三斤，去黑皮，锉，如鸡头大，用水煮十余沸，漉出令干）

右件药，捣罗为末，炼蜜和圆，如鸡子大。每服，以温水化破一圆，日三服为准。

神仙服漆法

神仙饵漆方。

好漆（一斗）　白蜜（一斗）　白米粉（三斗）

右件药，都盛一铜瓮子中，釜内汤上煮之，以桑薪烧之，不着手，药成，宿不食，旦服二两，寿五百岁，服之一月，诸虫皆出矣。

又方。

漆（二升）　蔓菁子末（三升）　好酒（二[78]升）　川大黄（六两，锉碎，微炒，捣罗为末）

右件药，相和，微火煎令可圆，即圆如梧桐子大。每服食后，以水服三十圆，三十日诸虫皆随大肠下，五十日身光泽，一年行及奔马。

神仙[79]灵芝法

神仙服灵芝，轻身飞行法。

右取石上灵芝，一寸[80]八九节者，十斤曝干，捣末蒸一复时，又曝令干，更捣万杵，炼蜜和圆，如梧桐子大。每旦及晚，以酒下二十圆，十日身轻，二十日一切病止，三十日身如白玉，升度山林，日行千里之外，神秘勿示凡鄙。

神仙服乳香法

神仙服乳香，入口不死法。

右取乳香上好者三斤，白蜜三升，于银器或瓷器中合煎，如无好蜜，好酒亦得，以柳木篦数搅令如饧。每日空心及晚食前，服一栗壳，祛风益颜色神效。

神仙服蜂房法

神仙服蜂房圆法。

右常以九月十五日平旦时，取蜂窠完者蒸之，阴干，百日捣千杵，细罗，以炼蜜和圆，如梧桐子大。每服三圆，以酒下，日三服，老人服之，颜如十五童子也。

神仙服蔷薇法

神仙服蔷薇根，令人轻身健行法。

右取蔷薇根，不以多少，净洗曝干，捣细罗为散。每服三钱，食前，以水调下，日三服，延年轻身，若世人有中箭疮，服之立愈，若箭全在体中，服之自出。

神仙服泽泻法

神仙服泽泻，令人轻身健行不老方。

右取泽泻，捣细罗为散，日分服，六两为准，水调服之，百日身轻百倍，久服强壮不衰老，面光泽，走及奔马，远游无倦。

神仙服蓬蘽法

神仙服蓬蘽，令人轻身健行不老方。

蓬蘽一名覆盆，江南谓之莓子，味甘无毒，四月五月，候其实熟，采曝干捣，细罗为散。每服三钱，水调服之，安五脏，益精强志，倍力轻身不老，服之易颜色也。

神仙耐寒暑法

神仙冬不寒方。

泽泻　附子（炮裂，去皮脐）　川椒（去目及闭口者，微炒去汗）　雄黄（细研，以上各二两）

右件药，捣细罗为散，都研令匀。每服二钱，以水调服，日三服单衣汗出。

神仙耐寒方。

蓼子（一斤）　紫苏子（一升）　桂心（五两）　附子（二两，炮裂，去皮脐）　川椒（一升，去目及闭口者，微炒去汗）

右件药，捣细罗为散。每服，以温水调下二钱，日二服，满一月不知寒，入水不冷。

神仙耐寒热方。

白矾（烧灰）　白石脂　丹砂（细研）　磁石（捣，细研，水飞过，以上各四两）

右件药，捣罗为末，以松脂和圆，如梧桐子大。平旦各[81]四圆，服至百日，夏可重衣，冬可单衣。

又方。

雄黄　赤石脂　丹砂　干姜（炮裂，捣罗为末）

右件药，等分细研三味，水飞过，如面同研令匀，以炼成白松脂和圆，如梧桐子大。每日空心，以温酒下四圆，十日止，即一冬不用绵衣，可以赤体坐于水中，此二[82]术，神人所授，不可轻泄也。

又方。

石斛（去根，锉）　雄黄（细研，水飞过）　丹砂（细研，水飞过）　藁本　柑子皮（各三两）

右件药，捣罗为末，研[83]研令匀，以松脂和圆，如梧桐子大。每日空腹荅[84]五圆，经冬不寒。

辟[85]**寒，十二月常汗出方**。

川椒子（二升）　白附子（四两，炮裂，去脐，捣罗为末）

右以清水一斗二升，浸椒子再宿，取汁，入白附子末，于铜器中，以慢火熬之，候可圆，即圆如梧桐子大。每日空心，以温水下二十圆。服经一月，冬月可以单衣。

辟暑丹。

雄黄　白石脂　曲滩中石　磁石　丹砂

右件药，等分各研，水飞过，候干，同研令匀，以炼成白松脂和圆，如梧桐子大。每日空心以温水下五圆，服六十日后，夏月可以衣裘。

神仙绝谷法

淮南王辟谷登仙秘要方，疗饥，治风明目，变白，治瘦病，益心力，久服令人肌健，日诵万言，日行千里，服之百日，与天地齐毕。

仙菁玄实子[86]　木脂珠[87]

右二味相和，熟捣，圆如鸡子黄大，曝干，每服三圆，烂嚼咽之，日三服，百无所忌。

又方。

蔓菁子二[88]升，以水三升，急火煮数去上黄水，尝子甜水美为度，此药熬服即热，不熬即冷，但空腹水服三钱，亦得不饥，若以枸杞根少许同煮，即无所忌，如渴要饮水，茶汤一切无虑，不能顿断谷食，即与粥饭同吃，即渐渐自断矣。

真人绝粒长生方。

汉椒（五两，去目及闭口者，微炒去汗）　苣藤[89]子（五升）

右九蒸九曝苣藤子讫，去黑皮，捣罗为末，次捣罗椒为末，二味相和令匀，炼蜜和圆，如梧桐子大。每服三十圆，以冷水下，日三服，自不饥渴，久服长生。

神仙绝谷方。

白蜜（五两）　白蜡（半斤）　黄丹（二两）

右件药，先熔蜜蜡于铛中，乃内黄丹相和令匀，渐渐煎之可圆，即圆如梧桐子大。每服，水下五圆，日三服，一年后身轻益气，自然不饥，合药唯独在幽室，勿使人见之神验。

神仙绝谷方。

禹余粮（五两） 赤石脂（二两） 白石脂（二[90]两） 朱砂（一两，细研，水飞过）

右件，都研极细，以枣瓤和圆，如梧桐子大。每服，以温水下五十圆，日三服。

神仙绝谷方。

赤石脂（六两） 白芍药（二两） 天门冬（四两，去心，焙） 葳蕤（二两） 白茯苓（二两） 泽泻（二两）

右件药，捣罗为末，炼蜜和圆，如梧桐子大。每服，以蜜汤或茯苓汤，下五十圆，日二服，渐自不饥。

沉[91]建神丹绝谷方。

朱砂（一两，细研，水飞过） 白茯苓（一斤） 川芒硝（半两） 蜡（五两）

右都入臼，捣三万杵，入炼了蜜，和圆如弹子大。顿服九圆[92]，绝谷，常服，即一日一圆，酒化破服之，渐渐不饥。

又方。

黑豆（四升，炒去皮） 大麻子（四升，熬令香）

右件药，捣细罗为散。每服一合，水调服之，日三服，十日后断谷，冬不寒，夏不热，颜色光泽，气力百倍，走及奔马。

文始先生绝谷方。

雄黄（半两，细研） 禹余粮 白矾（烧灰） 云母粉（各一两） 麦门冬（一两半，去心，焙）

右件药，捣罗为末，炼蜜和捣一千杵，圆如梧桐子大，欲服药，先作牛羊肉羹，稻米饭饱食，明旦服三十圆，以井华水下之，可终身不饥矣。

神仙断谷秘妙法。

白茯苓（五斤，捣罗为末） 白蜜（三斤） 柏脂（一[93]斤，炼了者）

右件三味，一处拌和，于银器或瓷器中，煎熬令可圆，即圆如梧桐子大。每服十圆，以温水下，饥者数服之，取不饥乃止。若欲去药食谷者，取硝石葵子等分，捣细罗为散，以粥饮调下一钱，日一服，四日内服药，即稍稍食谷，及葵羹大良。

神仙绝谷方。

右以白茯苓七斤，锉碎，酒渍之，三日曝令干，捣罗为末，以枣一斗，釜中煮令烂熟，经宿，更以汤淋沥枣取汁，置釜中，下茯苓末，微火煎之可圆，即圆如鸡子黄大。空心及晚食，以酒下一圆，久服不饥，骨坚髓满，肠化为筋，男子年三十以上，皆可服之，可涉远自[94]力，白[95]行千里，忌食米醋。

又方。

右以黄蜡一斤，内铜器中，微火熔之，内蒲黄一斤，搅令相得，于重汤上煮，候可圆，即圆如弹子大。每服，以酒嚼下五圆，加至十圆，令百日不饥，若觉腹中药去，更服十圆，若饮[96]食谷者，可作肥猪肉羹饱食之，药便下，合药当用王相日，以满日服之为良。

神仙辟谷驻颜秘妙方。

白茯苓（三斤，捣为粉，以生绢袋盛于水盆中攞[97]之候水清，取粉，曝干） 栗黄（三斤，晒干，捣罗为末） 胡麻（五斤，九蒸九曝，除皮，取三斤）

右青州枣三斗，以水五斗，于大釜中先煮令烂，去皮核，以布袋绞取瓤，却于煮枣水内，慢火熬令稠，候冷，入诸药为膏，每日空心及晚食前，服一合，酒调下亦得，此是神仙所服，切在秘密，勿捣[98]非人，其功不尽述。忌食米醋。

骊山老母绝谷麦饭术。

黑豆（五斗） 大麻子（一斗，五升） 青州枣（一斗）

右件，黑豆净水淘过，蒸一遍，曝干去皮，又蒸一遍，又曝令干，麻子以水浸去皮，共枣同入甑中蒸熟，取出去枣皮核，三味一处烂捣，又再蒸一遍，团为拳大，又再蒸之，从初夜至夜半，令药香熟，使[99]去火，以物密盖之，经宿，曝干，捣罗为末，任性吃，以饱为度，遇渴得吃新汲水，麻子汤，柏汤，第一服七日不饥，第二服四十日不饥，第三服三百日不饥，第四服约二十[100]日不饥，若人依法服之，故得神仙，若是奇人服之，即得长生，甚是殊妙，切不可乱传，若食化[101]之损人，如要食，即以葵子为末，煎汤服之，其药可转下，如金色，此药之灵验也。

神仙去三尸九虫[102]法

神仙去九虫方。一曰蛔虫状如蛭，长四寸，令人腹鸣，二曰长虫亦名蚘虫，长一赤[103]，令人心痛，三曰白虫长一寸，生子孙转大，或长至四五赤[103]，亦能杀人，四曰肉虫如烂李，令人烦满，五曰肺虫状如蚕，令人咳嗽，六曰胃虫如虾蟆，令人呕吐，不喜，七曰鬲[104]虫如瓜辨，令人多睡，八曰赤虫生肉，令人腹鸣，九曰蛲虫至微细，状如茱[105]子，群虫之生也，令人劳剧，多则为人癞病，亦为痈疽疮疥瘘癣蛩蚤虱等，宜服贯众圆方。

贯众（一两，主蛔虫） 僵蚕（一两，主鬲虫） 雷圆（一两半，去[106]赤虫） 蜀漆（三分，去[106]白虫） 芜荑（一两，主肉虫） 萑[107]芦（三两，主长虫） 狼牙（一两，主胃虫） 厚朴（一两，去粗皮，涂生姜汁，炙，生用[108]虫） 石蚕（一两，主蛲虫）

右件药，熬令黄，捣罗为末，炼蜜和圆，如梧桐子大。每服五圆，以浆水下，日三服，渐加至十圆，十二日病愈，妇人服之，齐戒洁净绝孕者还却有子，虫尽病差。

神仙去三尸方。

朱砂（五两，细研，水飞过）

右以好酒五合，清[109]之五宿，出曝干，候可圆，即圆如麻子大。每服十圆，水下，日三服，十日诸虫悉下，老[110]有病癞[111]皆愈。

神仙去三虫方。

附子（二[112]两，炮裂，去皮脐） 干漆（二两，捣碎，炒令烟出） 芜荑（三升）

右件药，捣细罗为散。每服一合，空心，以水调服，日晚再服，七日上尸，九日中尸，十二日下尸，并出，其形似人，绵袋裹之，送于东流水，哭之，祝曰，子死属地，我当升天，与子长隔，易道而归，更勿回顾，三日之中，当慎少语。

又方。

白茯苓（十斤，去皮，晒[113]干，捣罗为末） 商陆（白者，五升，削去皮，细切，与茯苓同用酒浸） 糯米曲（五斤） 糯米（五斗，净淘，炊为饭，候冷，与上三味相和）

右件药，等入水五斗，并酿于瓮中，封三七日，药成，压取汁，别用黑豆熬，捣罗为末，炼蜜和圆如弹子大，每日用药汁一合，化被[114]一圆服之，十日以去渐加，如鸡子黄大，上尸百日，中尸六十日，下尸三十日，悉皆烂出。上黑[115]名穀琚[116]，中青[117]名鼓瓆[118]，下白[119]名彭娇，此虫与身俱生，能与三业[120]，常欲人连[121]死，主[122]时[123]朔旦，何[124]人罪过，上白天公，上尸好车马衣服，中尸好五味饮食，下尸好色欲，三尸若去，人皆不思不饥，长生不死。

神仙去三尸方。

熟干地黄（三两） 干漆（半两，捣碎，炒令烟出） 桂心（一两）

右件药，捣罗为末，炼蜜和圆，如梧桐子大。饭后水服七圆，以知为度，十日，三尸尽出矣。

又方。

雄黄（二两，细研） 松脂（二[125]两）

右件药，相和，熔为圆，如小莲子大。平旦吞一圆，七日三尸尽出。

神仙去三尸方。

三月三日，取桃叶绞取汁一升，以醋一合，同煎取五合，平旦分温二服。

神仙去三尸方。

丹砂（一斤，细研，水飞过） 淳漆（二升） 醋（一升）

右件药，相和，入于铛中，微火煎令可圆，即圆如麻子大。每日早晨，以净水下五圆，三十日百病愈，三尸去[126]，服之百日，肌骨强，服之千日，司命削去死籍，与天地相系[127]，改形易体，亦化无常，日中无影。

神仙去三尸方。

商陆白者二十斤，削去皮，以酒渍，煎之令烂，阴干。

右捣细罗为散，每服二钱，以酒调，食后服之，日三服，三百日尸大如亍[128]，出，取埋之，祝曰，伏尸当属地，我身属天。复去勿顾视。服药，禁食犬肉生鱼，合药以正月五日七日良，诸仙药当先去尸，尸去作法后始神仙。

神仙治百疾，去三虫，耳目聪明方。

槐子仁不限多少，捣令烂，圆如酸枣大，每服十圆，水下，日三服，长服神仙。

神仙诸名方

八仙公延年不老散，

熟干地黄（三十两）　五味子（四两）　天门冬（十二两，去心，焙）　菖蒲（六两）　远志（四两，去心）　石韦（四两，去毛）　白茯苓（二两）　桂心（二两）

右件药，捣细罗为散。每服三钱，水调服之，日三服，三十日力倍于常，六十日气力盛众，病皆除，三百日行及奔马，五百日毒害不能中，千日夜视有光，九年成地仙。

神仙驻颜益寿，填精补脑，四扇散，是茅君中君定录君，所服方。

松脂（先依祛[129]炼极白而味甘香）　干姜（白实者）　云母（先依法制成粉细者）　泽泻（取歧尾好者）　熟干地黄（时月作黑色多潤者）　术（时月采肥大者）　桂心（削去皮取味辛烈者）　菖蒲（一寸九节新好者，各十两）

右合捣四万杵，细罗为散，先以蜡纸数重，作囊盛之，更于新瓷器中盛，每旦酒服三钱，久服亦可蜜圆，如梧桐子大，每服二十圆，至三十圆。

毒四童散，是茅君小茅保命君所服方。

胡麻（黑肥者，去皮，熬令黄香）　天门冬（高地肥甘者，干之）　白茯苓（白实者，亦当先煮爆干）　术（时月采肥大者）　桃仁（当用好者，仍须大熟桃解核取仁，热汤浸，去皮尖）　熟黄精（高地宿根者，干之）

右六味，精治各二斤，先熬胡麻，后入诸药，捣三万杵，细罗为散。

每日平旦，以酒服三钱，暮再服，渐加之，亦可水服，如圆即炼蜜和，更捣万杵，圆如梧桐子大，自二十圆加至四十圆。

神仙令诵书气力不衰方。

松脂（四斤，桑柴灰炼二十遍止） 白蜡（一斤） 羊脂（二斤） 白蜜（二斤） 饧糖（四斤）

右件药，都入于铜器中，以慢火煎，可一炊时为度，盛于不津器中，每服，以温酒调，可一鸡子大，日三服，神妙。

神仙服食方。

白茯苓（一两） 陈葵子（三分） 桂心（半两） 天门冬（一两，去心，焙） 川椒（半两，去目及闭口者，微炒去汗）

右件药，捣细罗为散。以新汲水调三指撮服之，日再服，至百日耐老延寿。

神仙饵石脂方。

赤石脂（一十三两，细研，水飞过） 黑豆（六两，生芽用之） 泽泻（四两） 白芍药（三两） 葳蕤（刮皮蒸曝干者，三两）

右件药，捣罗为末，炼蜜和圆，如梧桐子大。平旦，水服三十圆，日三服，常少食，乃无食想，六十日后气力不衰，一百日后行如骤马，久服令人得道，须[130]少食，即一无妨矣。

老君益寿散方。

天门冬（五两，去心，焙） 白术（四两） 防风（一两，去芦头） 熟干地黄（二两） 干姜（一两半，炮裂，锉） 细辛（三分） 桔梗（一两，去芦头） 天雄（半两，炮裂，去皮脐） 远志（去心） 肉苁蓉（酒浸，去皴皮） 泽泻（各一两） 石斛（去根，锉） 桂心 柏实 云母粉 石韦（去毛） 杜仲（去粗皮，锉） 牛膝（去苗） 白茯苓 菖蒲 五味子 蛇床子 甘菊花 山茱萸（十三味各半两） 附子（一两半，炮裂，去皮脐）

右件药，捣罗为散。半[131]旦，酒服三钱，冬月日三服，夏平旦一服，春秋平旦日暮各一服，服药后十日知效，二十日所苦觉减，三十日气力盛，四十日诸病除，六十日身轻如飞，七十日面光泽，八十日神通，九十日精神非常，一百日以上，不复老也，若能断房长生矣。

西岳真人灵飞散。

云母粉（一斤）　白茯苓（八两）　熟干地黄（十两）　甘菊花（十五两）　钟乳粉（七两）　桂心（七两）　人参（七两，去芦头）　柏子仁（七两）　续断（七两）

右件药，捣罗为散，先捣生天门冬二十斤，取汁拌搜药令匀，上甑蒸，可一硕二斗黍米饭熟为候，取药爆干，捣细罗为散，每食后以水调下三钱，日三服，三日力倍，五日血脉盛，七日身轻，十日面说[132]，十五日行及奔马，三十日夜视有光，七十日白发还黑，齿落皆生，更取三五两，以白蜜和捣二百杵，圆如梧桐子大，欲令发齿早生者，吞七圆，三服即生，发不白，入山日吞七圆，绝谷不饥。

神仙四镇治病得仙方。

太一禹余粮末　白茯苓末　丹砂（细研，水飞过）　麦门冬（去心，末[133]，各五两）

右件药，各别捣罗讫，先内禹余粮捣五百杵，次入麦门冬捣五百杵，次内丹砂捣五百杵，次内茯苓捣五百杵，讫，用白蜜一升半，煎蜡一两半，以和药，令相得，更捣五百杵，圆如梧桐子大。空心以温水服二十圆，若欲服药，先一日不食，斋戒清净，然后服之。

神仙少卧益力方。

术　麻黄（去根节）　甘草（各二[134]两）

右件药，捣细罗为散。每于食后，以东向水服二钱，日中南向水，暮西向水，服之，气力百倍，神验。

神仙彻视鬼方。

白石英（细研，水飞过）　鬼督邮　菊花（各一两）

右件药，捣罗为末，酒服一钱，日一服，五日视则彻矣。

真人服食方。

云母粉（五十斤）　松脂（十二斤）　白茯苓（十斤）　附子（去皮脐，生用）　蜡蜜（十斤）

右件药，先捣罗上四味为末，与蜜相和，更捣三千杵，以三年米醋拌令匀，用不津瓮子盛之，埋于地中，满千日方乃药成，出之，其上时时有光，每服，以温水化鸡子大服之，日三服，至一斤，身中三虫伏尸，万邪恶病，及诸疮癞[135]皆除，服之二斤，饥渴寒热一切尽除，服之三斤，筋骨强，服之四斤，气力盛，服之五斤，颜色如玉，服之六斤，身如飞行，服之七斤，延年不老，可致神仙。

神仙变白延年十精散方。

巴戟（天精） 云母粉（十精） 甘菊花（月精） 熟干地黄（地精） 菟丝子（人精） 杜仲（四[136]精） 五味子（草精） 钟乳粉（水精） 石斛（石精） 人参（药精，以上各等分）

右件药，捣细罗为散。每服，以酒调下三钱，空心及食前服，久服发白再黑，齿落重生，先益肌肤，悦泽颜色，腰脚轻健，耳目聪明，补脑添精延年却老，其功不可具述。

神仙长生不死四虚丹方。

一曰鸿光（云母粉是） 二曰千秋（卷柏是） 三曰万岁（泽泻是） 四曰慈墨实（菟丝子是）

右件药，捣罗为末，以白松脂和捣千杵，圆如梧桐子大。每服，空心以温酒下三十圆，服经七年，寿可千岁不死，旦暮长服之，可与天地相守。

神仙驻颜延年方。

枳实 熟干地黄 甘菊花 天门冬（去心，焙，以上各二斤）

右件[137]，捣细罗为散。每服三钱，空心，以温酒下，日再服之，众病皆除，身轻目明，百日颜色悦泽，如十五时人，可致神仙，与天地相毕。

神仙七精散方。

地黄花（土之精，八两） 白茯苓（天之精，八两） 车前子（雷之精，五两） 竹实（太阳之精） 桑寄生（木之精，五两） 甘菊花（月之精，五两） 地肤子（星之精，八两）

右件药，上应日月星辰，具在中矣，欲合药者，以四时王相日，先斋九日，捣细罗为散。每服三钱，以井华水调下，每旦服之，而向阳，阳日一服，阴日二服，满四十九日，可成仙矣，凡用茯苓，当如鸡雏兔形者，或如龟鳖形状者，佳，地黄花四月采取之，竹实似小麦，生蓝田桑上，寄生须桑上者，余药并须州土精好者，为妙。

真人服食方。

熟干地黄（十斤，细切，以酒二升浸三日，取出，曝干） 巴戟（一

斤）　厚朴（一斤，去粗皮，微黄[138]）　干漆（一斤，捣碎，炒令微烟出）　覆盆子（一斤）

右件药，捣细罗为散。每服，以酒调下二钱，日三服，加至三钱，延年矣。

老子乳丹入口不死方。

蜜（三升[139]）　新生儿乳（三升）

右合煎一两沸，以不津器盛之，每日空心服一中盏，此名太乙神丹。

【校注】

① 大和：非常和协。《左传·襄公十三年》："晋国之民，是以大和"。

② 棲神：凝神专一。为道家保其根本，养其元神之术。

③ 玄牝：道家指滋生万物的本源，比喻道。

④ 体道：躬行正道。《韩非子·解老》："夫能有其国保其身者，必且体道。"

⑤ 丹丘：传说中神仙所居之地。

⑥ 户牖：门窗，借指家。牖（yǒu 友）：会意，从片户甫。片，锯开的木片，"户"指窗。先秦多用牖，窗少见。本义：窗户。

⑦ 纂：编撰；编辑。

⑧ 者：据文义疑为"诸"字。

⑨ 壁：日本抄本作"擘"字。

⑩ 泽：日本抄本作"泥"字。

⑪ 光：日本抄本作"先"字。

⑫ 若：日本抄本作"着"字。

⑬ 笄女：指成年的女儿。

⑭ 位：日本抄本作"伍"字。

⑮ 耳：其下日本抄本有"可"字。

⑯ 三：日本抄本作"二"。

⑰ 尸：日本抄本作"屑"字。

⑱ 大：日本抄本作"火"字。

⑲ 漆：日本抄本作"热"字。

⑳ 或：日本抄本作"成"字。

㉑ 橘：日本抄本作"桥"字。

㉒ 谴谪：责备；贬降。

㉓ 饵：日本抄本作"饼"字。

㉔ 冲：日本抄本作"净"字。

㉕ 升：日本抄本作"年"字，义长可从。

㉖ 抹：日本抄本作"采"字。

㉗ 箪（dān 单）：古代盛饭的圆形竹器。

㉘ 佳：日本抄本作"陆"字。

㉙ 自：日本抄本作"有"字。

㉚ 怡：日本抄本作"治"字。

㉛ 纯：日本抄本作"绝"字。

㉜ 领：日本抄本作"硕"字。

㉝ 封：其下脱文，待考。

㉞ 者：日本抄本作"看"字。

㉟ 团：其下脱文，待考。
㊱ 死：日本抄本作“老”字。
㊲ 右：其下日本抄本有“大”字。
㊳ 拌：其下日本抄本有“匀”字。
㊴ 真人：此二字底本脱文，据日本抄本补。
㊵ 栀：日本抄本作“梶”字。
㊶ 麨（chǎo 炒）：炒的米粉或面粉。日本抄本作“麵”字。
㊷ 挼：揉搓。
㊸ 米：日本抄本作“末”字，义胜。
㊹ 流：日本抄本作“漉”字。
㊺ 洧：日本抄本作“消”字。
㊻ 汰：日本抄本作“洗”字，义长可从。
㊼ 溲拜：日本抄本作“濅拌”二字。
㊽ 火：据文义疑为“入”字。
㊾ 升：日本抄本作“斗”字。
㊿ 三：日本抄本作“玉”字。
51 油：日本抄本作“洒”字。
52 止：日本抄本作“上”字。
53 汤：据文义疑为“扬”字。
54 稍：日本抄本作“消”字。
55 臼：日本抄本作“即”字。
56 服：其下日本抄本有“之”字。
57 头：其下日本抄本有“发”字。
58 当：日本抄本作“每”字。
59 戌：日本抄本作“戊”字。
60 斸：俗“斸”字。斸（zhú 竹）砍；挖。
61 二：日本抄本作“三”。
62 鬓：日本抄本作“髮”字。
63 二：日本抄本作“一”。
64 晡：申时，即午后三点至五点。
65 半：日本抄本作“平”字。
66 闇：同“暗”。
67 令：其下日本抄本有“苦味尽曝干”五字。
68 二：日本抄本作“三”。
69 吟：日本抄本作“冷”字，义长可从。
70 剔：日本抄本作“别”字。
71 为：日本抄本作“乌”字。
72 顽：日本抄本作“颜色”二字。
73 得：日本抄本作“择”字。
74 篕：日本抄本作“差”字。
75 幸：日本抄本作“华”字，义长可从。
76 甚：日本抄本作“著”字。
77 哉：日本抄本作“我”字。
78 二：日本抄本作“一”。
79 神仙：据文义其下当有“服”字。
80 一寸：日本抄本作“八寸”二字。
81 各：日本抄本作“吞”字。
82 二：日本抄本作“一”。
83 研：日本抄本作“都”字。
84 荅：“答”的异体字。据文义疑为“吞”字。
85 辟：古同“避”。
86 仙菁玄实子：其下日本抄本有“五升即蔓菁子是以水煮令苦汁尽捣罗为末”十八字。
87 木脂珠：其下日本抄本有“二升即是干枣肉以水煮令熟去皮核用”十六字。
88 二：日本抄本作“一”。

⑧⑨ 苣藤：日本抄本作“黄精”二字。

⑨⓪ 二：日本抄本作“一”。

⑨① 沉：日本抄本作“治”字。

⑨② 圆：日本抄本作“日”字。

⑨③ 一：日本抄本作“七”。

⑨④ 自：日本抄本作“有”字。

⑨⑤ 白：日本抄本作“日”字，义长可从。

⑨⑥ 饮：日本抄本作“欲”字。

⑨⑦ 攞：据文义疑为“擢”字，义胜。

⑨⑧ 捣：日本抄本作“传”字，义胜。

⑨⑨ 使：日本抄本作“便”字。

⑩⓪ 十：日本抄本作“千”字。

⑩① 化：日本抄本作“犯”字。

⑩② 三尸九虫：是道教对人体内部寄生虫的称谓。三尸指道教的三尸神：尸者，神主之意。道教认为人体有上中下三个丹田，各有一神驻跸其内，统称“三尸”。也叫三虫，三彭，三尸神。也有的指人痴、贪、嗔欲望产生的地方。

⑩③ 赤：据文义疑为“尺”字。

⑩④ 鬲：通“膈”。

⑩⑤ 茱：日本抄本作“菜”字。

⑩⑥ 去：日本抄本作“主”字。

⑩⑦ 萑（huán 环）：古代指芦苇一类的植物。日本抄本作“雀”字。

⑩⑧ 生用：日本抄本作“主肺”字，义长可从。

⑩⑨ 清：日本抄本作“渍”字。

⑪⓪ 老：日本抄本作“若”字。

⑪① 癫：日本抄本作“癞”字。

⑪② 二：日本抄本作“三”。

⑪③ 晒：日本抄本作“曝”字。

⑪④ 被：日本抄本作“破”

⑪⑤ 黑：据文义疑为“尸”。

⑪⑥ 彀琚：日本抄本作“彭琚”字，义长可从。

⑪⑦ 青：据文义疑为“尸”。

⑪⑧ 鼓瓆：日本抄本作“彭瓆”二字，义长可从。

⑪⑨ 白：据文义疑为“尸”。

⑫⓪ 三业：佛家的三业指的是身、口、意三业。

⑫① 连：日本抄本作“速”字。

⑫② 主：日本抄本作“至”字。

⑫③ 时：日本抄本作“晦”。

⑫④ 何：日本抄本作“伺”字。

⑫⑤ 二：日本抄本作“一”。

⑫⑥ 去：日本抄本作“出”字。

⑫⑦ 系：日本抄本作“保”字。

⑫⑧ 亍：日本抄本作“手”字。

⑫⑨ 祛：据文义疑为“法”字。

⑬⓪ 须：日本抄本作“便”字。

⑬① 半：日本抄本作“平”字。

⑬② 说：日本抄本作“悦”字，义长可从。

⑬③ 末：日本抄本作“焙”字。

⑬④ 二：日本抄本作“一”。

⑬⑤ 癞：日本抄本作“癣”字。

⑬⑥ 四：日本抄本作“山”字，义长可从。

⑬⑦ 右件：其下日本抄本有“药”字。

⑬⑧ 黄：日本抄本作“炙”字。

⑬⑨ 升：日本抄本作“斤”字。

卷第九十五

丹药序

夫轻清上腾，重浊下结，乾道有凝明之气，散作星辰，坤灵韬变化之清，流于金石，备诸药品，皆载神功，阴阳既合于运行，水火宜专于信候，遂能去其火毒，全彼至和，实由煅炼之勤，乃著玄微之验，今则仙经[①]究妙，丹灶[②]分功，安期[③]可与于讨论，俞跗[④]未穷其指的事，存按据理定锱铢[⑤]，既有功能，可资修养尔。

玉芝丹，治一切风疾，及妇人血气。

黑铅（一两）　水银（一两）　硫黄（一大豆大）　阳起石（三大豆大）　代赭（二大豆大）　硝石（半分）

右先销铅成汁，次下水银，急手搅令匀，后下诸药，咬铅以下四味同细研了，旋旋取点入铅汁中，熟搅之，旋咬铅成灰于一畔，候咬铅尽，然后泻水银于瓷碗中，但秤水银有一两在，即止，入于后柜硫黄一两半，细研如面，入瓶子中，碗子合之，渐渐火逼候鬼焰出，即住，放冷细研，为柜，又将柜入一小铛子中，布置以物，按中心作坑子，即将铅中水银一两，更入硫黄一分同研，结为砂子，入于内柜中，以一茶碗合定，固之令干，铛子下常以二两火养，仍以草灰没铛子盖之，勿令火绝，如此七日，渐以火烧，令通赤即药成矣，放冷取出，纸衬，摊于湿地，盆合一复时，出火毒，细研如面，以枣瓤和圆，如粟米大。每日空心，温酒下五圆，忌羊血鲤鱼。此名灵宝丹，其柜，若以饭和圆如大豆，热茶下二圆，治天行时疾，服了，以厚衣盖身取汗，即差，其柜长生用之。

紫粉灵宝丹，治筋骨风气，添精益髓，神气清爽，好颜色红悦，久服轻健，补暖水脏。

黑铅（四两）　水银（二两，不别修制即与上玉芝丹同法每二两水银即入硫黄半两结成砂子，细研如粉）

右取伏火，硝石于铛中心，作一堆子，尖尖装之，堆四面流下些些子，令盖铛底，即取砂子末细细掺于堆子上，勿令四面散讫，更研入少许硫黄末盖之，又以碗子盖当口，四面以湿纸固济缝子，上又以泥如法固济，候干，当下渐渐以火三五两，候看得所，加至一斤已来，可烧半日久，又加三五两，如此叠叠加至四五斤，火断之当铛上下通赤，即渐去火，待冷，轻手揭取，药成一团，以甘草二两，水五升煎至二升，去滓，煮药泣干出火毒，干了细研水飞过，以煮枣肉和圆如梧桐子大。每日空心，以津下一圆。

白金丹，治一切风，偏[⑥]风口不收敛，及半身不遂方。

朱砂（三两，别研为末）　雌黄（一两半）　硫黄（一两）

右二黄同研如粉，先于铛中销成汁，次下朱砂末，搅令匀，即以桑灰汁，煮三日三夜，旋以暖灰添之，日满即刮入鼎子中，以文火熵[⑦]干出阴气尽，重固济，以十斤火断，候火销至三二斤即住，其药日[⑧]在鼎子底，作一片，凿取成白金状，以甘草余甘子，瓷器中水煮一日，出火毒了，研为末，以粟米饭和圆如绿豆大，每日空心以冷椒汤下三圆，渐加之五圆，服之半月，大效。忌羊血。

青金丹，治一切风冷血气。

水银　朱砂　硫黄　黄丹　铅粉（各一两）

右件药，于铫子内，先下硫黄，销成汁，即下朱砂水银，结为砂子，候冷，下黄丹铅粉，同细研入一瓷胡芦中，密固济，以小火养，从旦至午，加火四斤一断，候火三分减二，放冷，取出，其药已青紫色，细研，以纸衬，摊于润地，一复时，出火毒后，用赤箭脂汁，调面作糊，圆如豌豆大。每服，空心，以酸枣仁煎酒下十圆，初服须要出汗，即加薄荷汁生姜汁白蜜各半匙，同服，厚盖取汗。

伏火水银硫黄紫粉丹，治一切冷气，反胃吐食，冷热血气，冷劳肠[⑨]风，一切冷病神效。

硫黄（六两）　水银（二两半）　针砂（二两，淘洗令净）　太阴玄

精（二两，研入）

右件药，先细研硫黄，次下水银，点少热水，研如泥，候水银星断，即入鼎中，并玄精针砂以水煮七日七夜，常如鱼目沸，水耗，即以暖水添之，时时以铁匙搅，七日满，即泣干，仍以微火焫阴气尽，即入合子中，固之泥，法用砂盆末白垩土盐花，捣为泥，固济干了，入灰池内，埋合子，两边以五两火养六十日，日夜长令不绝，日满，以大火十斤断一日，任火自销，冷了以甘草汤浸一日出火毒，已鲜紫色，候干，细研为末，以粳米饭和圆，如黍米大。每日空心，以温酒下七圆，渐加至十圆。经旬日见效。

紫灵丹，治一切冷气消食，破女子宿血冷病，神效。

硫黄（八两，舶上者，细研） 白盐花（三斤，一斤半白[10]用，一斤半以米醋三升拌，日曝干之）

右件药，用一鼎子，先筑白盐令实，中心剜作坑子，入硫黄末了，即以米醋拌了，盐盖之，亦实筑，又以白盐盖之，密密固了，以文火养之，从旦至午后，渐加火，烧至有鬼焰出，即以小箒子蘸醋洒之，焰住即止，放冷取出，用水研，飞去盐，药在盆底，干了又细研，以粟米饭和圆，如绿豆大。每日空心，以温酒下五圆，其盐水煎化吃甚好。

四壁柜朱砂法，能除风冷，温暖骨髓，悦泽颜色，久服无疾，延年益寿。

针砂（一斤） 硫黄（四两） 朱砂（三两） 白矾（四[11]两） 盐（一两）

右以浓醋一斗五升，煮针砂硫黄二味，令干，以火断之，待鬼焰出尽后，放冷再研，别入硫黄二两，又用醋一斗五升，更煮候干，依前断之，鬼焰尽即止，放冷，以水淘取紫汁，去其针砂，澄紫汁极清，去其清水尽阴干，入白矾盐同研，内瓷瓶中，四面下火断之，候瓶内沸定即止，待冷出之，细研，以醋拌为柜，先用药一半，入铅桶中，筑实，即以金箔两重，朱砂入柜上，又以余柜盖之，筑实，以四面火，养三七日，即换入铜桶中，密固济，用六两火，养三七日，足，即用十斤火断之，住火自销，寒炉出药，朱砂已伏，于湿地，薄摊，盆合一复时，出火毒了，细研，以枣肉和圆，如麻子大。每日空腹，以温水下五粒，以铅作桶，可重二斤，以铜作桶，可重三斤。忌羊血。

太阳紫粉丹，治男子久冷，妇人血气冷劳，五膈气反胃痃癖，一切冷病，无不差者。

硫黄　马牙消　水银（各三两）

右件药，以无灰酒，旋点于乳钵中，同研，候水银星尽，即止，日中干之，布于铛内，瓷碗合之，以盐泥如法固济，候干了，铛下渐渐以三四两火养半日，渐加至七八两火，经一复时，待冷，取药细研，以白密拌令泣泣，于竹筒中盛，糯米饭上蒸一炊久出之，更细研，以枣肉和圆，如梧桐子大。每日空心，以盐汤或酒下三圆，久冷人加至五圆服。

青花丹，治霍乱肚胀，冷气，心痛肠风，血气虚冷病，小儿痟痫，神效。

空青　定粉　白石脂　朱砂　桃花石（各一两）　盐花（四两）

右件药，同研如面，入瓷瓶子中，以盐盖之，固济候干了，以一斤二斤火，于瓶子四面逼之，候热，四面着一秤火，渐渐断，一食久，任火自消，候冷，开取捣碎，水飞去盐味，晒干，更入麝香一分，同细研令匀，以烂饭和圆，如麻子大。每日空心，以温酒下五圆。忌羊血。

太阳流珠丹，治一切夙冷风气，癥癖结块，女人血气，赤白带下，肠风下血，多年气痢痃癖，常吐清水，及反胃吐逆，神效。

硫黄（一斤）　马牙消（四两）　盐花（四两，炒令转色）　硇砂（二两，伏火者）

右件药，同研如面，入瓷瓶内，按实，上更以炒盐盖之，出阴气，如法固济，将入一鼎中，鼎下，先镕铅半斤，磹[12]药瓶子，以铁索括定，又销铅，注入鼎，令没[13]瓶子固济了，入灰炉中，以火养铅，常似热为候，如此一百日，满，出鼎，别以小火养三日，日满，大火断令似赤即止，放冷取出，如琥珀，以寒泉出火毒，细研为末，以枣瓤和圆，如绿豆大。每日空心，以茶下三圆。

四灵丹，驻颜补益。

黄丹　水银　钢铁（锉末）　硇砂（以上各二两）

右件药，研细，入瓷盒中，固济令干，安于灰炉中，盒上灰厚三寸，常以一斤火，养一百日，日足，以十斤火断，任火自销，放冷取出，细研，以浓甘草汤拌，于饭上蒸一炊久，出火毒，细研为末，以水浸蒸饼和圆，如梧桐子大。每服，空心以温酒下三圆，百日见效。

四灵丹，治筋骨[14]风，角弓风，肾脏风，热毒风，皮肤风，大风，感瘷风，并皆治之，其功如神。

硇砂（三两）　水银（一两）　朱砂（一两）　硫黄（三两）

右件药，将硇砂硫黄，同研如面，于瓷盒中盛之，如法固济，令干，入灰炉中，其上灰厚三寸，以火三两，养一七日开，取药，入水银朱砂各一分同研，以水银星尽为度，依前入盒，养一七日，如此四度，计二十八日开取，细研，以水飞过，入竹筒中，密封头，于饭上蒸两炊久，及热取出，于地上，以纸衬，盆合一周时，出火毒了，用粟米饭和圆，如绿豆大。每日空心，以酒下三圆，十日后加致五圆。忌羊血。

伏火玄石柜灵砂丹，补益筋骨，驻颜色，治女人风[15]冷，暖子宫，久服不老延年。

朱砂（三两，细研，纸裹）　磁石（一斤半，捣碎，细研，淘去赤汁尽）

右以石脑油十二两，拌磁石令泣泣相入，先固碎一瓷瓶子令干，入磁石一半于瓶子内，筑令实，中心剜作一坑子，可容得朱砂枣子入柜了，上以余药盖之，筑令实，瓶口以瓦子盖勿固之，以小火逼阴气尽，候瓶子通热，即聚火一秤[16]已来，断之，令上下通赤，任火自销，待冷开取，砂已伏矣，去纸灰，取砂细研如面，以生姜汁稀调之，安于茶碗中，饭上蒸三炊久，晒干，研如粉，以枣肉和圆，如小豆大。每日空心，以温酒下三圆。忌羊血。

玄英散，祛风热，利三焦，耐寒暑，驻颜容，久服去万病。

川朴硝（五斤，瓦瓶烧令通赤，细研如粉）　淡竹沥（一升）

右将竹沥拌硝令匀湿，用大竹筒一枚，先以牡蛎粉半斤，筑入筒中，次下硝了，又以牡蛎粉半斤筑之，以蜡纸三重封之，勿令通气，安在甑中，四面以黑豆理[17]之，令没筒口，蒸一复时，待冷，去豆开筒，去牡蛎粉，取硝细研如粉，每日食后，水调一钱服之，服至三二斤，渐耐寒暑少汗，服至五七斤，驻颜色，去万病，一生无汗，夏月可以衣裘，冒炎毒，履冰雪，无惧矣。

金液含化灵丹，补益延年却老，功力不可具载。

山泽银末（八两）　朱砂（一两，五金汁中浸五日了逐块子用，金箔裹两重）

右先铺银末一两于瓷盒子中，即排朱砂块子，勿令相著，上以银末盖之令匀，又布朱砂块子，又以银末盖之，候朱砂尽，即以盐花盖上，令满合[18]子口，实按如法，固济入灰池中，合子上灰厚四寸，常以二两火，养七日七夜，勿令火猛，但令合子热，可通人手为度，日满取出，重翻排过，一依前法重固济，以火四两，养二十日，后加火至二三斤，烧可一炊，久放令极冷，取出细研，入龙脑半分，同研如粉，以糟汁和圆，如粟米大。每日空心含三圆，津液咽之，如要作油，每一两，以桂心末一钱，大羊肾膒[19]脂炼成者，弹子大，入龙脑一袋[20]，和研两日久，入银合子中，埋于糠甑中，蒸三伏时，当自化为油，每日含如豇豆大，去疾补益，延驻却老，神仙之基也。忌羊血。

含化朱砂丹，祛热毒风，镇心神，治万病，返老驻颜，功力甚大，不可具述。

朱砂（三两）　马牙消（三两）　硝石（二两）

右件药，同研如粉，入瓷瓶中，以重抄油[21]纸三重，密固瓶口，重汤煮之，常如鱼眼沸，水耗即以热水添之，不歇火，三七日夜满，开瓶子，其消并在瓶四面，收之细研，任服，其朱砂即在中心，取出细研，以小瓷盒子中盛，固济，微火养一日，加火一斤，断令通赤，放冷，开取细研，以枣肉和圆，每一两砂，可圆得三百六十圆，每日早晨，含化一圆，如要多合，但依分两，酌度修炼为圆，妇人服之亦佳。忌羊血。

金液丹，治脏腑积冷，腰脚疼痛，四肢虚羸，下元[22]衰惫方。

磁石（半斤）　硫黄（二两）

右以童子小便一斗，烧磁石赤，于小便中淬，以尽为度，候干，入硫黄同研令细，却入瓶子中以六一泥固济，阴干，坐于灰地中，出之，以熟绢包裹内于井底一伏时，出火毒，候干，研为末，用蒸饼和圆，如麻子大。每日空腹，以温酒下七圆，神效无比。

紫霞丹，补暖脏腑，添益精髓，延年驻颜，祛风逐冷，治痔漏瘰疬，筋骨疼痛，妇人服之，益子宫，神妙方。

硝石　水银　雄黄　朱砂　硫黄（与水银结为砂子，以上各一两）金箔（一百片[23]）

右件药，同研令匀，取一瓷瓶子，盐泥固济，待干，入药于瓶子内，其瓶盖钻作一窍，如半钱孔大，盖瓶口讫，仍内煻灰[24]中煨之，不得使令火大，恐药飞走，专候窍中阴气尽，以盐泥闭塞其窍，以火半斤，养三日满，即用火一斤，烧一七日，候冷取出，于土坑中出火毒，三日后细研，以枣肉和圆，如麻子大。每服空心，以温酒下三圆，神效。忌羊血。

玄石紫粉丹，补暖下元，强壮筋骨，聪耳明目，保神益气，祛风冷，利腰脚方。

磁石（三斤，好者）

右以炭火烧令赤，投一斗米醋中淬之，以醋尽为度，更烧，投一斗好酒中，以酒[25]为度，有坼[26]破者二[27]收之，细研，以水飞过，泣干入瓶子中，以大火断令通赤，用盐花三两同研，令匀，于地上铺纸均摊，以盆盖三日，出火毒，以蒸饼和圆，如梧桐子大。每服空心，以盐汤或酒下七圆，渐加至十圆。

阴伏紫灵丹，治男子女人，久积冷气，肠风痢疾，脐腹疼痛，颜色萎黄，不思饮食方。

硫黄（四两，研）　盐花（一升）

右先布盐花半升，于平底铛中，次铺硫黄末，又以余盐盖之，湿纸固缝，长令如鱼目沸，七日七夜勿令绝火，水耗即添汤，时时开看，搅之勿令粘著锅底，日满泣干，入固济了瓷瓶子内，断令通赤，候冷，以汤淋去盐味，取流黄晒干细研，以枣肉和圆，如梧桐子大。每日空心，以茶酒任下五圆。

倚金丹，治风邪癫痫，鬼疰心痛，解百毒，疗恶疮，丹石发动，消渴阴黄，安心神，止惊悸，除头面风，止赤白带下，神效方。

丹砂（三两）　水银（三两）　黄丹（一斤）

右件药，同研，令水银星尽，入瓷瓶中，盖口，如法固济，初以文火养，候热彻，即加火十斤已来，断令通赤，半日久药成，候冷开取，面上白色，内如紫金色，光明甚好，便细研如面，以纸铺地，摊药在上，以盆盖之，出火毒一日后，以粟米饭和圆，如绿豆大。空心，以温酒下三圆。忌羊血。

黄庭丹，治男子女人，积冷气块，破宿血，止疼痛方。

硫黄（一两）　硇砂（二两）

右二味同研如粉，入瓷盒子内，如法固济，候干了，入灰炉中，常以顶火四两，养七日，又以合底著火四两，养一日，取出看硫黄在合上，硇砂在合子下，又以前研，入合，又养七日足，又于合底著火养一日，但看硫黄不上合子，即住火，取出，以黄蜡煮，出火毒，候蜡黑如漆，去蜡，以火焙干，重细研，以粟米饭和圆，如麻子大。每日空心，以酒或醋汤下三圆。

保神丹，镇心神，治鬼魅，惊邪心，狂妄语，夜多压[28]梦，精神恍惚，小儿惊啼，心脏壅热，服之必效方。

金箔（二百片）　腻粉（半两）

右以新小铛子中，先布金箔一重，掺腻粉，又铺金箔腻粉，如此重重铺了，用牛乳，可铛子多少浸之，以慢火煎至乳尽，金箔如泥即成，便以火上逼干，研之，更入米[29]砂半两，麝香一分，同研令细，以水浸蒸饼和圆，如绿豆大。每日空心，以新汲水下三圆。

安魂定魄丹，治惊邪癫痫，天行热病，心神狂乱，无不差方。

黑铅（二两）　水银　硫黄（细研，各一两）

右先销铅成水，次下水银搅令匀，良久，即下硫黄末，当为碧色，匀搅，即去火放冷，细研如粉，以软饭和圆，如绿豆大。每服，以新汲水研七圆服之。

返魂丹，治卒中风不语，及中恶，迷闷，安心神，去风热，神效方。

生玳瑁　朱砂　雄黄　白芥子（以上各一[30]两）

右件药，捣罗为末，同研如面，以安悉[31]香一两，细锉，以酒一升，熬成膏，和圆，如绿豆大。每服，以温酒下三圆，其药端午日合之神验。忌羊血。

护命丹，治男子冷气，妇人血气，肠风下血，及赤白痢，并宜服之。

黄丹　白矾　寒水石（各三两）

右件药，同细研，入固济了瓷瓶中，以醋满瓶浸，以文火泣令干，便加火断令通赤，候冷开取，入硫黄一两，同研入瓶，更断令通赤，于润地上，盆合三日夜，出火毒了，研为末，以水浸蒸饼合圆，如绿豆大。每日空心，以酒下十圆。

柳花丹，治男子三焦壅热，烦渴不止，镇心神，治脚气，乳石发动狂躁不彻方。

柳絮矾（一两）　铅霜（一两）

右件药，同研令细，以枣肉和圆，如梧桐子大。每服，以冷金银汤下五圆，若路行走马，热渴不彻，即含化七圆，或常含一圆，终不患渴，极妙。

胜金丹，治风邪惊痫，心神迷乱，毒风气，鬼疰心痛，男子妇人，并宜服之。

雌黄（二两，叶[32]子者，炒令紫色，细研如粉）　黄丹（二两，炒令紫色）

右件药，以人乳拌匀，湿饭甑上，蒸一炊久，以乳腐和圆，如绿豆大。每服，以金银汤下三圆，当泻出病根，若病多年，每日空心，服三圆至五圆，神效。

黄英丹，治男子女人，久患心腹，痛不可忍，宜服之。

硫黄粉　砒霜（以醋一升煎令醋干）　密陀僧（烧令通赤）　乳头香（别研）　人粪霜（烧灰淋取汁熬成霜，各一两）

右件药，除乳香外，同研如粉，以多年米醋半升，煎乳香令消，入寒食蒸饼末，同研如膏，然入诸药，和圆如梧桐子大。每服以酒下一圆，但是心痛，须臾即定，如是多年心痛不差，每日空心，常服一圆，服之三十圆，一生不再发动，神效。

伏火四神玉粉丹，治一切冷疾，偏补益丈夫下元，兼治诸疟痢，功力难述，亦名为白金丹。

握雪矾石　寒水石　阳起石（各一[33]两）　砒霜（一分）

右件药，各研为末，先取一通油瓶子，以六一泥固济，可厚三分已来，待干，乃先下矾石充底，次下砒霜，次下阳起石，上以寒水石盖之，其瓶子口，磨一砖子盖之，以六一泥固缝，于灰池内坐一砖子，安药瓶子，初以文火，后渐断令通赤，住火候冷，取出研令极细，于润地铺熟绢，上摊药，可厚半寸，以盆合定，周遭用湿土拥盆，不令透气，一伏时取出，却少时，出阴气了，细研，以面糊和圆，如绿豆大。每日空心，以盐汤下五圆，如患疟痢，以新汲水下，神验。

小三生丹，暖下元，益精气，黑髭鬓，驻颜色。

朱砂（细研）　水银（细研）　硫黄（细研，各二两）　生铁（十五斤，磨洗了以大火烧赤，投五斗浆水中淬十遍）

右取平底铛一口，以前三味，用淬铁浆水煮之，三七日，常令如鱼目沸，水耗即暖浆水添之，日满，挑取少许于火上试之，如有鬼焰，又煎之，以无焰为度，泣干，却入瓶子中，按实，以烧盐盖覆，如法固济，用火半斤，养七日满，以火五斤，断令通赤，待冷，破瓶取之，投汤盆中，淘去盐味，澄取药，晒干，细研如粉，以甘草余甘子水煮半日，出火毒，又研，以葛粉糊和圆，如麻子大。每日空心，以温酒下七圆。忌羊血。

紫精丹，治男子女人，一切风及积冷气，暖脐腹，止疼痛方。

硫黄（二两，细研，如面粗即不伏火也） 针砂（四两，用葛布蓆[34]罗去尘，取细者用）

右与硫黄同研令匀，用汤二升拌之，候冷，便去其水，入固济了瓶子中，初用文火养，令热彻，次用大火煅令通赤，候冷，又细研，用热水淘去浓者，不取在下著底者，如是飞十遍已来，澄滤得尽，弃却针砂，然后用重抄纸，于灰上铺，泣干，已无火毒，用水煮蒸饼和圆，如绿豆大。每日空心，茶酒任下五圆。

碧珠丹，治脏腑积冷，肠风痔疾，一切泻痢，立效方。

青矾（半斤） 硫黄（二两）

右件药，以醋一斗二升，于锅中煮，待干取出，入瓷瓶中，盖头以六一泥固济，候干，以火五斤断一伏时，寒泉出毒了，细研，以面糊和圆，如麻子大。每日空腹，以柏子仁汤下十圆。

碧玉丹，止一切疼痛，一名应病丹方。

硫黄（四两） 水银（一两） 雄黄（一两） 硝石（四两） 古字钱（一百五十文，足陌烧令通赤，于瓶中淬之垢净即止）

右一处细研，令水银星尽，用一固济了瓷瓶子，入钱一重，药一重，遍布令尽，以瓦塞瓶口，以盐泥固之，候干，以文火逼去阴气，常用火半斤，烧一伏时，后常更用火三斤，烧半日，放冷取之，其药如碧玉色，研为末，以热夹绢裹，于土坑中培一伏时，出火毒，以粟米饭和圆，如麻子大。但有疼痛处，以温酒下五圆，不过三服效。

还元丹，补益下元，治虚冷气方。

砒霜（五两） 硝石（五[35]两） 白矾（五两） 硫黄（二两）

右件药，各细研，先固济瓷瓶子一所，候泥干，掘地坑子，深一尺，内入灰，坐瓶子在其间，先下硫黄平摊，次安硝石砒霜白矾，别取罗了石灰，填满瓶子令实，以物盖瓶口，便聚炭，约二十斤，上安熟火三五两，渐渐烧令通赤，住火自销，候冷取出，以绢裹悬在井中一宿，出火毒，细研，以水浸蒸饼和圆，如粟米大。每服空心，以温酒下二圆。

玉液丹，治男子元气，妇人血气，久积虚冷，脐腹疠痛，并宜服之。

硇砂（二两，细研）

右以好纸一张，裹却硇砂，以线紧系定，用瓷罐子一枚，可盛一升物者，先下黄丹五六两，使安硇砂裹子在中间，又以黄丹五六两盖之，然以瓦子盖瓶口，于瓦桶子内砖上坐之，用粗谷糠三斗盖之，上以火烧一日，任[36]火自销，候冷取出，去却黄丹，细研，以面糊和圆，如绿豆大。每服空心，以盐汤下五圆。

曾青丹，治癫痫惊风，压热镇心方。

曾青（四两）　黄丹（一两）　白锡（二两）

右研曾青黄丹，安于甘锅内，上以白锡为屑，盖之，然入炉，以火五斤烧之，候锡镕，即取出放冷细研，以白粱米饭和圆，如绿豆大。空心，以冷水下五圆。

神朱丹，暖脏腑，止疼痛，甚妙方。

雄黄（一两，研）　古字钱（四两）

右烧古字钱令净，捣罗为末，于瓶子中布钱末一半，次布雄黄，上以余钱末盖之，固济了，候干，文火养三七日满，即开取，细研，用枣肉和圆，如梧桐子大。每服，以温酒下五圆。

铜粉丹，壮腰，固精髓，益颜色，耐寒暑方。

熟铜屑（四两）　朱砂（二两）　硝石（一两）　硫黄（二两）

右朱砂硝石硫黄三味，同研为末，取一铜桶子，内布铜屑一重，安药一重，如此重重布尽，即用六一泥固济，待干即入灰池内，以火四两养一伏时，后以大火烧令通赤，候冷取出，于湿地上一伏时，去火毒，研为末，以粟米饭和圆，如绿豆大。每服，空腹以温酒下七圆。忌羊血。

白雪丹，治女人夙[37]冷，及血气，止泄痢，除骨髓风，男子冷病，肠风泻血等。

白矾（五两，上好者，捣罗为末）

右于银锅中，以真牛乳五升，和白矾，煎令泣泣如雪，以寒食蒸饼末，旋下于锅中，搅令匀，可圆如梧桐子大。每于空心，以粥饮下十五圆，功力不可备述。

神符玉粉丹，久服延年驻颜，万病皆去方。

水银（二两）　黑铅（一斤）

右于一新铁铛中，销铅成水，以白矾末二钱，入一小竹个[38]内，当铛中心下之，看沸定，即以小竹管盛水银，投入铛中，送令到白矾上，以火养铅，常令成汁，候五日后，必有物出，向铅面上如金蚁子，即以物收之，候尽即止，秤知两数，研为末，入硫黄等分，结成砂子，更研如粉，入瓶密固济，候干，常以火四两，灰厚三寸，养至六十日满[39]，开，依前取出，细研入瓶，更养六十日，看紫色，即更固济，以火断令通赤，待冷取出，以浓甘草汤沃之，候干，细研如粉，以饭和圆，如绿豆大。每日空心，津下一圆，若养至一年火力，与小还丹同矣。

华盖丹，变髭发，能延驻，偏去热毒风，神效无比。

黑铅（五斤）

右捣如方响片子，以铁箸穿作窍，以绳子穿之，用净瓷瓮子，盛米醋一斗，将铅片子，悬排于瓮子口，可去醋一寸已来，以纸密封瓮口，每一七日一度开取，铅片子出于净纸上，以篦子轻手掠取霜，但七日一度，取经五七度后，即力小不堪也，即别取新铅为之，每一两霜，入龙脑半分，同研如粉，以露水和圆，如梧桐子大。每夜含一圆，便卧勿语，任圆自消，此丹能变白须发，如先未曾白者，常隔日含之，一生不白，如已白者，含此丹至二十圆后，拔却白者，即黑者自生，不逾六十圆，至一百圆尽，如鬒[40]色，久含延驻。一生忌蒜。

药酒序

夫酒者，谷糵[41]之精，和养神气，性惟剽悍，功甚变通，能宣利胃肠，善导引药势，今则兼之名草，成彼香醪，莫不采自仙方，备乎药品，疴急必涤，效验可凭，故存于编简尔。

地黄酒方

地黄酒，治虚羸，益气力，轻身明目，令人能食，久久服，去万病，妇人服之更佳。

生地黄（肥粗者，切一石五斗于净木臼中捣，以生布绞取汁五斗） 大麻子（一斗，微炒，烂捣） 糯米（一硕，拣择） 细面（十斤，细捣） 杏仁（一斗，去皮尖双仁，炒黄，捣为膏）

右先以地黄汁五斗，入瓮[42]浸曲，候发，炊米二斗作饭，冷暖如人体，取杏仁麻子末各一升二合，拌和，酘[43]曲汁中，待饭消，又饮米一斗，以[44]杏仁麻子各一升二合拌，一依前法酘之，如此，凡八酘讫，待酒沸定，封泥二七日，即熟，取清，温服一盏，日再服。

地黄酒，补益变白方。

肥地黄（一秤[45]，捣碎） 糯米（五斗，熟炊） 面曲（五斤，捣碎）

右三味相和，于盆中熟揉，内于不津瓮中，密封，春夏三七日，秋冬五七日，日满启之，当中有一盏绿汁，是其精也，宜先酌饮之，余以生布绞取别置器中，任性饮之，续醲使其相接，不过三剂发黑，若以新牛膝捣绞取汁三升，用拌饙[46]即变白更急矣。

地黄酒，大补益，令人不衰，发不白方。

生地黄（一斗，细切） 糯米（一斗，淘净）

右相和炊熟，摊令绝冷，更和曲[47]末二升，同入于七斗酒中，搅令相得，入于瓮中，热即歇头，冷即盖瓮，瓮有汗即拭之，候熟压漉，冬温夏冷，日饮三杯。

黄精酒方

黄精酒，主方病，延年补养，发白再黑，齿落更生方。

黄精（四斤）　天门冬（三斤，去心）　术（四斤）　松叶（六斤）　枸杞根（五[48]斤）

右件药，都锉，以水三硕，煮取汁一硕，浸曲十斤，炊米一硕，如常法酿酒，候热[49]，任饮之。忌桃李雀肉。

天门冬酒方

天门冬酒，补五脏六腑不调，亦令无病方。

天门冬（三十斤，去心，捣碎，以水二硕煮取汁一硕）　糯米（一硕，净淘）　细曲（十斤，捣碎）

右炊米熟，三味相拌，入瓮，密封三七日，候熟，压漉，冬温夏冷，日饮三杯。

天门冬酒，延年不老方。

淳酒（一斗）　细曲末（一斤）　糯米（一斗，淘净）　天门冬煎（五升，取天门冬去心皮，捣绞取汁，缓火煎如稀饧）

右先以酒浸曲，候曲发熟[50]，炊糯米为饭，适寒温，将天门冬煎，都拌和令匀，入不津瓮中密封，秋夏一七日，数看，勿令热过，春冬三七日，候熟取酒，每服五合，日再服之。

枸杞酒方

枸杞酒，长筋骨，留容颜方。

枸杞根（不生冢上者，净洗去苍之[51]寸锉一硕，以水二硕煮取一硕，去滓，入小麦面[52]末十斤，候曲发即用半糯半杯[53]共一硕净淘炊之令熟，摊冷暖得所即下后药） 桃仁（三升，去皮尖，麸炒令微黄） 大麻仁（二升，炒令香熟） 乌麻仁（一升，炒令香，三味并捣碎） 甘菊花（一两） 生地黄（一斗，切）

右件药，都捣熟，入上件曲米中，搅拌令匀，入于瓮中，候发定，即泥瓮头，三七日令熟，初开，先下箭[54]取清，然后压如常法，冬温夏冷，随性饮之，不令至醉为妙。

枸杞酒，除五脏邪气，消渴风湿，下胸胁气，利大小肠，填骨髓，长肌肉，治五劳七伤，利耳目，消积瘀，伤寒，瘴气虚劳，呼吸短气，及脚[55]气肿痹，并主之方。

米（一硕，黍糯并得） 细曲（十斤，捣碎） 生地黄（一十斤，净洗，细切） 枸杞根（二十斤，刮去浮皮寸锉，以水二硕渍三日煮取汁一硕） 豆豉（二升，以枸杞汤煮取汁） 秋麻子仁（三升，微炒，细研，以枸杞汤淋绞取汁）

右以地黄一味，共米同蒸熟，候饭如人体温温，以药汁都和一处，入瓮密盖头，经三七日即开，冬温夏冷，日可三杯。

神仙枸杞子酒，疗虚羸黄瘦，不能食，服不过两剂，必得肥充，无所禁断方。

枸杞子（五升，干者，碎捣） 生地黄（切，三升） 大麻子（五升，捣碎）

右先蒸麻子令熟，摊去热气，入地黄枸杞子相和得所，内生绢袋中，以无灰清酒五斗浸之，密封，春夏七日，秋冬二七日，取服，多少任性，常令体中微有酒力醺醺为妙。

枸杞根酿酒，治风冷虚劳方。

枸杞根（切，一硕）　鹿骨（一具，打碎）

右以水三硕，煎取汁一硕，去滓澄清，入糯米一硕，净淘炊熟，细曲十斤，捣碎，都和一处，入瓮密封，三七日开，冬温夏冷，日饮三杯。

生枸杞子酒，主补虚，长肌肉，益颜色，肥健，能去劳热方。

生枸杞子（五升[56]）

右以好酒二斗，搦勿碎，浸七日，漉去滓，饮之，初以三合为始，后即任性饮之。

石斛酒方

石斛酒，主补虚劳，益气力，除腰脚痹弱，利关节，坚筋骨，及头面游风方。

石斛（四两，去根）　黄芪（二两）　丹参（二两）　杜仲（去粗皮）　牛膝（去苗）　人参（去芦头）　五味子　白茯苓　山茱萸　薯蓣　萆薢　防风（去芦头）　生姜（以上各二两）　枸杞子（三两）　天门冬（三两，去心）　细辛（一两）　薏苡仁（三两）

右都细锉，以生绢袋盛，用酒五斗，于瓷瓮中浸之，七日开，初温服三合，日再服，渐加至一盏为度。

又方，治风虚劳，腹内冷，不多食方。

石斛（四两，去根）　丹参　芎䓖　杜仲（去粗皮）　防风（去芦头）　白术　人参（去芦头）　桂心　五味子　白茯苓　陈橘皮（汤浸，去白瓤，焙）　黄芪　薯蓣　当归（以上各二两）　干姜（三两，炮裂）　甘草（一两，炙微赤，锉）　牛膝（三两，去苗）

右件药，都细锉，以生绢袋盛，用清酒五斗，于瓮中渍，七日开，初温服三合，日再服，渐加至一盏为度。

又方，治风痹脚弱，腰髋冷疼，利关节，坚筋骨，令人强健悦泽方。

石斛（十两，去根）　牛膝（半斤，去苗）　杜仲（四两，削去粗皮）　丹参（四两）　生地黄（切，一升曝令水气干）

右都细锉，以生绢袋盛，用清酒五斗，于瓮子中密封，浸七日间[57]，每服一中盏，日可二三服。

薯蓣酒方

薯蓣酒，治头风眩，不能食，补益气力方。

薯蓣（八两）　防风（十两，去芦头）　山茱萸（八两）　人参（六两，去芦头）　白术（八两）　五味子（八两）　丹参（六两）　生姜（六两）

右都细锉，以生绢袋盛，用清酒三斗，入瓷瓮中，浸七日开，每度温饮一盏，日三杯为定。

生薯药酒，补虚损，益颜色方。

右将薯药，于砂盆中烂研，然后刮下，于铫子中，先以少酥炒一大匙令香，次旋添入酒一盏，煎搅令匀，空腹饮之佳。

菊花酒方

菊花酒，治八风十二痹，补虚损不足方。

菊花（八两）　五加皮（八两）　甘草（四两）　生地黄（一斤，切）　秦艽（四两，去苗）　枸杞根（八两）　白术（八两）

右都捣令碎，以水三硕，煮至一硕，以槽床压取汁，用糯米一硕炊熟，细曲十斤捣碎，拌和令匀，入于瓷中，密封三七日，取饮任性，不得过醉。

菊花酒，壮筋骨，补髓，延年益寿耐老方。

菊花（五斤）　生地黄（五斤）　枸杞根（五斤）

右三味，都捣碎，以水一硕，煮取汁五斗，炊糯米五斗，细曲碎，同拌令匀，入瓮密封，候熟澄清，每温饮一盏，日三杯。

菖蒲酒方

菖蒲酒，主大风十二痹，通血脉，调荣卫，治骨立萎黄，医所不治者，服一剂，服经百日，颜色丰足，气力倍常，耳目聪明，行及奔马，发白更黑，齿落再生，昼夜有光，延年益寿，久服得与神通。

菖蒲削治薄切曝干，一斗，以生绢袋盛之。

右以好酒一硕，入不津瓮中，安药囊在酒中，密封泥之，百日发视之，如绿叶色，复炊一斗秫末内酒中，复封四十日，便漉去滓，温饮一盏，日三，其药滓曝干，捣细罗为散，酒调一钱服之尤妙。

又方。

菖蒲捣绞，取汁五斗，糯米五斗炊熟，细曲五斤捣碎，相拌令匀，入瓮密盖，三七日即开，每温饮一中盏，日三服之。

又方。

菖蒲（一斗，细锉，蒸熟）　生术（一斗，去皮，细锉）

右二味，都入绢袋盛，用清酒五斗，入不津瓮中盛，密封，春冬二七日，秋夏一七日，取开，每温饮一盏，日三，令人不老强健，面色光泽，神效。

松叶酒方

松叶浸酒，除一切风，挛跛躄，疼闷，手不上头，腰背强直，两脚酸疼，顽痹，不能久立，半身不随，头风，耳聋目暗，见风泪出，鼻不闻香臭，唇口生疮，恶疰流转，如锥刀所刺，皆悉主之。

松叶（七斤）　独活（七两）　麻黄（十两，去节）

右都细锉，入生绢袋盛，以酒五斗，入瓮密封渍之，春秋七日，冬十日，夏五日，候日足，每温饮一小盏，日三。

松叶浸酒，去大风，治骨节疼痛方。

五粒松叶（二十斤，锉碎，净洗，漉干） 清酒（一硕）

右二味，都入于不津瓮中，密封，七七日熟，量力饮之。

松脂松节酒方

松脂酒，治大风有验方。

松脂（三斤，炼成者，捣罗为末） 糯米（二斗） 曲末（三斤）

右炊米熟，放冷，以炊米汤三斗温温都[58]拌和，入不津瓮中，封盖候熟，即量性饮之妙。

松节酒，治百节风虚，脚痹疼痛方。

松节（十斤，搥碎，以水一硕煮取汁五斗，去滓） 糯米（五斗，炊熟） 细曲（五斤，捣碎）

右三味，拌和，入瓮密封，三七日开，取酒，可温饮一盏，日三。

柏叶酒方

柏叶酒，治传尸骨蒸，瘦病方。

柏叶（二十斤，捣碎，以水一硕煮取汁五斗） 黍米（一硕，净淘） 细曲（十斤，捣碎）

右以柏叶汁渍曲，看曲发动，即炊米熟，候冷拌和令匀，入瓮密封，二[59]七日开，压取酒，日三度，量力饮之，以差为度。

术酒方

术酒方。

术（三十斤，去黑皮）

右净洗捣碎，以东流水三硕，于不津器中渍之，二十日压漉去滓，以汁于瓮中盛，夜间候流星过时，抄自己姓名，置在汁中，如是五夜，其汁当变如血，旋取汁以渍曲，如家醖法造酒，酒熟，任性饮之，十日万病除，百日白发再黑，齿落更生，面有光泽，久服延年不老。 忌桃李雀肉。

又方。

术五斗，水淘刷去黑皮，曝干粗捣，以水一硕，煮令极软，稍稍益水，少取汁看候黄色，乃压漉取汁，可及七斗，糯米一硕，炊熟，细曲十斤，捣碎，以术汁都拌和入瓮密封，三七日开，日饮三杯，久服延年不老。 忌桃李雀肉。

又方。

术煎一斗，好酒三斗相和，入瓷瓮中盛，泥封头，三七日开，初服一盏，后即在[60]意，勿至醉为妙，服五十日诸病皆愈，气力十倍，行及奔马。忌桃李雀肉。

乌麻子酒方

神仙乌麻酒，治虚劳，补五脏，久服延年不老方。

乌麻子五斤，微炒，捣碎，以酒二斗浸经宿，随性饮之，尽即旋造。

乌麻酒，除风气，令人充悦强壮方。

乌麻子投水中，掠去浮者，取一斗，九蒸九曝，炒令香，以木杵臼捣细，用疏生绢袋盛之，令极宽转，即结袋头，又以一细绳子接系袋处，悬于瓮中，下无灰酒五斗，以新盆覆瓮，其盆底上钻一小窍，引出系袋绳头，又系于小横木子上，以泥固缝，莫使泄气，每日，六七度引挽其绳，令药汁入于酒中，蒲[61]七日药成，乃开瓮，举袋沥汁令尽，冬温夏冷，随性饮之，不令至醉，若以此酒浸石斛丹参牛膝杜仲石英磁石等，补腰脚，尤善，未尽一剂，充悦倍常，亦无所忌。患风者宜用大麻子蒸熟炒香，捣入袋中，一准乌麻法作，大良矣。

五加皮酒方

五加皮酒，治风痹不仁，四肢挛急疼痛方。

五加皮细锉一升，以清酒一斗，渍十日，温服一中盏，日三服，亦可与术地黄各二十斤，细锉，以水一硕五斗，煮取一硕，以渍细曲十斤，黍米一硕，净淘炊熟，都拌和入瓮，盖复如法，候熟，任性饮之，不令至醉。

桃仁酒方[62]

桃仁酒方。

桃仁（一千二百枚，汤浸去皮尖双仁）　清酒（一[63]斗）

右先捣桃仁令碎，向[64]砂盆中细研，以少酒绞取汁，再研再绞，使桃仁尽即止，都内入小瓷瓮子中，置于釜内，以重汤煮，看色黄如稀饧，便出，每服一中盏，日二服，其味极美，女人服之更佳，令人光悦，下三虫，益颜色，甚妙。

紫苏子酒方[65]

紫苏子酒，治风，顺气，利隔，神效方。

紫苏子（一升，微炒）　清酒（三斗）

右捣碎，以生绢袋盛，内于酒中，浸三宿，少少饮之。

丹参酒方[66]

丹参酒，通九窍，补五脏，令人不病方[67]。

丹参（五斤）　清酒（五斗）

右净洗，曝去水气，寸切，以绢袋盛，内于酒中，浸三日，量力饮之。

鼠粘子酒方

鼠粘子酒，治一切风方。

鼠粘子一斗，以水淘去浮者，曝干，捣碎，于净砂盆内，入无灰酒五升，研令极烂，即以绢罗滤取白汁，其滓再以酒五升研之，候滤白汁尽为度，续入酒二斗，相和令匀，内不津器中，密封，春秋二七日，夏一七日，冬三七日，日足则开，每日平旦，以物搅起令浊，即取温服一小盏，次一小盏服讫，封之，勿使气泄，良久方可饮食，晚间再服，主大风，手足瘫缓，收举不得，病重者，服尽两硕即差，若初觉即急服，不过一二斗差，亦疗疬节[68]风，痛贼风，风痹顽麻，重者不过五斗差，腰脚疼痛，筋节急，重病后汗不留，四肢强直，服三斗差，或因熟食，体中如锥刺，口㖞面戾，头旋心闷，呕吐，风在心脏，服三四斗差矣。

葡萄酒方

葡萄酒，驻颜，暖腰肾方。

干葡萄末（一斤）　细曲末（五斤）　糯米（五斗）

右炊糯米令熟，候稍冷，入曲并葡萄末，搅令匀，入瓮盖覆，候熟，即时饮一盏。

五枝酒方

五枝酒，治中风，手足不遂，筋骨挛急方。

夜合枝　花桑枝　槐枝　柏枝　石榴枝（以上并取东南嫩者各半斤，锉）　防风（十两，去芦头）　羌活（十两）　糯米（五斗）　小麦曲（五斤末）　黑豆（拣择紧小者，二斗）

右以上五枝，用水一硕，煎取五斗，去滓，澄滤浸米及豆，二宿，漉出蒸熟，后更于药汁内入曲，并防风羌活等末，同搅和入瓮，如法盖覆，候酒熟时，饮一盏，常令醺醺，甚有大效。

天蓼木酒方

天蓼木酒，治膝，补五劳，祛风益气方。

天蓼木（十斤，锉）　秫米（一硕）　细曲（十斤，捣碎）　黑豆（二斗）

右以水三硕，先煮天蓼木取汁一硕，去滓，其秫米黑豆一处净淘，蒸熟放冷，以药汁都拌和令匀，入不津瓮中，密封，三七日开，温饮一盏，日再为良。

商陆酒方

商陆酒方。

商陆末（五斤，白色者）　天门冬末（五斤）　细曲（十斤，捣碎）　秫米（一硕，净淘）

右先炊米熟，放如人体温温，别煎熟水一硕，放冷，都拌和令匀，入不津瓮中密封，酿六十日成，去滓随性饮之，五日食减，二十日腹满绝谷，不复用食，尸虫并去，瘢痕皆减，此方出五符中。忌犬肉。

三石浸酒方

三石浸酒方，治肾气，补虚损方。

磁石（八两）　白石英（十两，细研）　阳起石（六两）

右件药，并捣碎，以水淘清后，用生绢袋盛，以酒一斗，浸经五日后，任意暖服，其酒旋取旋添，极妙。

九仙薯蓣煎方

九仙薯蓣煎，治腰脚疼痛，及腹内一切冷病，服之令人肥白，颜色悦泽，身体轻健，骨髓坚牢，行及奔马，久服可为地仙矣。

薯蓣末（一斤）　杏仁（一升，汤浸去皮尖双仁）　生牛乳（三升）

右烂研杏仁，入牛乳，绞取汁，以杏仁尽为度，然取薯蓣相和，都入新瓷瓶盛之，密封瓶口，安于釜中，以重汤煮一伏时，乃成。每日空心，以温酒调下一匙服之。

地黄煎方

地黄煎，补五劳七伤，长肌肉，填骨髓方。

生地黄汁（一斗） 生姜汁（一升） 酥（一斤） 蜜（一升） 杏仁（一升，汤浸去皮尖，研如膏，用之）

右先取地黄汁，于银锅中煎如稀饧，内姜酥蜜杏仁等和，更煎令稠，于不津器中盛。每服，以温酒调一砚壳服之，日三度服之。

地黄煎，大补益，养命延年，驻颜不老方。

生地黄汁（三升） 酥（二升） 蜜（三升） 枣膏（二升） 髓（一升，牛羊皆得用） 杏仁（一升，汤浸去皮尖，研，用之） 生姜汁（一升） 天门冬（十两，去心） 麦门冬（六两，去心） 黄芪（八两，锉） 紫菀（六两，去苗土） 桔梗（五两，去芦头） 甘草（八两，炙微赤，锉） 五味子（八两） 百部（六两） 狗脊（七两） 丹参（八两） 牛膝（十两，去苗） 杜仲（十两，去皴皮） 防风（七两，去芦头） 地骨皮（十两） 桑根白皮（十两） 桂心（六两） 羌活（六两） 肉苁蓉（十两，酒浸，去皴皮） 白茯苓（十两） 薏苡仁（十两）

右天门冬等二十味，细锉，以水七斗，煎取三斗，绞去滓，和生地黄汁生姜汁等，绵滤，于铜锅中，以微火煎之，三分减二，即下酥蜜髓及枣杏仁等相和，以重汤煎，以物数数搅之，可如稀汤即止，以瓷瓶贮之。每服，以温酒调下一匙，日三服。

枸杞煎

枸杞子煎，是西河女子，神秘有验千金不传方。**又名神丹煎，服者去万病，通神明，安五脏，延年不老，并主妇人无子，冷病有验，能常服，令人好颜色，年如十五六时**。

枸杞子汁（三升） 生地黄汁（三升） 麦门冬汁（半升） 杏仁（一升，去皮尖双仁，研如膏） 人参末（三两） 白茯苓末（三两）

右以上四味，入银锅中，以慢火煎如稀饧，内参苓末，搅匀，又以慢火煎，候如膏滴入水不动，即成。每服一枣大，酒和服之，日二服。

枸杞煎，填骨髓，补虚劳，益颜色，久服，老者反少，身轻目明，延年方。

枸杞根（切，三斗净洗漉干） 生地黄汁（二升） 鹿髓（一升） 枣膏（半升）

右先将枸杞根，以水五斗，煎取一斗，去滓澄清，内铜锅中，煮取汁三升，内地黄汁鹿髓枣膏，以慢火煎如稀饧，每服，以温酒调半匙服之，日三服。

枸杞煎，大补益，令人充悦，极治诸风，久服延年方。

枸杞根（洗刮去苗土，细切三斗，勿取冢墓上者，以水七斗煮取三斗） 生地黄汁（三斗）

右相和，入银锅内，以文火煎如稀饧，用瓷器盛，密封盖，每日空心，以酒调半匙服之，晚再服，弥善。

天门冬煎方

天门冬煎，治大风有验，久服延年不老方。

天门冬一硕，去心，内瓷器中，密盖口，以蜡封其上，埋燥室中，经一年开看，亦如糖色，捣罗为末，入蜜和调如饧。每服一大匙，日二服。忌鲤鱼。

天门冬煎，益气力，延年不饥方。

生天门冬十斤，去心，锉碎，以酒五斗，和绞取汁，内铜器中，入白蜜一升，重汤煮之如饴，每服，以温酒调一匙，日三服，得地黄相和更佳。忌鲤鱼。

术煎方

术煎，除百病，轻身明目，久服断谷延年方。

好术一硕，先以水洗濯去黑皮，细锉，以水三硕，煮至一硕，去滓，所得汁，以黍米三斗，磨作末内汁中，微火煮之，令稠候可作饼子，圆阔二寸许。每以饮下一枚，日三。忌桃李雀肉。

术酥，去风消食，补益不可具述方。

秋末取肥术二硕，以水刷去黑皮，曝干，于木臼中捣匀碎，即于甑中薄铺白茅，茅上施布，即下术，以布掩之，上以合，蒸一炊久，取下，入盆，以汤拌湿润，再入甑中蒸一炊久，便入于酒槽中，压令汁尽，其汁入银锅，以重汤煮，不住搅之，时取少许看硬软，如常酥即成，贮于不津器中。不计时候，以温酒调枣许大，服之甚良。忌桃李雀肉。

麦门冬煎方

麦门冬煎，治结气，腹中伤饱，胃络脉绝，羸瘦短气，身重目黄，心下支满，虚劳客热，口干躁渴，心烦呕吐，愈痿蹶，强阴益精，消谷，调下保神定气，安五脏令人肥健，美颜色，有子，久服轻身不老不饥方。

新麦门冬（五斤，去心）

右捣令熟，绞取汁，入白蜜半斤，于银锅中，以重汤煮，不住手搅，候如饴，即盛不津器中。每服，以温酒调半匙服之。

蔷薇散煎

蔷薇散煎，久服令人轻健方。

蔷薇根茎，锉碎熟蒸，曝干，捣罗为末。每服，以酒调二钱服之，日三[69]服，亦可浓煮汁为煎，酒调服之更佳。

鹿角胶煎方

鹿角胶煎，治五劳七伤，身无润泽，腰脊疼痛，四肢沉重，久服，填骨髓，好颜色，祛风气，润鬓发有验方。

鹿角胶（一斤，炙黄燥，捣罗为末）　生地黄汁（五升）　生姜汁（半升[70]）　紫苏子（半斤，研，以酒三升绞取汁）　白蜜（半斤，炼熟，掠去沫）　牛酥（半斤）

右先煎地黄生姜紫苏等汁，可五分耗一，然下蜜，次下酥，又煎三五沸，即下胶，搅令匀，更煎如稀饧，倾于不津器中盛之。每服，以温酒调一匙服之，日二服。

鹿角胶煎方。

鹿角胶（三两，捣碎，炒令黄燥，捣罗为末）　牛乳（一升）　白蜜（一合）　牛酥（一合）　生姜汁（一合）

右五味，先煎乳，欲熟，即下胶，消讫，次下姜汁，次下蜜，唯须缓入，煎十余沸，倾于瓷器中，仍数数搅，勿令酥浮于上，待凝以竹刀割为小片，每食后，细细含咽之，其补益不可具言。

髓煎方

髓煎方，填骨髓，治百病，补虚劳，换白发方。

生地黄（五十斤，捣绞取汁，以慢火煎减半）　牛髓（五斤，炼成者）　羊脂（五[71]斤，炼成者）　白蜜（三升）　牛酥（三升）　生姜汁（一升）

右以上，都入银锅中，以微火煎如稀饧，内瓷器中，每服，以温酒调如鸡子黄大，日二服，羹粥中食之，益精美发，白者摘去之，下有黑者再生，若未白者更不白。

红雪法

红雪一名通中散，治烦热黄疸，脚气温瘴，解酒毒，消宿食，开三焦，利五脏，爽精神，除毒热，破积滞，去脑闷，眼昏头痛，鼻塞口疮，重舌，肠痈喉闭，宜服此方。

川朴硝（十斤）　羚羊角屑（三两）　川升麻（三两）　黄芩（三两）　枳壳（二两，麸炒微黄，去瓤）　赤芍药（二两）　人参（二两，去芦头）　淡竹叶（二两）　甘草（二两，生用）　木香（二两）　槟榔（二两）　葛根（一两半）　大青（一两半）　桑根白皮（一两半）　蓝叶（一两半）　木通（一两半）　栀子（一两半）　朱砂（一两，细研）　苏粉（六[72]两，捶研[73]）　麝香（十[74]两，细研）

右件药，除朱砂麝香外，并细锉，以水二斗五升，煎至九升，去滓，更以绵滤过，再以缓火煎令微沸，然下朴硝，以柳木篦搅勿住手，候凝，次下朱砂麝香等末，搅令匀，倾于新瓷盆中，经宿即成矣，细研。每服一钱至二钱，以新汲水调下，临时量老少加减服之。

紫雪法

紫雪，治脚气毒遍，内外烦热，口中生疮，狂易叫走，解诸药毒，发热卒黄，瘴疠毒气，伤寒温疟，五尸五疰，心腹诸疾，疞刺疼痛，虫毒鬼魅，邪气惊痫，并皆治之。

金（五十两）　寒水石（三斤）　石膏（三斤）　玄参（一斤）　羚羊角屑（五两）　犀角屑（五两）　沉香（五两）　木香（五两）　丁香（二两）　甘草（半斤，生用）　川朴硝（十斤）

右件药，除金朴硝外，并捣罗为散，内金，同以水五斗，煮取二斗，去滓，下朴硝于汁中，缓火煎，以柳木篦搅勿住手，候欲凝，入研了朱砂三两麝香末一两，急搅即成紫色，倾入新瓷盆中，经宿乃成，细研。每服以冷水调一二钱服之，量人老少，以意加减。

碧雪法

碧雪，治大人小儿，心热惊狂，诸痫热病，皆主之方。

川升麻（二两）　黄芩　钩藤　犀角屑　大青（以上各二[75]两）　青黛（二两）　虎睛（一对，取仁）　天竹黄（半两）　麝香（一分）　龙脑（一分）　川朴硝（一斤）　竹沥（三合）

右件药，虎睛天竹黄麝香龙脑青黛等，别细研入，余外药，并细锉，用水一斗，煎至三升，滤去滓澄清，下朴硝，微火更煎，以柳木篦搅勿住手，候消散，下竹沥并研了药，更搅令匀，候稍凝，即于新瓦盆中盛，经宿即凝，捣罗为散。每服，以金银汤调下二钱，食后并夜临卧时服，老少以意服之。

碧雪煎法

碧雪煎，治心神烦热，时行温病，主癫痫，疗热毒，风压丹石，解百毒，去头疼，赤眼口疮，酒黄，大人小儿一切热病，悉皆治之方。

大青（三两） 吴蓝叶（二两） 竹茹（三两） 麦门冬（二两，去心） 子芩（三[76]两） 甘草（三两，生用） 枳壳（三两，去瓤） 地骨皮（三两） 龙胆（三两，去芦头） 犀角屑（二两） 玄参（三两） 赤茯苓（二两） 川升麻（二两） 羚羊角屑（二两）

以上十四味，并细锉，以水二斗，煮至一斗，去滓澄清。

龙齿（二两，细研） 牛黄（二两，细研） 麝香（一两，细研） 青黛（五两，细研） 朴硝（七[77]斤，炼了者）

右件药，煎了药汁，入于锅内，下朴硝，以慢火煎，不住手搅，稀稠得所，入研了龙齿牛黄麝香青黛等，搅令匀，入瓷器中收。每有患者，以冷水调下半匙，量大小加减服之。

黄雪法

黄雪，治风热，疗天行瘴毒，压丹石，安心神，止狂热，神效方。

川朴硝（五斤） 川大黄（二两） 黄芩（三两） 山栀子（二两） 犀角屑（二[78]两） 紫石英（二两，细研） 甘草（三两，生用） 竹茹（三两） 麝香（半两，细研） 朱砂（一两，细研） 羚羊角屑（二[79]两） 郁金（二两）

右件药，除朴硝紫石英朱砂麝香外，并细锉，以水一斗二升，煎至五升，去滓澄清，以文火更煎之，下朴硝，以柳木篦搅勿住手，候稍稠，即下紫石英朱砂末，搅令匀，候欲凝结，然下麝香末，又搅令匀，倾于新盆中，经宿取出，捣罗为末。每服一钱至二钱，以甘草汤调下，老少以意加减服之。

金石凌法

金石凌法，疗天行诸黄疸，乳石发动，生诸疮肿，心热舌干，咽喉闭痛方。

金（三十两）　石膏（三斤，捣碎）　滑石（三斤，捣碎）　寒水石（三斤，捣碎）

以上药，以水四斗，于大银锅中，煎取汁二斗，去滓澄清。

子芩（一斤）　栀子仁（三两[80]颗）　川升麻（一两）　犀角（二两）　黄连（五两，去须）　甘草（半斤，生用）　郁金（二两）

以上药，细锉，取前金石汁，煎至一斗，去滓澄清。

马牙消（二斤）　川芒硝（二斤）　川朴硝（三斤）　川硝石（二斤）

右件药汁，于银锅中，缓火煎，然下马牙消，良久，次下芒硝，次下朴硝，次下硝石，每下消，以柳木篦搅勿住手，看消尽，良久候凝，即倾于数个新瓷盆内，经二日即成，捣罗为散。每服，以竹沥或蜜水调下一钱，至二钱，大小以意加减。

甘露饧法

甘露饧，镇心除热神效方。

川朴硝（每一斤用白蜜十三两）

右捣罗朴硝为末，后以白蜜和匀，便入新青筒中，其竹筒，随药多少，大者一节，小者二节，但药得半筒以上即止，不得令满，安入炊饭甑中，令有药处在饭内，其空处出饭外，其上不妨盖甑蒸之，候饭熟，取筒承热，绵滤入一瓷器中，以竹篦搅之，勿停手，至凝即药成，收入瓷盒中，如热月，即以冷水浸合底，每于食后，及夜临卧时，含化一茶匙。

【校注】

①仙经：泛指道教经典。晋葛洪《抱朴子·辨问》："仙经以为，诸得仙者，皆其受命偶值神仙之气，自然所禀。"

②丹灶：炼丹用的炉灶。南朝梁江淹《别赋》："守丹灶而不顾，鍊金鼎而方坚。"

③安期：亦称"安其生"。仙人名。秦、汉间齐人，一说琅琊阜乡人。传说他曾从河上丈人习黄帝、老子之说，卖药东海边。秦始皇东游，与语三日夜，赐金璧数千万，皆置之阜乡亭而去，留书及赤玉舄一双为报。后始皇遣使入海求之，未至蓬莱山，遇风波而返。一说，生平与蒯通友善，尝以策干项羽，未能用。后之方士、道家因谓其为居海上之神仙。事见《史记·乐毅列传》、汉刘向《列仙传》等。

④俞跗：传说为黄帝时良医。《史记·扁鹊仓公列传》："臣闻上古之时，医有俞跗，治病不以汤液醴洒……"

⑤锱铢：旧制锱为一两的四分之一，铢为一两的二十四分之一。比喻极其微小的数量。

⑥偏：日本抄本作"遍"字。

⑦燴：日本抄本作"烧"字。

⑧日：据文义疑为"只"字。

⑨肠：日本抄本作"伤"字。

⑩白：日本抄本作"日"字。

⑪四：日本抄本作"七"字。

⑫磹（diàn 电）：用同"垫"。

⑬没：日本抄本作"浸"字。

⑭骨：日本抄本作"有"字。

⑮夙：日本抄本作"风"字。

⑯秤：同"称"。古代重量单位。

⑰理：日本抄本作"埋"字，义胜。

⑱合：盒子。后作"盒"。

⑲膒（ōu 讴）：存放已久的油脂。

⑳袋：日本抄本作"钱"字。

㉑油：日本抄本作"细"字。

㉒元：日本抄本作"气"字。

㉓一百片：日本抄本作"一两半"。

㉔煻灰：即热灰。北魏贾思勰《齐民要术·脯腊》："其鱼，草裹泥封，煻灰中爊之"。

㉕酒：据文义其下疑有"尽"字。

㉖坼（chè 彻）：裂开。

㉗二：据文义疑为"一一"二字。

㉘压：据文义疑为"魇"字。

㉙米：日本抄本作"朱"字，义长可从。

㉚一：日本抄本作"二"。

㉛悉：日本抄本作"息"字。

㉜叶：日本抄本作"兼"字。

㉝一：日本抄本作"二"。

㉞ 葿：据文义疑为“筛”字。日本抄本作“薛”字。

㉞ 五：日本抄本作“半”字。

㊱ 任：日本抄本作“住”字。

㊲ 夙：日本抄本作“风”字。

㊳ 个：日本抄本作“筒”字。

㊴ 满：日本抄本作“沸”字。

㊵ 黳（yī 一）：黑玉石。

㊶ 糵：酿酒的曲。

㊷ 瓫：日本抄本作“瓷”字。

㊸ 酘（dòu 斗）：酒再酿。

㊹ 以：日本抄本作“取”字。

㊺ 秤：日本抄本作“杵”字。

㊻ 饙（fēn 分）：即蒸饭。

㊼ 曲：日本抄本作“面”字。

㊽ 五：日本抄本作“三”。

㊾ 热：日本抄本作“熟”字。

㊿ 熟：日本抄本作“热”字。

51 之：日本抄本作“三”。

52 面：日本抄本作“曲”字。

53 杯：据文义疑为“秫”字。

54 筩：同“筒”。日本抄本作“笋”字。

55 脚：日本抄本作“肺”字。

56 升：日本抄本作“斤”字。

57 间：日本抄本作“开”字，义长可从。

58 温都：其下日本抄本有“温却”二字。

59 二：日本抄本作“一”。

60 在：据文义疑为“任”字。

61 蒲：日本抄本作“满”字。

62 桃仁酒方：其下底本有“紫苏酒方丹参酒方”，据上下文删除。

63 一：日本抄本作“三”。

64 向：日本抄本作“内”，义长可从。

65 紫苏子酒方：底本无此标题，据上下文补。

66 丹参酒方：底本无此标题，据上下文补。

67 令人不病方：其下底本有“丹参酒方”，据上下文删除。

68 节：日本抄本作“疖”字，义长可从。

69 三：其下日本抄本有“温”字。

70 升：日本抄本作“斤”字。

71 五：日本抄本作“三”。

72 六：日本抄本作“三”。

73 研：日本抄本作“碎”字。

74 十：日本抄本作“半”字。

75 二：日本抄本作“五”。

76 三：日本抄本作“二”。

77 七：日本抄本作“十”。

78 二：日本抄本作“一”。

79 二：日本抄本作“三”。

80 两：日本抄本作“百”字。

卷第九十六

食治论

夫上古之人，饮血茹毛，纯一受气，所食无滋味之爽，脏腑无烟火之毒，各遂其性，患害不生，神农始教播植五谷，钻火变腥，以有营为，触[①]冒寒暑，故生疾苦，因以药石治之，是以有食便有药也。黄帝曰：人之所依者形也，乱于和气者病也，治于烦毒者药也，活命扶危者医也，安人之本，必资于食，救疾之道，乃凭于药，故摄生者先须洞晓病源，知其所犯，以食治之，食疗不愈，然后命药，夫食能排邪而安脏腑，清神爽志，以资血气，若能用食平疴，适情遣病者，可谓上工矣。

食治中风诸方

夫风者，四时五行之气，分布八方，顺十二月，终三百六十日，各以时从其乡来，为正气之风，风在天地为五行，在人为五脏之气，生长万物，非毒疠之气，人当触之，遇不胜之气乃病，人之在身，维血与气，故身内血气为真，身外风气为邪，邪者风也，是以圣人言避风如避矢，故今人中风多病者死，是不避风邪毒气也，宜以食治之。

治中风，手足不遂，口面㖞偏，言语謇涩，精神昏闷，宜食豉粥方。

豉（半升）　荆芥（一握）　薄荷（一握）　葱白（一握，切）　生

姜（半两，切） 盐花（半两） 羊髓（一两）

右件药，先以水三大盏，煎豉荆芥等十余沸，去滓，下薄荷等，入米，煎作粥食之。

治中风心脾热，言语謇涩，精神昏愦，手足不遂，宜吃葛粉索饼方。

葛粉（四两） 荆芥（一握） 香豉（二合）

右件药，以水三大盏，煮豉及荆芥，取两盏半，去滓，和葛粉作汁中，煮令熟，空服食之。

治中风心脾热，言语謇涩，精神昏愦，手脚不遂，口㖞面戾，宜吃粱米粥方。

白粱米（三合） 荆芥（一握） 薄荷叶（一握） 豉（三合）

右件药，以水三大盏，煮荆芥薄荷豉取汁二盏，澄滤过，入米煮作粥，空腹食之。

治中风，五脏壅热，言语謇涩，手足不遂，神情冒昧，大肠涩滞，宜吃冬麻子粥方。

冬麻子（半升） 白粱米（三合） 薄荷（一握） 荆芥（一握）

右件药，以水三大盏，煮薄荷等，取汁二盏，去滓，用研麻子，滤取汁，并米煮作粥，空腹食之。

治中风，言语謇涩，手足不遂，大肠壅滞，筋脉拘急，宜吃薏苡仁粥方。

薏苡仁（三合） 冬麻子（半升）

右件药，以水三大盏，研滤麻子取汁，用煮薏苡仁作粥，空腹食之。

治中风，手足不遂，言语謇涩，呕吐昏愦，不下食，宜吃葛粉粥方。

白粱米饭（半升） 葛粉（四两）

右以粱米饭，拌葛粉令匀，于豉汁中煮，调和如法，任性食之。

治中风，头痛心烦，苦不下食，手足无力，筋骨疼痛，口面㖞斜，言语不正，宜吃葱豉薏苡仁粥方。

葱白（一握） 豉（三合） 牛蒡根（切，半升，洗去粗皮） 薄荷（一握） 薏苡仁（三[②]合）

右件药，以水五大盏，煮葱白牛蒡根薄荷豉等，煎取二盏半，去滓，入薏苡仁，煮作粥，空腹食之。

治中风，伤寒壮热头痛，初得三二日，宜服发汗豉粥方。

豉（一合） 荆芥（一握） 麻黄（三分，去根节） 葛根（一两，锉） 栀子仁（三分） 石膏（三两，捣碎，绵裹） 葱白（半两，切） 粳米（二合）

右以水三大盏，都煎至二盏，去滓，内米煮作稀粥，服之，汗出为效，如未有大汗，宜再合服之。

治中风，头痛湿痹，四肢拘挛痛，宜吃苍耳叶羹方。

苍耳嫩苗叶（一斤） 酥（一两）

右件药，先煮苍耳三五沸，漉出，用豉一合，水二大盏半，煎豉取汁一盏半，入苍耳及五味调和作羹，入酥食之。

治中风，心烦口干，手足不遂，及皮肤热疮，宜吃牛蒡叶羹方。

牛蒡叶（一斤，肥嫩者） 酥（一两）

右件药，以汤煮牛蒡叶三五沸，令熟，漉出，于五味中重煮作羹，入酥食之。

治中风，手足不遂，言语謇涩，精神昏愦，宜吃葛粉拨刀方。

葛粉（四两） 荆芥（半两） 葱白（一握，切） 生姜（半两，切） 川椒（五十枚，去目及闭口者） 香豉（一合） 盐花（半两） 羊筒骨髓（一两）

右件药，以水五大盏，先煎荆芥等，取汁三盏，和葛粉切作拨刀，入汁中煮熟，顿食之。

治中风，筋脉挛急，不可屈伸，及风湿等，宜吃薏苡仁粥方。

薏苡仁（二合） 薄荷（一握） 荆芥（一握） 葱白（一握） 豉（一合）

右件药，先以水三大盏，煎薄荷等，取汁二盏，入薏苡仁，煮作粥，空腹食之。

治中风湿痹，筋挛急痛，胃中积热，口疮烦闷，大肠秘涩，宜服煮黑豆方。

黑豆（半升，煮令熟） 酥（五两）

右件药，相和令匀，不问食前后，吃一两匙。

治中风，筋骨风冷顽痹，或多不睡，宜吃酸枣仁粥方。

酸枣仁（半两，炒令黄，研末，以酒三合浸汁） 粳米（三合）

右件药，先以粳米煮作粥，临熟，下酸枣仁汁，更煮三五沸，空心食之。

治中风湿痹，五缓六急方。

野驼脂（一斤，炼熟，滤去滓）

右件药，收于瓷盒中，每日空腹，以暖酒一中盏，调下半匙。

治中风，挛急疼痛方。

雁脂（五两，炼熟，滤过）

右件药，收于合中，每日空心，以暖酒一中盏，调下半匙。

治中风烦热，皮肤瘙痒，醍醐酒方。

醍醐（四两）

右件药，以暖酒一中盏，调下半匙。

治中风湿痹，五缓六急，骨中疼痛，不能踏地，宜吃乌雌鸡羹方。

乌雌鸡（一只，治如食法）

右煮令熟，细擘，以豉汁姜椒葱酱调和作羹，空腹食之。

治中风，脚膝疼痛，不能践地，宜吃鹿蹄肉羹方。

鹿蹄一具，洗如法，煮令熟，擘细，于五味汁中煮作羹，空腹食之。

治中风头眩，心肺浮热，手足无力，筋骨烦疼，言语謇涩，一身动摇，宜吃蒸驴头肉方。

乌驴头（一枚，洗如法）

右蒸令极熟，细切，更于豉汁中煮，着葱椒盐，重煮点少许酥，任性食之。驴肉亦可作腌脸，或煮食之亦得。

治中风，手足不遂，筋骨疼痛，心神烦躁，口面偏斜，宜吃蒸乌驴皮方。

乌驴皮（一领，挦洗如法）

右蒸令熟切，于五味汁中更煮，空腹随性食之。

治中风，目眩羸瘦，小儿惊痫，及五劳，手足无力，宜吃蒸羊头肉方。

白羊头（一枚，洗如法）

右蒸令极熟切，以五味汁食之，或作脍，入五辛酱醋食之亦得。

治中风，心痹风热，手足不遂，及风痹不仁，筋急，五缓六急，恍惚烦躁，宜吃熊肉腌脸方。

熊肉（一斤，煮令熟，切碎）

右如常法调和，作腌脸，空腹食之。

治心虚风眩头痛，宜服薯蓣拨粥方。

生薯蓣不限多少，去皮，磨如稀面。

右和白面作拨粥，于豉汁中煮，入五味调和食之。

治风不论冷热，宜吃天蓼木粥方。

天蓼木（半斤，捣为末）

右以水一大盏半，入末半匙，煎至一盏，去滓澄清，入米一合煮粥，空心食之。

食治风邪癫痫诸方

夫风邪癫痫者，由血气虚，风邪入于阴经故也，人有气血，荣养脏腑，若气血少，则心虚而精神离散，恍惚不安，因为风邪所伤，则发癫也。又癫病者，亦由积搐风热，发则仆地，吐涎沫，无所觉者是也，宜以食治之。

治风邪癫痫，心烦惊悸，宜吃苦竹叶粥方。

苦竹叶（二握）　粟米（二合）

右先以水二大盏半，煮苦竹叶，取汁一盏五分，去滓，用米煮作粥，空腹食之。

治风邪癫痫，口干舌焦，心烦头痛，暴热闷乱，宜吃石膏粥方。

石膏（半斤）　粳米（三[③]合）

右以水五大盏，煮石膏，取二大盏，去石膏，用米煮粥，欲熟，入葱白二茎，豉汁二合，更同煮候熟，空心食之，石膏可三度用之。

治风邪癫痫，忧恚虚悸，及产后中风痫恍惚，猪心羹方。

猪心（一枚，细切）　枸杞菜（半斤，切）　葱白（五茎，切）

右以豉二合，用水二大盏半，煎取汁二盏，去豉，入猪心等，并五味料物作羹食。

治风邪癫痫，不欲睡卧，自能骄倨，妄行不休，言语无度，安五脏，下气，宜吃白雄鸡羹方。

白雄鸡（一只，治如食法）

右以水煮令烂熟，漉出，擘肉，于汁中入葱姜五味作羹，空心食之。

治风邪癫狂病，经久不差，或歌或笑，行走无时，宜吃猳[4]猪肉脍方。

猳猪肉（五斤）

右以水煮熟，切作脍，入五味，取性食之。

治风邪癫痫，发歇不定，宜吃猪头脍方。

猪头（一枚）

右以水煮熟，停冷，切作脍，以五味食之。

治风邪癫痫，或言语恍惚，脏腑虚冷，宜吃野狐肉及五脏作羹方。

野狐肉（一斤，及肠肚净洗）

右以豉三合，以水五大盏，煎取汁三盏，去豉，入狐肉及五脏，相和作羹，入五味调和食之。或蒸或煮，食之并效。

治风邪癫痫，及愁忧不乐，安心气，宜吃驴肉腌脸方。

驴肉五斤，先以水煮熟，细切，用豉汁中著葱酱，作腌脸食之，或作羹亦得。

食治风热烦闷诸方

夫风热者，由肤腠虚，风热之气，先伤皮毛，而入于肺，风在胸膈，心肺壅滞，则令人头面浮热，心神昏闷，故谓之风热也，宜以食治之。

治风热，心胸烦闷，不得睡卧，宜食酸枣仁煎饼方。

酸枣仁（三分，炒熟，捣末）　人参（一分，末）　茯神（一分，末）　糯米（四两，水浸，细研）　白面（四两）

右件药末，入米面中，以水调作煎饼食之，要着肉臛五味食之，并可。

治热毒风，心膈烦闷，或小便赤涩，淡竹沥粥方。

淡竹沥（一合）　石膏（一两，捣碎）　黄芩（一分，捣研）　粟米

（二合） 蜜（半合）

右先以水二大盏半，煎石膏黄芩至一盏半，去滓，下米煮粥，欲熟，入竹沥及蜜，搅匀候熟，任意食之。

治心胸结气，烦闷，恐悸风热，惊邪口干，茯苓粥方。

赤茯苓（一两） 麦门冬（一两，去心） 粟米（二合）

右件药，细锉，先以水二大盏半，煎至一盏半，去滓，下米煮作粥，温温食之。

治风热烦闷，心悬肠癖，腹中邪气，养脾胃气，助十二络脉，通九窍安神，保[⑤]恍惚，大枣粥方。

大枣（二七枚） 茯神（半两） 粟米（二合）

右件药，细锉，先以水二大盏，煮至一盏半，去滓，下米煮粥，温温食之。

治风热攻心，烦闷恍惚，神思不安，煮梨汤方。

梨（三枚，切） 沙糖（半两）

右以水一大盏，煎至六分，去滓，食后分温二服。

治风热烦闷，口干多渴，宜服煮天门冬方。

天门冬（二斤，去心） 蜜（二合）

右以水五升，煮天门冬十余沸，漉出，以新汲水淘三五遍，沥干，又以水三升和蜜，又煮三五沸，和汁收于不津器中，逐日吃三两及饮汁一合，立效。

治风热多睡，头痛烦闷，宜服木通粥方。

木通（二两，锉） 粳米（二合）

右以水二大盏，煮木通取汁一大盏半，去滓，下米煮粥，温温食之。

治风热攻心，烦闷不已，豉粥方。

豉（二合） 青竹茹（一两） 米（二合）

右以水三大盏，煎豉竹茹，取汁一盏半，去滓，下米煮粥，温温食之。

治风热，解丹石诸毒，𤍠[⑥]牛蒡方。

牛蒡嫩叶一斤，洗如法，好酥随多少㸌[⑦]牛蒡叶熟，更洗去苦味，重以酥及五味，𤍠炒食之。兼堪下饭，秋冬用根佳，春夏用叶。

又方。

右牛蒡根，捣绞取汁，每服二合，日三服。

又方。

右茅根捣绞取汁一大盏，食后分为四服。

食治三消诸方

夫消渴有三般，一者消渴，二者消中，三者消肾。若饮水多者，小便又少，名曰消渴。若吃食多，不甚渴，小便数，渐消瘦，名曰消中。若渴饮水不绝，甚者腿膝瘦弱，小便浊，有脂腋，名曰痟肾。此盖由积久嗜食咸物炙肉，饮酒过度，皆成消渴，然大寒凝海，唯酒不冰，明其酒性酷热，物无以喻如此之味，酒徒耽嗜，不离其口，酣醉已后，制不由己，饮啖无度，加以醋酱不择酸咸，积年长夜，酣饮不休，遂使三焦猛热，五脏干燥，木石犹且焦枯，且人何能不渴，治之愈不愈，属在病者，若能如方节慎，旬日而瘳，不自保惜，死不旋踵，方虽效验，其如不慎者何，其所慎者有三，一酒，二房，三咸食热曲，能慎此者，虽不服药，自可无他，不知此者，纵使金丹玉粒，亦不可救矣，良可悲夫，宜深思之，今以饮食调治，以助药力也。

治消渴，饮水不止方。

黄丹（三分）　栝楼根（一两，末）　葱白（一握，切）　白面（五两）　薤白（一握，切）

右件黄丹等末，以水和面，溲作馎饦[⑧]样，先煮葱薤白令烂熟，即内馎饦煮之，令熟，即并汁食之。

治三消，心热气逆，不下食，宜吃杏酪粥方。

煎成浓杏酪（一升）　黄牛乳（一升）　大麦仁（三合，折令细滑）

右件药，依常法煮粥食之，入白锡沙糖和之，更大美也。

治渴消，栝楼粉方。

栝楼根多取，削去皮，二月三月八月九月造佳。

右于新瓦中磨讫，以水淘，生绢袋摆，如造米粉法，曝干，热渴时，冷水调下一钱服之，大效。

治三消，小便数宜吃羊肺羹方。

羊肺（一具，治如食法）　精羊肉（五两，切）　粳米（半合）　葱白（五茎切）　生姜（少许）　盐醋等

右相和，依常法作羹饱食之。

治渴消口干，小便数，宜吃黄雌鸡粥方。

黄雌鸡（一只，治如食法）

右以烂煮取肉，随意食之，其汁和豉作粥食之，亦妙。

又方。

右取牛乳，微温饮之，生饮令人利，熟饮令人渴，故宜微温，与马乳功同。

治消渴口干，心神烦躁，宜吃栝楼根羹方。

栝楼根（半斤）　冬瓜（半斤）

右切作小片子，以豉汁中，煮作羹食之。

又方。

右单煎豉汁，滓⑨冷，渴即饮之，亦佳。

治渴消，神效煮兔方。

兔（一枚）　新桑根白皮（半斤，细锉）

右剥去兔皮及肠胃，与桑根白皮同煮，烂熟为度，尽力食肉，并饮其汁，即效。

治消渴，口干渴方。

鹿头（一枚，治如食法）

右蒸令熟，细切，入酱醋，任便食之。

治消渴饮水，日夜不止，口干，小便数方。

田中螺（五升）

右以水一斗，浸经宿，每取一大盏，入米一合，煮作粥食之，如渴即饮其水，甚效。

治渴消，发动无时，饮水不足方。

生萝卜（五枚）

右捣捩取汁一大盏，搅粥作饮，频吃甚效。

治渴消，舌焦口干，小便数方。

野鸡（治如食法）

右以水五大盏，煮取三大盏，渴即取汁饮之，肉亦任性食之。

食治水肿诸方

夫肾主于水，脾胃俱主于土，土性克水，脾与胃合，胃为水谷之海，若胃虚[10]不能传化，使水气渗溢经络，浸渍脏腑，脾得水湿，则病不能制于水，故水气独归于肾，三焦不泻，经脉闭塞，水气溢于皮肤而令肿也，宜以食治之。

治水气，腹大脐肿腰痛，不能转动方。

赤小豆（五合）　桑根白皮（三两，锉）　白术（二两）　鲤鱼（一头，三斤者，治洗如常）

右以水一斗，都一处煮，候鱼熟，取出鱼，尽意食之，其豆亦宜吃，勿着盐味，其汁入葱白及生姜橘皮，入少醋调和作羹食之，甚效。

治水肿利小便，鲤鱼粥方。

鲤鱼（一头，可重一斤，去肠，净洗）　商陆（二两，锉）　赤小豆（三合）　紫苏茎叶（二两）

右于净锅中，着水五大盏，都煮候鱼烂熟，空腹食之，其汁入葱白生姜橘皮，及少醋调和作羹食之，其豆亦宜吃，甚效。

治水气洪肿，宜服羊肉臛方。

精羊肉（五两，切）　商陆（四两，切）　葱白（七茎，并须）　豉（一合）

右以水三大盏，煮商陆取二盏半，去滓，下肉及葱等，煮作臛，空腹食之，并汁取尽。

治水气，面目及四肢虚肿，大便不通，宜服牵牛子粥方。

牵牛子（一两，一半生，一半炒，并为细末）　粳米（二合）　生姜（一分，细切）

右将米煮粥，候熟，抄牵牛子末三钱，散于粥上，并入生姜搅转，空腹食之，须臾通转，即效。

又方。

冬麻子（二合，以水研取汁一大盏半） 糯米（二合）

右以麻子汁和米，煮作粥，着少葱姜豉食之。

又方。

郁李仁（一两半，汤浸，去皮，水研取汁） 薏苡仁（二两，研碎，如粟米）

右以郁李仁汁，煮薏苡仁，作粥，空腹食之。

又方。

鲤鱼（一头，可重一斤，去鳞肠肚，净洗） 冬麻子（半升，水研，滤取汁一升） 赤小豆（半升，淘令净）

右先以水四大盏，煮鱼豆欲熟，入麻子汁，更煮十余沸，出鱼，空腹食之。其豆及汁并宜食之。

又方。

商陆汁（三合） 生姜汁（一合） 生地黄汁（三[11]合）

右相和，煎三五沸，每服二合，搅粥半盏，空心食之。

治水气，利小便，除浮肿，黑豆粥方。

黑豆（半升） 桑枝（锉，半升） 构枝（锉，半升）

右以水五大盏，煮取二大盏，去滓，每取汁一盏，入米一合，煮作粥，空心食之。

又方。

鲤鱼（一头，重一斤，治如食法）

右煮令熟，取汁并鱼，入冬瓜葱白，作羹食之。如未效，再作食之。

治脚肿满转上入腹，垂死方。

赤小豆（一升，淘令净）

右以水三斗，煮熟，去豆取汁，浸脚，冷即重暖用之，其豆食之亦妙。

治十种水病不差，垂命方。

猯[12]猪肉（半斤，细切）

右用粳米三合，水三升，入肉葱豉椒姜作粥，每日空腹食之。

又方。

青头鸭（一只，剥去毛足头及肠）

右修事和粳米煮，令熟，着五味姜葱豉，任意食之[13]。

食治咳嗽诸方

夫五脏六腑皆有嗽，而肺取[14]多，然肺居四脏之上，外合皮毛，皮毛喜受风冷，故肺独易为嗽也，寒气客于肺，则寒热上气，喘急汗出，胸满喉鸣，多痰唾，面目浮肿，故谓肺嗽也。肝嗽者，其状左胁下痛，甚则不能转侧。心嗽者，其状嗽而心痛，喉中介介如鲠状，甚即咽肿。脾嗽者，其状右胁痛，喑喑引于背，甚者则不可转动，动则嗽剧。肾嗽者，其状腰背相引，痛甚则咳逆，此皆由风寒冷热所伤，或饮食不节所致，宜以食治之也。

治上气咳嗽，胸膈妨痛，气喘，粳米桃仁粥方。

粳米（二合）　桃仁（一两，汤浸去皮尖双仁，研）

右以桃仁和米煮粥，空腹食之。

又方。

猪脏[15]（一具，去脂，细切）　生地黄（六两，取汁）　稀饧（四合）

右炒猪脏[15]，即下地黄汁，及姜葱盐豉各少许，候熟，去滓，取汁，即下饧搅匀，以瓷器中盛，每食后吃三两匙。

治伤中筋脉，急上气，咳嗽，鹿髓煎方。

鹿髓（半斤）　蜜（三合）　生地黄汁（四合）　酥（三合）　桃仁（三两，二味各汤浸去皮尖双仁，研碎，以酒浸，绞取汁一升）　杏仁（三两）

右煎地黄杏仁桃仁等，汁减半，内鹿髓酥蜜，煎如稀饧，收瓷盒中，每取一匙，搅粥半盏，不计时候食之。

又方。

枣（二十枚，去核）　酥（四两）

右以酥微火煎，令入枣肉中，泣尽酥，常含一枚，微微嚼，咽下极效。

又方。

稀饧（三合）　杏仁（二两，汤浸去皮尖双仁，熬研成膏）

右相和得所，每取一匙，搅粥半盏，不计时候食之。

又方。

生姜汁（五合）　沙糖（五两）

右煎令相和，每服一匙，搅粥半盏，不计时候食之。

益心润肺，治胸膈烦躁，除咳嗽，灌藕方。

生藕（五梃，大者）　生百合（二两）　生薯药（三两）　白茯苓（三两，末）　枣（三七枚，去皮核）　生天门冬（二两，去心，细切）面（四两）　牛乳（二合）　蜜（六合）

右将百合薯药天门冬烂研，入蜜更研取细，次入枣瓤，次入茯苓，次入面，溲和，干即更入黄牛乳，调看稀稠得所，灌入藕中逐渐窍令满，即于甑中蒸熟，每饭后或临卧时，少少食之。

治肺气疗虚羸，喘息促急，咳嗽等，宜服杏仁粥方。

杏仁（二十一枚，汤浸去皮尖双仁，研以三合黄牛乳投绞取汁）　枣（七枚，去核）　粳米（二合）　桑根白皮（二两，锉）　生姜（一分，切）

右以水三大盏，先煎桑根白皮枣姜等，取汁二盏，将米煮粥，候临熟，入杏仁汁，更煮五七沸，粥成，不计时候食之。

治上气喘急咳嗽，宜服此方。

猪胰（三具，去脂，细切）

右以枣三十枚，去皮核，好酒三升同浸，秋冬七日，春夏三日，布捩去滓，随性暖服之。

食治烦热诸方

夫心烦者，由阴阳更虚，阴气偏少，阳气暴胜故也，亦有风热相搏，风毒攻心，烦躁昏愦，狂言失志者，宜以食治之。

治烦热去渴，补中，养神益气，除百疾，令人心神悦畅，藕实羹方。

藕实（三两，新嫩者）　甜瓜皮（四两，切）　莼菜（四两，切）

右以豉汁中，相和作羹，调和食之。

治心下烦热，止渴，鸡子羹方。

鸡子（三枚）　莼菜[16]（一斤，切）　淡竹笋（四两，去皮，切）

右以豉汁中煮作羹，临熟，破鸡子投入羹中食之。

治壅毒攻心，烦热恍惚，黑豆羹方。

黑豆（三合）　淡竹叶（五十片）　枸杞茎叶（五两，切）

右以水二大盏，煮二味，取一大盏，去滓，下枸杞叶，煮熟，入五味，作羹，放温食之。

治气壅烦热或渴，藿叶羹方。

藿叶（一斤，切）　葱白（一握，切）

右以豉汁中煮，调和作羹食之。

治膈上烦热多渴，导利九窍，滑石粥方。

滑石（二两，碎）　粳米（二合）

右以水三大盏，煎滑石至二盏，去滓，下米煮粥，温温食之。

治心下烦热多渴，恍惚，寒水石粥方。

寒水石（二两，捣碎）　粳米（二合）　牛蒡根（四两，切）

右二味，以水四大盏，煎至二盏半，去滓，下米煮粥食之。

治心膈虚躁，口干烦渴，不多饮食，小便赤涩，生地黄粥方。

生地黄汁（一合）　生姜汁（半合）　蜜（一合）　粳米（二合）　淡竹沥（二合）

右件药，先将米煮粥，临熟，下地黄姜汁煮令熟，次下蜜并竹沥，搅转，食后良久，或临卧食之。

治胸中烦热，或渴心躁，葛粉粥方。

葛粉（四两）　粟米（半斤）

右以水浸粟米经宿，来日漉出，与葛粉同拌令匀，煮粥食之。

治风壅，心膈烦热，口舌干渴，木通粥[17]方。

木通（二两，锉）　生地黄（五两，切）　粳米（三合）

右以水三大盏，煎取二盏，去滓，入米煮粥食之。

治心胸结气，烦热，或渴，狂言为[18]悸，茯神粥方。

茯神（一两）　羚羊角屑（半两）　粳米（三合）

右二味，捣罗为末，与米同煮为粥，食之。

治心中烦热，狂言目眩，宜吃藕羹方。

藕（半斤，去皮，薄切）　薄荷（一握）　莼菜（半斤）　豉（二合）

右以水浓煎，豉汁中作羹，入五味，饱食之。饥即再作食之。

治心脏烦热，止渴除口干，散积血，极效方。

藕（半斤，去皮，绞取汁）

右以蜜一合相和，服之。

治烦热少睡多渴，小麦饭方。

右用小麦作饭，水淘食之。

通利肠胃，除胸中烦热，解酒毒，菘菜羹方。

菘菜（二斤）

右煮作羹，淡食之。作齑食亦妙[19]。

治心脏烦热，躁渴不得睡卧，酸枣仁粥方。

酸枣仁（一两，捣为末）　粳米（二合）

右煮米作粥，临熟，下酸枣仁末半两，搅匀食之。

治胸中伏热，心烦躁闷，口干气逆，宜吃玉屑饭方。

粱米饭（一盏）　绿豆粉（四两，锉）

右将饭散于粉内，拌令匀，入汤内煮令熟，用豉汁和食之。

食治霍乱诸方

夫阴阳不顺，清浊相干，气射中焦，名为霍乱也。皆由饱食豚脍，复啖乳酪，海陆百品，无所不餐，多饮寒浆，眠卧冷席，风冷之气，伤于脾胃，胃中诸食结而不消，阴阳二气壅而反戾，阳气欲升，阴气欲降，阴阳交错，变成吐利，吐利不已，百脉昏乱，荣卫俱虚，冷搏于筋，则令转筋，宜以食治之也。

治霍乱不止，心胸烦闷，宜吃诃黎勒粥方。

诃黎勒皮（半两） 生姜（一两，切） 粳米（二合）

右以水三大盏，煎诃黎勒等，取汁二盏，去滓，下米煮粥，不计时候食之。

治霍乱吐利腹痛等疾，高良姜粥方。

高良姜（一两，锉） 粳米（二合）

右以水三大盏，煎良姜取二盏半，去滓，下米煮粥食之。

治霍乱后气脱虚羸，或泻不止，宜服蜡粥方。

黄蜡（半两） 粳米（三合，细研）

右先以水煮粳米作粥，临熟，次下蜡，更煮，候蜡消，温温服之。

食治五噎诸方

夫五噎者，一曰气噎，二曰忧噎，三曰食噎，四曰劳噎，五曰思噎，由阴阳不和，三焦隔绝，津液不利，气不调理之所致也，此皆忧恚嗔怒，气结在于心胸，不得宣通，是以成噎，宜以食治之也。

治五噎，胸膈妨塞，饮食不下，瘦弱无力，羊肉索饼方。

羊肉（四两，炒作臛） 白面（半斤） 陈橘皮（一分，汤浸去白瓤，焙） 生姜汁（一合）

右以橘皮末及生姜汁和面，作索饼，于豉汁中煮熟，入臛食之。

治五噎食饮不下，胸膈妨塞，瘦弱无力，宜吃黄雌鸡臛索饼方。

黄雌鸡（一只，去毛肠，炒作臛） 面（半斤） 桂心末（一分） 赤茯苓（一分，末）

右以桂心等末和面，溲作索饼，于豉汁中煮，入臛食之。

治五噎饮食不下，胸中结塞，瘦弱无力，宜吃乌雌鸡切面羹方。

乌雌鸡（半只，治如食法） 白面（四两） 桑根白皮（三分，锉） 赤茯苓（三分） 桂心末（一分）

右件二味末，入面中，先以水煮桑根白皮汤，溲面，切，入豉汁中煮熟，与鸡肉调和，一如常法食之。

治气噎方。

蜜（半斤）　酥（三两）　生姜汁（一合）

右三味相和，以微火煎如稀饧，每于酒中调一匙服之，空食之亦佳。

治噎病，胸间积冷，饮食不下，黄瘦无力，川椒面拌粥方。

川椒（一百粒，去目）　白面（二合）

右以醋淹椒令湿，漉出，于面中拌令匀，便于豉汁中煮，空心和汁吞之。

治胸膈疾气壅结，食饮不下，如似鲠噎方。

桂心（三分）　赤茯苓（一两）　桑根白皮（二两）

右件药，细锉，以水三大盏，煎二盏半，去滓，下粳米二合，煮作粥食之。

治噎不下食方。

右取崖蜜，每于粥中，化半匙食之。

治噎病不下食方。

舂杵头细糠（半合）　白面（四两）

右相和，溲作馄饨，于豉汁中煮食之。

又方。

老牛噍[20]沫如枣许大，置稀粥中饮之，终身不噎矣，勿令患人知。

食治心腹痛诸方

夫心腹痛者，由寒客于脏腑之间，与气血相搏，随气上下，攻击心腹而痛，脏气虚邪，气胜停积成疹，故令心腹痛也，宜以食治之。

治邪气攻心腹痛，桃仁粥方。

桃仁（二十一枚，去皮尖）　生地黄（一两）　桂心（一两，末）　粳米（三合，细研）　生姜（一分，并地黄桃仁以酒三合研绞取汁）

右先用水煮米作粥，次下桃仁等汁，更煮令熟，调入桂心末，空腹食之。

治心中冷气，往往刺痛，腹胀气满，荜茇粥方。

荜茇（一分）　胡椒　干姜（炮裂，锉）　槟榔　桂心（以上各一分）　粟米（三合）

右以上五味，捣罗为末，以水二大盏，米[21]煮粥，候米熟，入药末一[22]钱，搅令匀，每日空腹食之。

治心腹冷气入心，撮痛胀满，吴茱萸粥方。

吴茱萸（半两，汤浸七遍，焙干，微炒，捣末）　粳米（二[23]合）

右以葱豉煮粥，候熟，下茱萸末二钱，搅令匀，空腹食之。

治心腹冷气，往往结痛，或遇风寒，及吃生冷，即痛发动，高良姜粥方。

高良姜（半两，锉）　粳米（二合）　陈橘皮（半分，汤浸去白瓤，末）

右以水三大盏，煎高良姜陈橘皮，取汁一盏半，去滓，投米煮粥，空腹食之。

治冷气心腹痛，妨胀，不能下食，紫苏粥方。

紫苏子（一合，微炒）　桂心（末，二钱）

右捣碎紫苏子，以水二大盏，绞滤取汁，入米二合煮粥，候熟，入桂末食之。

食治一切痢疾诸方

夫一切痢者，由荣卫不足，肠胃虚冷，冷热之气，乘虚入胃，客于肠间，肠虚即泄也，此皆由饮食生冷，脾胃虚弱，不能制于水谷，故糟粕不结聚，而变为痢也，宜以食治之也。

治积冷气，痢下脓血，肌瘦，不能饮食，炙肝散方。

猪肝（一具，去筋膜）　木香　人参（去芦头）　白术　黄连（去须，微炒）　干姜（炮裂，锉）　陈橘皮（汤浸，去白瓤，焙）　诃黎勒（煨用皮）　芜荑（以上各半两）　乌梅肉（三分，微分[24]）

右捣细罗为散，将肝切作片子，以药末一两，掺令匀，即旋以弗[25]子炙令香熟，空腹食之，如渴即煎人参汤温温服之。

治赤白痢，久不差，困劣，烦渴甚者，宜服羊脂粥方。

羊脂（一两） 猪脂（一两） 黄牛脂（三两） 葱薤（各五茎，切去须） 汉椒（去目及闭口者，微炒，捣末，半钱） 生姜（一分，切） 莳萝末（一钱）

右先将脂等与葱薤生姜同炒，次用水入粳米三合，煮成粥，入莳萝椒末，搅令匀，空腹顿[26]服之。

治脾胃久冷气痢，瘦劣甚者，宜食猪肝饆饠[27]方。

豮猪肝（一具，去筋膜） 干姜（半两，炮裂，锉） 芜荑（半两） 诃黎勒（三分，煨用皮） 陈橘皮（三分，汤浸去白瓤） 缩砂（三分，去皮）

右捣诸药为末，肝细切，入药末一两，拌令匀，依常法作饆饠，熟熥，空心食一两枚，用粥饮下亦得。

治赤白痢，蜡煎饼方。

鸡子（五枚，取黄） 薤白（三茎，去须，细切） 白面[28]（四两） 白蜡（一两）

右将鸡子并薤白，调和面[29]，作煎饼，用蜡揩铛，唯熟为妙，空腹任意食之。

治积冷下痢腹痛，宜吃醋煮猪肝方。

豮猪肝（一[30]具，去筋膜，切） 芜荑末（半两）

右以酽醋二升，入芜荑末，煮肝令熟，空心任性食之。

治赤白痢，休息气痢，久不差者，宜吃拨粥方。

薤白（一握，去须，细切） 葱白（一握，去须，细切[31]） 白面（四两）

右以上和面，调令匀，临汤，以箸旋拨入锅中，熟煮，空腹食之。

治赤白痢及水痢，生姜粥方。

生姜（半两，湿纸裹，煨熟，细切） 白面（可拌姜令足）

右将姜于面中拌[32]，如婆罗门粥法，于沸汤中下煮令熟，空腹温温吞之。

治冷痢，饮食不下，宜吃附子粥方。

附子（一分，炮裂，去皮脐） 干姜（一分[33]，炮裂，锉）

右件药，捣细罗为末，每日空腹煮粥，内药二[34]钱食之，以差为度。

治胃腹虚冷，下痢赤白，鲫鱼粥方。

鲫鱼（四两，切作脍） 粳米（二[35]合）

右以米和脍作粥，入盐椒葱白，随性食之。

治脾胃气弱，食不消化，痢下赤白不止方。

曲末（一两，微炒） 粳米（二合）

右煮粥，空腹食之，亦主小儿无辜痢。

治脾胃虚冷，下白脓痢，及水谷痢，薤白粥方。

薤白（去须，切，五合） 粳米（二合）

右作粥，入姜椒，煮令熟，空腹食之。

治血痢，日夜百余行，宜服此方。

葛粉（二两） 蜜（一[36]合）

右以新汲水二中盏，搅令匀，空腹分两度服之。

治诸痢不差，黍米粥方。

黍米（二合） 蜡（一两） 羊脂（一两） 阿胶（一两，捣碎，炒令黄燥，捣末）

右煮黍米作稀粥，临熟，入阿胶腊羊脂搅令消，空腹食之。

治水痢不差，宜服此方。

林檎（十颗）

右以水一大盏，煮取六分，去滓，每取一合，搅粥食之。

治赤白痢久不差，鲫鱼脍方。

鲫鱼一斤鲜者，去鳞鬣肠，细切作脍，用蒜齑调和食之。

治血痢，马齿粥方。

马齿菜（二大握，切） 粳米（三合，折细）

右以水和马齿菜煮粥，不着盐醋，空腹淡食一顿效。

食治五痔诸方

凡痔疾有五，若肛边生肉如鼠奶，出孔外，时时脓血出者，名牡痔，若肛边肿痛生疮者，名牝痔，亦名漏痔，若肛边有核肿痛，及寒热者，名肠痔，若因便而清血随出，名血痔，或大便难，肛边生疮，痒痛出血者，名脉痔。此者皆中于风寒之气，或房室不节，或醉饱过度，劳于气血，而经脉流溢渗入肠间，冲于下部之所致也，宜以食治之。

治五痔下血不止，黄芪粥方。

黄芪（一两，细切）　粳米（二合）

右以水二大盏，煎黄芪取一盏半，去滓，下米煮粥，空腹食之。

又方。

苍耳苗叶（一斤，细切）　粳米（三合）

右豉汁中，入米煮作羹着少盐葱白，空腹食之，作粥亦得。

又方。

杏仁（一两，汤浸去皮尖双仁，研，入水一大盏绞汁）　粳米（二合）

右杏仁汁中，投米煮作粥，空心食之。

治五痔及泻血，赤糊饼方。

赤糊饼（三枚，市买者）　胡荽（五两，洗择，入少醋拌）

右空腹，以糊饼夹胡荽食之，不用别吃物，一两服血止。

治五痔及煞诸虫方。

鳗鲡鱼，治如食法。

右切作片，以盐椒葱白调和，炙熟食之。

治五痔瘘疮，宜服此方。

鸳鸯一只，治如食法，煮令熟，细切，以五辛和食之。作羹亦妙。

治五痔下血不止，肛肠疼痛方。

野狸一只，去皮肠胃及骨。

右薄切作片，着少面，并椒姜葱白盐醋调和，炙熟食之，或作羹食之皆效。

又方。

鸲鹆一只，去毛羽肠肚，炙令熟食之，作羹亦得。

又方。

木槿花半斤，新者，于豉汁中，入椒盐醋葱白相和，煮令熟，空腹食之。

又方。

萹竹叶半斤

右切入豉汁中，煮作羹，着少盐醋椒葱白调和，空腹食之。

治痔病下血不止方。

桑耳（二两，捣碎）

右件药，每服一两，以水一大盏，煎取七分，去滓，着椒盐葱白粳米，煮作羹，空腹食之。

治久患野鸡痔，下血不止，肛边疼痛，食之十顿无不差方。

野猪肉（一斤）

右切作片，着椒姜葱白，煮令熟，空腹食之，作羹亦得。

治野鸡痔，下血不止，肛边疼痛方。

鲤鱼一头治如食法。

右细切作脍，以蒜酱盐醋食之。

食治五淋诸方

夫五淋者，石淋，劳淋，血淋，气淋，膏淋是也。此皆由肾虚，而膀胱热也，肾虚则小便数，膀胱热则水下涩，数涩则淋沥不宣，故谓之淋也，宜以食治之。

治五淋，小便涩少疼痛，宜吃冬麻子粥方。

冬麻子（二合）　葵子（一合）　米（三合）

右研二味，以水二大盏，淘绞取汁，和米煮粥，浑着葱白，熟煮食之。

又方。

葵菜（一斤，切）　粳米（二合）　葱白（一握，去须，切）

右以水煮葵菜令熟，入米及葱煮熟，入少许浓生姜汁，搅令匀，空腹食之。

治五淋，小便秘涩妨闷，宜食酥浆水粥方。

酥（一合）　米（三合）　浆水（二升）

右以浆水煮粥，临熟下酥，适寒温食之。

治五淋，小肠结痛，小便不快，宜食榆白皮索饼方。

榆白皮（二两，切） 面（四两）

右以水一大盏半，煎榆[37]皮取汁一盏，去滓，溲面作索饼，熟煮，空心食之。

治热淋小便出血疼痛，车前子叶作羹方。

车前子叶（一斤） 葱白（一握） 粳米（二合）

右切车前子叶，和豉汁中，煮作羹，空腹食之。

治小便出血磣痛，宜吃生地黄粥方。

生地黄汁（三合） 蜜（二合） 米（一[38]合） 车前叶（取汁，三合）

右先以水一大盏半，煮成粥，次入诸叶汁及蜜，更煎三两沸，分为二服。

治热淋，小便涩少，磣痛沥血，宜服葡萄煎方。

葡萄（绞取汁，五合） 藕汁（五合） 生地黄汁（五合） 蜜（五两）

右相和，煎如稀饧，每于食前服二合。

治热淋，小便磣痛，腹内气壅，宜食冬瓜羹方。

冬瓜（一斤） 葱白（一握，去须，细切） 冬麻子（半升）

右捣麻子，以水二大盏，绞取汁，煮冬瓜葱白作羹，空服食之。

治小便淋涩少痛，宜食青头鸭羹方。

青头鸭（一只，全用肉，细切） 冬瓜（四两，细切） 萝卜（四[39]两，细切） 葱白（四两，细切）

右如常法作羹，着[40]盐醋五味，空腹食之。

又方。

青粱米（半升） 葱白（半斤，去须，切）

右于豉汁中，煮作粥，空腹量力食之。

治小便不通淋沥，宜服青小豆方。

青小豆（半升） 冬麻子（三合，捣碎，以水二升淘绞取汁） 陈橘皮（一合，末）

右以冬麻子汁煮，橘皮及豆，令熟食之。

治热淋，利小便，宜食凫葵粥方。

凫葵（一斤，切）　粳米（半升）

右于豉汁中煮作粥，空腹食之佳。

治小便赤涩，脐下急痛，葱粥方。

葱白（十茎，去须，切）　黄牛乳（二[41]合）　粳米（三合）

右先以乳炒葱令熟，即入米水，依寻常煮粥，食之。

又方。

右取牛犊蹄煮熟热吃，甚利小便。

食治小便数多诸方

夫小便数又多者，此由下焦虚冷故也，肾主水，与膀胱为表里，肾气衰，不能制于津液，脬内虚冷，水下不禁，故令小便数而多也。

治膀胱虚冷，小便数不禁，补益五脏，黄雌鸡肉粥方。

黄雌鸡（一只，去毛羽肠脏）　粳米（一升）　黄芪（一两，锉）　熟干地黄（一两半）

右三味同煮，令极熟，去药，及擘去鸡骨，取汁并肉，和米煮作粥，入盐酱一如食法调和，空服食之，作羹及馄饨任意食之，亦得。

治下焦虚冷，小便多数，瘦损无力，宜食生薯药羹方。

生薯药（半斤，切）　薤白（半斤，去须，切）

右于豉汁中煮作羹，如常调和食之。

治小便多数，瘦损无力，宜食羊肺羹方。

羊肺（一具，细切）

右入酱醋五味，作羹食之。

治小便数多，宜食小豆叶羹方。

小豆叶（一斤，细切）

右于豉汁中煮，调和作羹食。

治小便利，宜食鸡肠叶羹方。

鸡肠叶（一斤，细切）

右于豉汁中煮，调和作羹食之。

【校注】

①触：日本抄本作"能"字。

② 三：日本抄本作"二"。

③ 三：日本抄本作"一"。

④ 猳（jiā 家）：古同"豭"，公猪。

⑤ 保：据文义疑为"除"字。

⑥ 炰："缹"的异体字。缹（fǒu 否）：煮。日本抄本作"蒸"字。

⑦ 炼："煠"的异体字。煠同"炸"。

⑧ 馎饦：古代一种水煮的面食。

⑨ 滓：日本抄本作"候"字。

⑩ 虚：日本抄本作"脘"字。

⑪ 三：日本抄本作"二"。

⑫ 猯（tuān 湍）：野豬。

⑬ 食之：其下日本抄本有"切勿入盐"四字。

⑭ 取：日本抄本作"寂"字。

⑮ 胵：日本抄本作"脌"字。脌："喉"的异体字。

⑯ 莼菜：日本抄本作"莽草叶"三字。

⑰ 粥：日本抄本作"散"字。

⑱ 为：日本抄本作"惊"字。

⑲ 妙：日本抄本作"好"字。

⑳ 噍（jiào 嚼）：吃东西，嚼。

㉑ 米：日本抄本作"水"字。

㉒ 一：日本抄本作"三"。

㉓ 二：日本抄本作"一"。

㉔ 分：据文义疑为"炒"字。

㉕ 弗（chǎn 铲）：烤肉用的铁扦。

㉖ 顿：日本抄本作"填"字。

㉗ 饆饠（bìluó 毕罗）：原指抓饭，古代的一种食品。类似现在的八宝饭。后亦指饼类。

㉘ 面：日本抄本作"曲"字。

㉙ 面：日本抄本作"曲"字。

㉚ 一：日本抄本作"四"。

㉛ 切：日本抄本作"末"字。

㉜ 拌：其下日本抄本有"和"字。

㉝ 分：日本抄本作"两"字。

㉞ 二：日本抄本作"一"。

㉟ 二：日本抄本作"三"。

㊱ 一：日本抄本作"二"。

㊲ 榆：其下日本抄本有"白"字。

㊳ 一：日本抄本作"三"。

㊴ 四：日本抄本作"半"字。

㊵ 着：日本抄本作"责"字。

㊶ 二：日本抄本作"三"。

卷第九十七

食治妊娠诸方

凡初有妊，四肢沉重，不多饮食，脉理顺时，是欲有胎，如是经三二日，便觉不通，则结胎也。其状，心中愦愦，头目眩，四肢沉重，懈怠不能执作，恶闻食气，欲啖酸咸果实，多卧少起，是谓恶食，其至三月以上，皆大剧，吐逆，不能自胜举，如有前候者，便依此饮食将息，既得食力，体强色盛，足以养胎，子母安健也。

治初欲有妊，心中愦闷，呕吐不下食，恶闻食气，头重眼肿，四肢烦疼，多卧少起，恶寒汗出，疲乏，羊肉臛方。

羊肉（四两，切，炒作臛）　面（半两）

右件索饼，于生姜豉汁中煮，和臛食之。

治妊娠，胎脏壅热，不能下食，心神躁闷，鲤鱼汤方。

鲤鱼（一头，长一尺者，治如食法）　生姜（一两，切）　豆豉（一合）　葱白（一握，去须，切）

右以水五升，煮鱼等令熟，空腹和汁食之。

治妊娠，胎动不安，糯米阿胶粥方。

糯米（三合）　阿胶（一两，捣碎，炒令黄燥，捣为末）

右件药，先煎糯米作粥，临熟下胶末，搅匀食之。

妊娠安胎，及治风寒湿痹腰脚痛，乌雌鸡肉粥方。

乌雌鸡（一只，取肉）　糯米（三合）

右切鸡肉，于豉汁中和米煮粥，入盐椒葱白，空腹食之。或作羹，及馄饨索饼食之，亦得。

养胎脏，及治胎漏下血，心烦口干，丹雄鸡肉索饼方。

丹雄鸡（一只，取肉作臛） 白面（一斤）

右溲面作索饼，和臛，任意食之。

治妊娠，因伤动，腹里疞痛，宜服安胎鲤鱼粥方。

鲤鱼（一头，重一斤，去鳞鬣肠胃，细切） 苎根（二[①]两，干者，净洗，锉） 糯米（五合）

右件药，以水三碗，先煎苎根，取汁二碗，去滓，下米并鱼煮粥，入五味，空腹食之。

治妊娠，伤寒头痛，豉汤方。

豉（一合） 葱白（一握，去须，切） 生姜（一两，切）

右以水一大盏，煮至六分，去滓，分温二服。

治妊娠损动下血，苦烦满，豉汤服鹿角末方。

豉（一合） 鹿角末（一分）

右以水一大盏，煮豉取汁六分，内鹿角末搅匀，分为二服。

治妊娠，损动腹痛方。

冬麻子二合，捣碎，以水一大盏，煎至七分，去滓，分温二服。

治妊娠下血如故，名曰漏胎，胞干胎毙，宜服地黄粥方。

生地黄汁（三合） 糯米（三合）

右煮糯米作粥，临熟，下地黄汁搅调令匀，空腹食之。

又方。

阿胶（半两，炙黄为末） 龙骨末（一分） 艾叶末（一分）

右用糯米二[①]合，入前药，以水煮作粥，空腹食之。

治妊娠，恒苦烦闷，此名子烦，宜吃竹沥粥方。

淡竹沥（三合） 粟米（三合）

右以水煮米作粥，临熟，下竹沥搅令匀，停冷食之，单饮竹沥三二合亦佳。

治妊娠腰痛方。

黑豆（二合）

右以酒二大盏，煮取一盏，去滓，食前分温三服。

食治产后诸方

夫妊娠十月既足，百骨皆拆②，肌肉开解，然后能生，百日之内，犹名产母，时人将谓一月便为平复，岂不谬乎，若饮食失节，冷热乖理，血气虚损，因此成疾，药饵不和，更增诸病，令宜以饮食调治，庶为良矣。

治产后瘀血及癥结，疼痛无力，地黄粥方。

生地黄汁（二合）　生姜（半两，取汁）　粳米（三合）

右以米作粥，临熟，入二味汁，搅和令匀，空心食之。

治产后血癥，疼痛不多食，桃仁粥方。

桃仁（一两，汤浸去皮尖双仁）　粳米（二合）

右以水二大盏，烂研桃仁，绞取汁作粥，空心食之。

治产后血气虚弱，不能下食，粟米粥方。

粟米（三合）　羊肉（半斤，去脂膜，拣取四两，细切）

右以水五大盏，下米羊肉同煮，欲熟，入盐醋椒葱，更煮粥令熟，空心食之。

治产后腹中积血，及中风汗出，益气肥健，利小便，冬麻子粥方。

冬麻子（一合，以水研取汁三升）　薏苡仁（一合，捣碎）　粳米（二合）

右用冬麻子汁，煮二味作粥，空心食之。

治产后中风，血气惊邪，忧恚悸逆，猪心羹方。

猪心（一枚，切）　葱白（一握，去须，细切）

右以豉汁盐椒米，同作羹食之。

治产后虚劳，血气不调，腹肚结痛，血运昏愦，心热烦躁，不多食，益母草汁粥方。

益母草汁（二合）　生地黄汁（二合）　藕汁（二合）　生姜汁（半合）　蜜（二合）　白粱米（一合，水淘，研令细）

右先以水一大盏，煮米作粥，次入诸药汁，更煎三两沸，每服吃二合，日三服。

治产后赤白痢，腰疼腹痛，食少，煨猪肝方。

猪肝（四两，去筋膜）　芜荑（一两，捣末）

右薄切猪肝，掺芜荑末，调和令匀，溲面裹，更以湿纸裹三五重，煻火煨令熟，去面，空心食之。

治产后赤白痢，脐下痛，不下食，鲫鱼粥方。

鲫鱼肉（一斤）　粟米（三合，别煮粥）

右用湿纸裹鱼，煨熟，去骨细研，候粥熟，下鱼，入盐醋调和，空心食之。

治蓐劳，乍寒乍热，猪肾粥方。

猪肾（一具，去脂膜，切）　粟米（三合）

右以豉汁五味，入米作粥，空心食之。

治产后虚损，少乳，猪蹄羹方。

猪蹄（一具，切）　粟米（三合）

右一如常法，入五味作羹食之。

治产后乳不下，闭闷妨痛，猪肝羹方。

猪肝（一具）　粟米（一合）

右一如常法作羹粥，空心食之。

治产后赤白痢，腰脐[3]痛，薤白粥方。

薤白（一茎，切）　粟米（二合）

右作粥，空心食之。

治产后虚冷，下痢腹痛，食少，鲫鱼熟脍方。

鲫鱼（二斤，作脍）　时萝　陈橘皮（去瓤，焙）　芜荑　干姜（炮）　胡椒（五味等分，捣罗为末）

右煎豉汁中煮脍，临熟，合宜下料味调和，空心食之。

治产后虚羸无力，腹肚冷痛，血气不调，及头中风冷，汗出不止方。

白羊肉（一斤，细切）

右调和作腌腊及羹，空心食之。

治产后风眩，瘦病，五劳七伤，心虚惊悸方。

右烂[4]煮羊头于豉汁中，入五味调和，空心食之。

治产后，下痢腰痛方。

右用艾叶捣，粗罗为末，如常作馄饨，空心服之。

食治小儿诸方

夫生民之道，莫不以小为大者[⑤]，无于小，卒不成大，故易曰，积小以成高大也。凡小儿之痛[⑥]，状证甚多，造次之间，编载不尽，其诸方药，备在诸经，令[⑦]聊举食治单方，以救仓卒之要尔。

治小儿心脏积热，烦躁恍惚，牛蒡粥方。

牛蒡根汁（一合）　粳[⑧]米（一合）

右以水一大盏，煮粥，临熟投牛蒡汁，搅匀，空腹温温食之。

治小儿下痢不止，瘦弱，鸡子粥方。

鸡子（一枚）　糯米（一合）

右煮粥，临熟，破鸡子相和搅匀，空腹入少醋食之。

治小儿心脏风热，昏愦躁闷，不能下食，梨渴粥方。

梨（三枚，切）　粳米（一合）

右以水二升，煮梨取汁一盏，去滓，投米煮粥食之。

治小儿心脏风热，精神恍惚，淡竹叶粥方。

淡竹叶（一握）　粳米（一合）　茵陈（半两）

右以水二大盏，煎二味取汁一盏，去滓，投米作粥食之。

治小儿风热，呕吐，头痛，惊啼，葛根粥方。

葛根（一两，锉）　粳米（一合）

右以水二大盏，煎至一盏，去滓，下米作粥，入生姜蜜各少许，食之。

治小儿呕吐心烦，热渴，芦根粥方。

生芦根（二两，锉）　粟米（一合）

右以水二大盏，煎至一盏，去滓，投米作粥，入生姜蜜汁少许食之。

治小儿冷伤脾胃，呕逆及痢，惊痫，人参粥方。

人参（半两，去芦头）　白茯苓（三分）　粟米（半合）　麦门冬

（一两，去心）

右件药，都细锉，每服半两，以水一大盏，煎诸药至七分盏，去滓，下米作粥食之。

治小儿水气，腹肚虚胀，头面浮肿，小便不利，郁李仁粥方。

郁李仁（一两，汤浸去皮尖，微炒） 桑根白皮（一两，锉） 粟米（一合）

右件药，捣碎，每服半两，以水一大盏，煎至七分，去滓，下米作粥，入少生姜汁，任意食之。

治小儿下痢，日夜数十行，渐至困弱，黍米粥方。

黍米（一合） 鸡子（一枚） 黄蜡（半两）

右煮粥临熟，下鸡子蜡，搅令匀，空腹食之。

治小儿血痢不差，马齿菜汁粥方。

马齿菜汁（一合） 蜜（半合） 粟米（一合）

右以水一大盏，煮作粥，后入二味和调，食前服之。

治小儿小便不通，肚痛，浆水葱白粥方。

粟米（二合） 葱白（三十茎，去[9]）

右件，以浆水煮作稀粥，临熟，投葱白搅令匀，温温服之。

食治养老诸方（并论）

夫安身之本，必须于食，救病之道，惟凭于药，不知食宜者，不足以全生，不明药性者，不能以除病，故食能排邪而安脏腑，怡神养性，以资血气，故为人子者，不可不知此道也，是故君父有疾，即先命食以疗之，食疗不愈，然后命药，故孝子须深知食药二性也。 论曰：人子养老之道，虽有水陆有[10]品珍羞，每食必忌于杂，杂则五味相挠，食之不已，为人作患，是以食啖鲜者，务令简少，饮食当令节俭，若贪味伤多，老人肠胃虚薄，多则不消，膨胀短气，必致霍乱，夏至以后，秋分之前，勿进肥浓羹臛，酥油乳酪，则无他虑矣。 所以，老人多疾者，皆由少时春夏取凉，饮食太[11]冷，其鱼脍生菜生肉腥冷之物，多损于人，直宜断之，唯乳酪酥蜜，恒宜温之而食，此大利益老年，若卒多食之，亦令人腹胀泄痢，可渐渐食之，每日常学淡食，勿食大醋物。

耆婆汤，主大虚风冷，羸弱无颜色，酥煎方。

酥（一斤）　生姜汁（一合）　薤白（三握，去须，切）　酒（三[12]升）　白蜜（一斤）　熟油（一升）　川椒（二合，去目及闭口者，微炒）　胡麻仁（一升，烂研）　橙叶（二握，切）　豉（一升）　糖（一升）

右件药，先以酒浸豉一宿，绞去滓，内酒入银器中，次内酥蜜油糖姜汁等，煎令沸，下薤白椒橙叶胡麻，慢火煎，候薤白黄赤色，即滤去滓，收瓷盒中，每日空心，暖服一合。

耐老驻颜，乌麻散方。

乌麻任多少，以水拌令匀，勿使大湿，蒸令气遍，下曝干，又蒸又曝，往返九遍，讫，捣去皮作末，空腹以温水调下二钱，晚食前再服，渐渐不饥，久服不老耐寒暑。

补虚羸瘦弱乏气力，白蜜煎圆[13]。

白蜜（二升）　腊月猪肪（一升，去膜）　胡麻油（半斤，微熟）　熟干地黄末（一升）

右件药，合和，以银器中，重汤煎令可圆，下之，圆如梧桐子大。每服，以温酒下三十圆，日三服，稍加以知为度，久服令人肥充好颜色。

服牛乳，补虚益气方。

牛乳（五升）　荜茇末（一两）

右件药，入银器中，以水三升，和乳，合煎取三升，后收瓷盒中，每于食前，暖一小盏服之。

猪肚补虚羸，乏气力方。

肥大猪肚（一枚，净洗如食法）　人参（二两，去芦头）　椒（半两，去目及闭口者，微炒去汗）　干姜（一两，炮裂，锉）　葱白（七茎，去须，切）　粳米（三合）

右件药，捣筛入米，合和相得，内猪肚中，缝合勿令泄气，以水五升，于铛内，微火煮令烂熟，空腹食之，次暖酒一中盏饮之。

凡牛乳性平，补血脉，益心，长肌肉，令人身体康强，润泽，面目光悦，志气不衰，故为人子者，当须供之，以为常食，一日勿阙，恒使恣意充足为度，此物胜肉远矣。

补虚养老，以药水饮牛，取乳服食方。

钟乳（一斤，上好者，细研）　人参（三两，去芦头）　甘草（五两，炙微赤，锉）　熟干地黄（三两）　黄芪（三两，锉）　杜仲（三两，去皴皮）　肉苁蓉（六两）　白茯苓（五两）　麦门冬（四两，去心）　薯蓣（六两）　石斛（二[14]两，去根[15]，锉）

右件药，捣细罗为散。以水三斗，先煮粟米七升为粥，内散一两，搅令匀，和少冷水，与渴牛饮之，令足，不足更饮水一日，余时患渴，可饮清水，平旦取牛乳服之，生熟任意，牛须三岁以上，七岁已下，纯黄色者为上，余色者为下，其乳恒令犊子饮之，若犊子不饮者，其乳动气，不堪服也。慎蒜猪鱼生冷陈臭，其乳牛清洁养[16]之，洗刷饮饲，须如法用心看之。

有人频遭重病，虚羸不可平复，宜服此枸杞煎方。

生枸杞根（细锉，一斗，以水五斗煮取一斗五升，澄清）　白羊脊骨（一具，锉碎）

右件药，以微火煎取五升，去滓，收瓷盒中，每取一合，与酒一小盏合暖，每于食前温服。

补五劳七伤虚损法，煮羊头蹄方。

白羊头蹄（一具，草火烧令黄色，刮去灰尘）　胡椒（半两）　荜茇（半两）　干姜（半两）　葱白（切，半升）　豉（半升）

右件药，先以水煮头蹄半熟，内药更煮令烂，去骨，空腹适性食之，日食一具，满七具即止。禁生冷醋滑，五辛陈臭猪鸡等七日。

治大虚羸困极，宜煎猪肪方。

猪肪（不中水者，半斤）

右入葱白一茎，于铫子内煎，令葱黄即止，候冷暖如人体，空腹顿服之，令尽，暖盖覆卧，至日晡后，乃食白粥稠糜，过三日后，受[17]宜服羊肝羹方。

羊肝（一具，去筋膜，细切）　羊脊膂[18]肉（二条，细切）　曲末（半

两） 枸杞根（五斤，锉，以水一斗五升煮取四升，去滓）

右用枸杞根汁，煮煎羊肝等令烂，入豉汁一小盏，葱白七茎切，以五味调和作羹，空腹饱食之，后三日慎食如上法。

补虚劳，油面馎饦方。

生胡麻油（一升） 折粳米泔清（一升）

右二味，以微火煎，尽泔清乃止，出贮之，取合盐汤二合，将和面作馎饦，煮熟，入五味食之。

食治眼痛诸方

夫目肝之官，肝藏于血，荣养于目，腑脏劳伤，血气俱虚，不能荣养于目，故目暗也，若风热之气，在于脏腑，虚实不调，故上冲于目，则令赤痛，久不能差，变生肤翳者，眼睛上，有物如蝇翅是也，宜以食疗之。

治肝脏虚弱，远视无力，补肝，猪肝羹方。

猪肝（一具，细切，去筋膜） 葱白（一握，去须，切） 鸡子（三枚）

右以豉汁中煮作羹，临熟，打破鸡子，投在内食之。

又方。

青羊肝（一具，细切，水煮熟，滤干）

右以盐酱醋调和食之，立效。

又方。

葱子（半升，炒熟）

右捣细罗为散，每服一匙，以水二大盏，煎取一盏，去滓，下米煮粥食之。

治青盲白翳，明目除邪气，利大肠，去寒热，马齿实拌葱豉粥方。

马齿实（一升）

右捣为末，每服一匙，煮葱豉粥和搅食之，马齿菜作羹粥吃，并明目极佳。

治肝脏风虚眼暗，乌鸡肝粥方。

乌鸡肝（一具，细切）

右以豉汁中，和米作羹粥食之。

治目暗耳不鸣，苍耳子粥方。

苍耳子（半分）　粳米（半两）

右捣苍耳子烂，以水二升，绞滤取汁，和米煮粥食之，或作散煎服亦佳。

治目暗青盲，明目兔肝粥方。

兔肝（一具，细切）

右以豉汁中作粥，空心食之，以效为度。

治热发眼赤涩痛，栀子仁粥方。

栀子仁（一两）

右捣罗为末，分为四份，每服，用米三合，煮粥，临熟时下栀子末一份，搅令匀食之。

益精气，强志意，聪利耳目，鸡头实粥方。

鸡头实（三合）

右煮令熟，去壳，研如膏，入粳米一合，煮粥空腹食之。

补中明目，利小便，蔓荆子粥方。

蔓荆子（二[19]合）　粳米（三合）

右捣碎，入水二大盏，绞滤取汁，著米煮粥，空心食之。

益耳目聪明，补中强志，莲实粥方。

嫩莲实（半两，去皮，细切）　粳米（三合）

右先煮莲实令熟，次以粳米作粥，候熟，入莲实，搅令匀，热食之。

治膈上风热，头目赤痛，目视肮肮，竹叶粥方。

竹叶（五十片，洗净）　石膏（三两）　沙糖（一两）　折粳米（二两）

右以水三大盏，煎石膏等二味，取二盏，去滓澄清，用米煮粥，粥熟，入沙糖食之。

食治耳鸣耳聋诸方

夫耳鸣耳聋者，肾为足少阴之经，而藏精，其气通于耳，耳宗脉之所聚，若精气调和，则肾气强盛，五音分晓，若劳伤血气，兼受风邪，损[20]于肾脏，而精气脱，则耳聋也，血气不足，宗脉即虚，风邪乘虚随入耳中，与气相击，则为耳聋也。

治久患耳聋，养肾脏，强骨气，磁石肾羹方。

磁石（一斤，捣碎，水淘去赤汁，绵裹）　猪肾（一对，去脂膜，细切）

右以水五升，煮磁石取二升，去磁石，投肾，调和以葱豉姜椒作羹，空腹食之，作粥，及入酒并得，磁石常用煎之。

治肾气损虚，耳聋，鹿肾粥方。

鹿肾（一对，去脂膜，切）　粳米（二合）

右于豉汁中相和，煮作粥，入五味，如法调和，空腹食之，作羹及入酒，并得食之。

治五脏气壅，耳聋，白鹅膏粥方。

白鹅脂（二两）　粳米（三合）

右件和煮粥，调和以五味，葱豉，空腹食之。

治耳聋久不差，乌鸡脂粥方。

乌鸡脂（一两）　粳米（三合）

右相和煮粥，入五味调和，空腹食之，乌鸡脂和酒饮亦佳。

治耳聋[21]不差，鲤鱼脑髓粥方。

鲤鱼脑髓（二两）　粳米（三合）

右煮粥，以五味调和，空腹食之。

治耳聋，及鼻不闻香臭，干柿粥方。

干柿（三枚，细切）　粳米（三合）

右于豉汁中煮粥，空腹食之。

治肾脏气惫耳聋，猪肾粥方。

豮猪肾（一对，去脂膜，细切） 葱白（二茎，去须，切） 人参（一分，去芦头，末） 防风（一分，去芦头，末） 粳米（二合） 薤白（七茎，去须，切）

右先将药末，并米葱薤白，著水下锅中煮，候粥临熟，拨开中心，下肾，莫搅动，慢火更煮良久，入五味，空腹食之。

食治骨蒸劳诸方

夫骨蒸之疾，而多异名，为疗皆同一体，丈夫以劳损为宗，妇人以血气为本，起于肾虚所致，故云阴气不足，阳必凑之，血气不荣，骨髓枯竭，肾主于骨，以其先从骨热，故曰骨蒸。又大都此病起于无端，不问老少男女，皆染斯疾，婴孩之流，传注更甚，其状，心胸烦满，骨节酸痛，颊赤口干，或寒或热，四肢无力，毛发干焦，咳嗽头痛，精神昏闷，多卧少起，梦与鬼交，惊悸不安，时时盗汗，毒气传及五脏，日渐羸瘦，宜以食治之。

治骨蒸烦热咳嗽，杏仁粥方。

杏仁（半两，汤浸去皮尖双仁，水研，取汁） 生地黄（三两，研，取汁） 生姜（一分，研，取汁） 蜜（半匙） 粳米（一合） 酥（半两）

右先将米煮作粥，次入杏仁等汁，及蜜，更煮令熟，不计时候食之。

治骨蒸劳瘦，日晚寒热，咳嗽唾血，地黄粥方。

生地黄汁（三合） 粳米（一合） 好酥（半两）

右以水一大盏，先煮米欲熟，入地黄汁，次下酥，候粥熟，温温食之。

治骨蒸烦热咳嗽，四肢疼痛，时发寒热，葱豉粥方。

豉（一分[22]） 葱白（一握，去须，切） 粳米（二合）

右以水二大盏半，煮葱豉取汁一盏半，绞去葱豉，入米煮作粥，不计时候食之。

治骨蒸劳，肩背烦疼，头痛，不能下食，枸杞叶羹方。

枸杞叶（五[23]两） 青蒿叶（一两） 葱白（一握，去须，切） 豉（一合）

右先以水三大盏，煎豉取汁一盏五分，去豉，下枸杞叶等，煮作羹，调和食之。

治骨蒸劳，背膊烦疼，口干壮热，四肢无力，牛膝叶羹方。

牛膝叶（四两） 龙葵叶（四两） 地黄叶（四两） 生姜（半两） 豆豉（一合半）

右先以水五大盏，先煎姜豉取汁二盏半，去姜豉，下牛膝叶等，煮作羹，入少盐醋，调和食之。

治骨蒸劳，乍寒乍热，背膊烦痛，瘦弱无力，地黄叶猪肾羹方。

生地黄叶（四两，切） 猪肾（二两，去脂膜，切） 豆豉（一合） 葱白（三茎，去须，切） 生姜（一分，切）

右件药，先以水二大盏，煮豉等，取汁一盏五分，去滓，入地黄叶等于汁中煮，更入盐酱醋米作羹食之。

治骨蒸劳瘦，及肠风下虫，酒煮鳗鲡鱼方。

鳗鲡鱼（二斤，治之如法，锉作段子）

右入铛内，以酒三大盏，熟煮，入盐醋食之。

治传尸骨蒸，鬼气咳嗽，气急不能下食，及痃癖气，日渐黄瘦，桃仁粥方。

桃仁（三两，汤浸去皮尖双仁）

右以水二大盏半，和桃仁，研汁，着米二合，煮粥，空腹食之。

治骨蒸，心烦不得眠卧，酸枣仁粥方。

酸枣仁二两，以水二大盏半，研滤取汁，以米二合煮作粥，候临熟，入地黄汁一合，更微煮过，不计时候食之。

食治五劳七伤诸方

夫人有五劳者，一曰志劳，二曰思劳，三曰心劳，四曰忧劳，五曰疲劳，盖五劳则伤于五脏也。凡人愁忧思虑则伤心，发燥而面无精光也，形寒饮冷则伤肺，气促咳逆也，恚怒气逆上而不下，则伤肝，目暗筋骨挛痛也，饮食劳倦则伤脾，吐逆食少不成肌肤也，久坐湿地，强力入水则伤肾，腰脚重痛，行李不任也，此则五劳证候也。七伤者，是伤五脏七神，故肝藏魂，肺藏魂，心藏神，脾藏意与智，肾藏精与志，此为七神也，且五脏以七神而为主，主若无藏，如人无室，藏若无神，如室无人，以此比之，只可知也。今言七伤者，一曰阴衰，二曰精清里急，三曰精少，四曰精消，阳事不兴，五曰小便苦数，囊下湿痒，六曰胸胁苦痛，七曰阴寒，两胫厥冷，此皆脏腑虚损，表里受敌，肌虚，筋骨不荣，故曰五劳七伤之病也，宜以饮食调适之。

治五劳七伤，下焦虚冷，小便遗精，宜食暖腰肾，壮阳道，药饼方。

附子（一两，炮裂，去皮脐）　神曲（三两，微炒）　干姜（一两，炮裂，锉）　肉苁蓉（一两半，酒浸一宿，刮去皴皮，炙干）　桂心（一两）　五味子（一两）　菟丝子（一两，酒浸三日，曝干，捣末）　羊髓（三两）　大枣（二十枚，煮去皮核）　汉椒（半两，去目及闭口者，微炒去汗）　酥（二两）　蜜（四两）　白面（一升）　黄牛乳（一升半）

右件药，捣细罗为散，入面与酥蜜髓乳相和，入枣瓤熟溲于盆中，盖覆勿令通气风，半日久，即将出，更溲令熟，擀作糊饼大，面上以箸子琢之，即入炉鏊中，上下以煿令熟，每日空腹一所，入酵和面更佳。

治五劳七伤，大肠泄痢，暖腰肾，缩小便，药烧饼方。

羊肉（一斤，去脂膜，切）　肉苁蓉（四两，酒浸一宿，刮去皴皮）　附子（一两，炮裂，去皮脐）　干姜（半两，炮裂，锉）　胡椒（一分）　时萝（一分）　荜茇（一分）　诃黎勒（半两，煨用皮）　芜荑（半两）　白面（五升）

右件药，捣罗为末，将肉并苁蓉，细切，入诸药末调和，分作四剂餡[24]，逐剂，以溲了面裹著餡[24]后撮合，微拍令匀，以湿纸裹，煻火烧之令熟，每日空心食一所。

治五劳七伤，肾气虚冷，腰膝疼痛，小便遗沥，药髓饼子方。

干姜（一分，炮裂，锉）　汉椒（半两，去目及闭口者，微炒去汗）　桂心（一分）　附子（一两，炮裂，去皮脐）　诃黎勒（一分，煨用皮）　缩砂（半两，去皮，以上作末）　蜜（一合）　枣（一百枚，去核，细

切）　羊筒骨髓（五[25]两）　白面（二斤）　黄牛酥（二两）

右件药，捣细罗为末，入诸药同和作餡[26]，分为[27]八份，以溲面包裹，如常作髓饼，入炉上下著火煿，则须彻里过熟，每日空腹食一所，觉腰肾及膀胱暖则止。

治五劳七伤，益下元，壮气海，服[28]经月余，肌肉充盛，老成少年，宜食雌鸡方。

黄雌鸡（一只，去毛羽肠脏）　肉苁蓉（一两，酒浸一宿，刮去皴皮，切）　生薯药（一两，切）　阿魏（少许，炼过）　米（二合，淘入）

右以上，先将鸡烂煮，擘去骨取汁，下米及鸡肉苁蓉等，都煮粥，入五味，空心食之。

治五劳七伤，羸瘦虚乏，酿猪肚方。

豮猪肚（一枚，净洗，去脂）　杏仁（一两，去皮尖，研）　人参（一两，去芦头）　白茯苓（一两）　陈橘皮（半两，汤浸去白瓤，焙）干姜（一分，炮裂）　芜荑（一分）　汉椒（一分，去目及闭口者，微炒去汗）　时萝（一分）　胡椒（一分）　黄牛酥（一两）　大枣（二十枚，去核，切）　糯米（五合，淘折看用大小临时加减）

右件药，捣罗为末，每用药一两，入酥枣杏仁米等，相和令匀，入猪肚内，以麻线缝合，即于甑内蒸令熟，切作片，空心渐渐食之。

治五劳七伤，阳气衰弱，腰脚无力，宜食羊肾苁蓉羹方。

羊肾（一对，去脂膜，细切）　肉苁蓉（一两，酒浸一宿，刮去皴皮，细切）

右件药，相和作羹，著葱白盐五味末等，一如常法，空腹食之。

治五劳七伤，久积虚冷，阳事都绝，肉苁蓉粥方。

肉苁蓉（二两，酒汤[29]一宿，刮去皴皮，细切）　粳米（三合）　鹿角胶（半两，捣碎，炒令黄燥，为末）　羊肉（四两，细切）

右件药，煮羊肉苁蓉粳米作粥，临熟，下鹿角胶末，以盐酱味末调和，作两顿食之。

治五劳七伤，肾气不足，羊肾羹方。

羊肾（一具，去脂膜，细切）　羊肉（三两，切）　嫩枸杞叶（细

切，一升）　葱白（三茎，去须，切）　粳米（半两）　生姜（三分，切）

右件药，先炒肾及肉葱白生姜，欲熟下水二大盏半，入枸杞叶，次入米五味等，煎作羹食之。

治五劳七伤，补虚强志益气，羊髓粥方。

羊髓（三合）　羊肾（一对，去脂膜，切）　葱白（三茎，去须，切）　生姜（半两，切）　粳米（一合）　肉苁蓉（二两，酒浸一宿，刮去皴皮，切）

右以髓炒肾及葱姜，欲熟，入水二大盏半，次入米五味等，煮作粥食之。

治五劳七伤，阴痿，气乏，茯香[30]角子方。

茯香子　木香　巴戟　附子（炮裂，去皮脐）　汉椒（去目及闭口者，微炒去汗）　山茱萸（各一两）　猪肾（一对，去脂膜，细切）

右件药，捣罗为末，每对猪肾，用药末二钱，入盐溲面，像肝角子样，修制灰火内煨令熟，薄茶下，空腹服之。

治五劳七伤，体热喘急，四肢烦疼，葱豉粥方。

香豉（三合）　葱白（切，半升）　羊髓（一两）　盐花（半两）　薄荷（二十茎）

右以水三大盏，先煎葱等四物十余沸，下豉更煎五七沸，去豉入米二合，煮为粥，空心温服之。

治五劳七伤，乍寒乍热，背膊烦疼，羸瘦无力，猪肾羹方。

猪肾（一对，去脂膜，切）　生地黄（四两，切）　葱白（一握，去须，切）　生姜（半两，切）　粳米（一合）

右炒猪肾及葱白欲熟，者[31]豉汁五大盏，入生姜，下地黄及米，煎作羹食之。

治五劳七伤，髓气竭绝，羊肾羹方。

羊肾（一对，去脂膜，切）　肉苁蓉（一两，酒浸一宿，刮去皴皮）　生薯蓣（一两）　羊髓（一两）　薤白（一握，去须，切）　葱白（半两，去须，切）　粳米（一合）

右炒羊肾并髓等欲熟，下米并豉汁五大盏，次下苁蓉，更入生姜盐等各少许，煮成羹食之。

治五劳七伤，庶事衰弱，枸杞粥方。

枸杞叶（半斤，切） 粳米（二合）

右件，以豉汁相和，煮作粥，以五味末葱白等，调和食之。

治五劳七伤，阴囊下湿痒，萝藦菜粥方。

萝藦菜（半斤） 羊肾（一对，去脂膜） 粳米（二合）

右细切煮粥，调和如常法，空腹食之。

治五劳七伤，阴痿羸瘦，精髓虚竭，四肢少力，猪肾羹方。

猪肾（一对，去脂膜，切） 枸杞叶（半斤，切）

右用豉汁二大盏半，相和煮作羹，入盐醋椒葱，空腹食之。

治五劳七伤，羸瘦，阳气不足，心神虚烦，羊肾粥方。

白羊肾（一对，去脂膜，切） 羊髓（二两） 白粳米（二合）

右相和煮作粥，入盐椒，空腹食之。

治五劳七伤，阳气衰弱，益气力鹿肾粥方。

鹿肾（一对，去脂膜，细切） 肉苁蓉（二两，酒浸一宿，刮去皴皮，切） 粳米（二合）

右件药，先以水二大盏，煮米作粥，欲熟，下鹿肾苁蓉葱白盐椒食之。

治五劳七伤，阴痿气弱，鸡肝粥方。

雄鸡肝（一具，细切） 菟丝子末（半两） 粟米（二合）

右以水二大盏半，入五味及葱，煮作粥，空心食之。

食治虚损羸瘦诸方

夫气血者，所以荣养其身也，虚损之人，精液萎竭，气血虚弱，不能充盛肌肤，故令羸瘦，宜以饮食补益也。

治脏腑虚损，羸瘦，阳气乏弱，雀儿粥方。

雀儿（五只，治如食法，细切） 粟米（一合） 葱白（三茎，切）

右先炒雀儿肉，次入酒一合，煮少时，入水二大盏半，下米煮作粥，欲熟，下葱白五味等，候熟，空心食之。

治虚损羸瘦，阴痿不能饮食，宜吃灌肠方。

大羊肠（一条）　雀儿胸前肉（三两，细切）　附子末（一钱）　肉苁蓉（半两，细切，酒浸）　干姜末（一钱）　菟丝子末（二钱）　胡椒末（一钱）　汉椒末（一钱）　糯米（二合）　鸡子白（三枚）

右将肉米并药末，和拌令匀，入羊肠内，令实系肠头，煮令熟，稍冷，切作馅子，空心食之。

治脏腑虚损，四肢乏弱，不欲饮食，肉苁蓉臛方。

肉苁蓉（一两，酒浸一宿，刮去皴皮）　葱白（三茎，去须，切）　糯米糁（一两）　羊肉（三两）

右将苁蓉羊肉细抹，和末糁及葱，都依寻常法，煮羹著盐醋椒酱五味调和，空腹食之。

治下焦虚损羸瘦，腰胯疼重，或多小便，羊肾饆饠[32]方。

羊肾（两[33]对，去脂膜，细切）　附子（半两，炮裂，去皮脐，捣罗为末）　桂心（一分，捣罗为末）　干姜（一分，炮裂，捣[34]末）　胡椒（一钱，捣末）　肉苁蓉（一两，酒浸一宿，刮去皴皮，捣末）　大枣（七枚，煮熟，去皮核，研为膏）　面（三两）

右将药末，并枣及肾等，拌和为饆饠馅，溲面作饆饠，以数重湿纸裹，于塘灰火中煨，令纸焦药熟，空腹食之，良久，宜吃三两匙温水饭压之。

治虚损羸瘦，下焦久冷，眼昏耳聋，滑[35]汁煮索饼方。

大羊尾骨（一条，以水五大盏，煮取汁二盏五分）　葱白（七茎，去须，切）　陈橘皮（一两，汤浸去白瓤，焙）　荆芥（一握）　面（三两）　羊肉（四两，细切）

右件药，都用骨汁煮五七沸，去滓，用汁少许溲面作索饼，却于汁中与羊肉煮，入五味，空腹食之。

治羸瘦久积虚损，阳气衰弱，腰脚无力，令人肥健，羊肾羹方。

白羊肾（一对，去脂膜，切）　肉苁蓉（一两，酒浸一宿，刮去皴皮，切）　葱白（三茎，去须，切）　羊肺（三两，切）

右以上并于豉汁中煮，入五味作羹，空腹食之。

又方。

羊肾（一对，去脂膜，切） 肉苁蓉（一两，酒浸一宿，刮去皴皮，切） 薤白（七茎，去须，切） 葱白（三[36]茎，去须，切）

右先将羊肾及苁蓉，入少酒炒后，入水二大盏半，入米煮之，欲熟，次入葱白薤白煮作粥，入五味调和，空腹食之。

治虚损羸瘦，助阳壮筋骨，羊肉粥方。

羊肉（二斤） 黄芪（一两，锉） 人参（一两，去芦头） 白茯苓（一两） 枣（五枚） 粳米（三合）

右件药，先将肉去脂皮，取精者，内留四两细切，余一斤十二两，以水五大盏，并黄芪等煎取汁三盏，去滓，入米煮粥，临熟，下切了生肉更煮，入五味，调和空心食之。

治虚损羸瘦，驻颜色，或女人产后虚羸等疾，药肉粥方。

羊肉（二斤） 当归（锉，微炒） 白芍药 熟干地黄 黄芪（各半两） 生姜（一分，切） 粳米（三合）

右以精肉留四两细切，余一斤十二两，先以水五升，并药煎取汁三升，去滓，下米煮粥，欲熟，入生肉更煮令熟，用五味调和，空心食之。

治下元虚损，阳气衰弱，筋骨不健，雀儿药粥方。

雀儿（十枚，剥去皮毛，锉[37]碎） 菟丝子（一两，酒浸三宿[38]，曝干，别捣[39]末） 覆盆子（一两[40]） 五味子（一两） 枸杞子（一两） 粳米（二合） 酒（二合）

右件药，捣罗为末，将雀肉，先以酒炒，入水三大盏，次下[41]米煮粥，欲熟，下药末五钱，搅转，入五味调和令匀，更煮熟，空心食之。

治虚损，益气壮筋骨，去膀胱积冷，补肾气，黄雌鸡粥方。

黄雌鸡（一只，未周年者，治之如法，以水一斗煮取汁五升） 杏仁（十枚，汤浸去皮尖双仁） 熟干地黄（三两，锉碎，与杏仁同研，用酒三合研绞取汁） 粳米（三合）

右每用鸡汁二大盏半，和米煮粥，欲熟，下地黄杏仁等汁，更煮令熟，空心食之。

治虚损羸瘦，益气力，除肠风，黄芪粥方。

黄芪（三[42]两，锉） 桑根白皮（一两，锉） 人参（一两，去芦头）

白茯苓（一两）　生姜（半两，切）　白粱米（三合）

右件药，细锉和匀，每用药二两，以水三大盏，入枣五枚，煎取一盏半，去滓，下米煮粥，空腹食之。

治虚损羸瘦乏力，益精气，羊脊骨粥方。

羊连尾脊骨（一握）　肉苁蓉（一两，酒浸一宿，刮去皴皮）　菟丝子（一分，酒浸三日，曝干，别捣末）　葱白（三茎，去须，切）　粳米（三合）

右锉碎脊骨，水九大盏，煎取三盏，去滓，将骨汁入米并苁蓉等，煮粥欲熟，入葱五味调和，候熟，即入菟丝子末及酒二合，搅转，空腹食之。

治下焦久冷，虚损，椒肾羹方。

汉椒（三十枚，去目及闭口者，酒浸一宿）　白面（三两）　羊肾（一对，去脂膜，细切）

右取椒入面内，拌令匀，热水中下，并羊肾煮熟，入五味调和，作羹，空腹食之。

治五脏虚损，羸瘦，益气力，坚筋骨髓，苣藤粥方。

苣藤子不限多少，拣去杂，蒸曝各九遍。

右每取二合，用汤浸布裹，挼去皮，再研，水滤取汁，煎成饮，著粳米煮作粥食之，或煎浓饮，浇索饼食之，甚佳。

治虚损羸瘦，令人肥白光泽，鸡子索饼方。

白面（四两）　鸡子（四两）　白羊肉（四两，炒作臛）

右以鸡子清，溲作索饼，于豉汁中煮令熟，入五味和臛，空腹食之。

补益虚损于诸肉中蒸煮石英及取汁作食治法

夫石性坚刚猛利，而能荣养阴阳，逐气祛风，悦泽颜色，但服饼[43]有法，功效殊常，令[44]则煮炼取其精华，调品成其法膳，可安脏腑，用补虚羸者尔。

治虚损，凡人年四十以下，服二大两，四十五十乃至六十以上，加二两，常用四月以后服之，候接秋气，石力下湿其脏，补益腰肾，得力终无发动，猪肚煮石英法。

白石英（二两，以生绢袋盛都缝合） 人参（一两，去芦头） 生地黄（二两，切） 生姜（一两，切） 葱白（七茎，切） 豉（半两） 川椒（四十九枚，去目及闭着[45]） 羊肉（半两，切） 猪肚（一枚，净洗） 粳米（一合）

右件药，及石英袋，并内著猪肚中，急系口，勿使泄气，以水一斗，煮至二升，即停出药，肚著盘内，使冷，然后破之，去石英袋讫，取肚及汁，将作羹服之，每年三五度服，每服，石英依旧，余药换之，分数一依初法。

治虚损不足，羊肉中蒸石英服饵法。

精羊肉一斤，白石英三两，取肉切作两段，钻作孔，内石英著肉中，还相合，即用荷叶裹，又将蜡纸裹，又将布裹，于三斗米饭中蒸之，候饭熟，即出肉去却石英后，取肉细切，和葱椒姜等作罨肉，空心食之。

治虚损不足，令人肥白悦颜色，酿猪肚方。

猪肚（一枚，净洗） 白石英（一两，捶碎） 生地黄（切，一合） 紫石英（一两，捶碎，与白石英同线[46]裹） 川椒（三十捶[47]，去目及闭口者，微炒去汗，捣末） 馈饭[48]（半两） 盐（少许） 葱白（二茎，去须，切）

右拌和诸药等，内猪肚中，以麻线缝定，蒸令烂熟，取出石英，细切，任性食之。

治肾气不足，阳道衰弱，三石猪肾羹方。

紫石英 白石英 磁石（捶碎，淘去赤汁，以上三石各三两，捶碎布裹） 猪肾（二对，去脂膜，切） 肉苁蓉（二两，酒浸一宿，刮去皴皮，切） 枸杞叶（半斤，切）

右件药，先以水五大盏，煮石取二盏半，去石，著猪肾苁蓉枸杞盐酱五味末等，作羹，空腹食之。

治肾气虚损，阴痿，周痹风湿，肢节中痛不可持物，石英水煮粥法。

白石英（二十两） 磁石（二十两[49]，捶碎）

右件药，以水二升[50]，器中浸，于露地安置，夜即揭盖，令得星月气，每日取水作羹粥，及煎茶汤吃，皆用之，用却一升，即添一升，服经一年，诸风并差，气力强盛，颜如童子。

治阴痿，囊下湿，或有疮，虚之[51]无力，三石水煮粥法。

紫石英（四两）　白石英（四两）　磁石（八两，捶碎，淘去赤汁）

右件药，捶碎，布裹，以水五大盏，煮取二盏，去石，下米三合，作粥食之，其石每日煎用之，经三个月，即换之。

治五劳七伤，阴痿气乏，牛肾粥方。

牛肾（一枚，去筋膜，细切）　阳起石（四两，布裹）　粳米（二合）

右以水五大盏，煮阳起石，取二盏，去石下米及肾，著五味葱白等，煮作粥，空腹食之。

治虚损，脚膝无力，阳气不盛，补益煨羊肾法。

羊肾（一对）　钟乳粉（一分）

右件药，取羊肾切去脂膜，分为四片，掺粉令匀，却合，用湿纸裹，慢火煨令熟，空腹食之效。

食治脾胃气弱不下食诸方

夫脾胃者，位居中宫，象之土也，土生万物，四脏含其气，故云，人之虚者补之以味，味以行气，气以实志，言滋形润神，必归于食，庄子云，纳滋味，百节肥焉，脾养肌肉，脾胃虚弱，即不能消化五谷，谷气若虚，则肠鸣泄痢，泄痢既多，则诸脏气竭，肌肉消瘦，百病辐凑，宜以饮食和益脾胃之气，滋润脏腑，养于经脉，祛疾之甚，可谓上医，故千金云，凡欲治病，先以食疗，既食养不愈，后乃用药尔。

治脾气弱不能下食，宜食酿羊肚方。

羊肚（一枚，治如常法）　羊肉（一斤，细切）　人参（一两，去芦头，捣末）　陈橘皮（一两，汤浸去白瓤，焙）　肉豆蔻（一枚，去壳，用末）　食茱萸（半两，末）　干姜（半两，末）　胡椒（一分，末）

生姜（一两，切）　葱白（二七茎，切）　粳米（五合）　盐末（半两）

右取诸药末，拌和肉米葱盐等，内羊肚中，以粗线系合，勿令泄气，蒸令极烂，分三四度空腹食之，和少酱醋无妨。

治脾胃气弱，不多下食，四肢无力，羸瘦，宜吃酿猪肚方。

猪肚（一枚，大者，生用）　人参（一两，去芦头）　陈橘皮（一两，汤浸去白瓤，切）　馈饭（半两）　猪脾（一枚，细切）

右以馈饭拌和诸药，并脾等，内于猪肚中，缝合熟蒸，取肚，以五味调和，任意食之。

治脾胃气弱，见食即欲呕吐，瘦弱无力方。

面（四两）　曲末（二两，微炒）　生姜汁（五合）

右都溲作索饼，煮熟，入橘皮椒姜羊肉臛，食之。

治脾胃气虚冷，羸瘦不下食，羊脊骨羹方。

羊脊骨（一具，捶碎，以水一升[52]煮取五升）　米（二合）

右取汁二大盏半，着米及姜盐葱作羹，或作粥，空心食之。

治脾胃气弱，不能食饮，四肢羸瘦，羊肝饆饠方。

白羊肝（一具，去筋膜，细切）　肉豆蔻（一枚，去壳，末）　干姜（一分，炮裂，末）　食茱萸（一分，末）　芜荑仁（一分，末）　荜茇（一钱，末）　薤白（切，一合）

右先炒肝薤欲熟，入豆蔻等末，盐汤溲面作饆饠，炉里熓熟，每日空腹食一两枚，极效。

治脾胃冷气虚劳，羸瘦不能下食，高良姜粥方。

高良姜（三两，锉）　羊脊骨（一具，捶碎）

右以水一斗，煮二味取五升，去骨等，每取汁二大盏半，用米二合，入葱椒盐作粥食之。或以面煮馎饦作羹，并得。

治脾胃气弱，不能下食，黄瘦，生姜煎方。

生姜汁（一合）　蜜（二合）　生地黄汁（一升）

右三味相和，以微火煎如稀饧，每服一匙[53]，和粥一盏，入暖酒二合，搅令匀，空心食之。

治脾胃气弱，痰唠呕吐，不下饮食，半夏棋子粥方。

半夏（二钱，汤洗七遍，去滑）　干姜（一钱，炮裂）　白面（三

两） 鸡子白（一枚）

右件药，捣罗为末，与面及鸡子白相和，溲切作棋子，熟煮，别用熟水淘过，空腹食之。

治脾胃气弱，久冷不思食饮，硫黄粥方。

硫黄（一分，细碎） 白粱米（二合）

右以水煮作粥，入硫黄末，及酒二合，搅令匀，空心食之。

治脾胃冷气不能下食，虚弱无力，鲫鱼熟脍方。

鲫鱼（一斤，鲜者，治如食法）

右细切作脍，以羊肉汁，入椒干姜时萝荜茇橘皮酱醋等，煮令熟，空心食之。

治脾胃气不和，消去宿食，诃黎勒粥方。

诃黎勒（二枚，煨，用皮，捣罗为末） 粟米（二合）

右以水二大盏，煎取一大盏，下米煮粥，入少盐，空心食之。

食治脚气诸方

夫脚气者，晋魏以前名为缓风，古来无脚气名，后以病从脚起，初发因肿满，故名脚气尔，又有不肿而缓弱者，行即卒倒，渐至不仁，毒气阴上攻心，便至危困，急不施[54]踵，宽延岁月，然即缓风毒气得其总称矣，此病状证尤多，经方备证，今宜以食治之。

治脚气肿满喘促，大小便涩，郁李仁粥方。

郁李仁（半两，去皮，研） 粳米（三合） 蜜（一合） 生姜汁（一蚬壳）

右先煮粥，临欲熟，入三味搅令匀，更煮令熟，空心食之。

治脚气，心腹妨闷，槟榔粥方。

槟榔（一枚，熟水磨令尽） 生姜汁（半两） 蜜（半合） 粳米（二合）

右以水一大盏半，先将米煮粥，欲熟，次下槟榔汁等，更煮令熟，空腹顿服。

治脚气，心胸壅闷，气促不食，橘皮粥方。

陈橘皮（一两，汤浸去白瓤，焙） 紫苏茎叶（一两） 大腹子（三枚） 桑根白皮（一两半） 生姜（三分，切） 粳米（二合）

右件药，细锉，以水三大盏，煮取一盏半，去滓，下米煮粥，空心食之。

治脚气，及风寒湿痹，四肢挛急，脚肿不可践地，牛膝煮鹿蹄方。

鹿蹄（一具，治如食法） 牛膝（四两，去苗）

右以豉汁同煮令烂熟，入葱椒调和，空心食之。

又方。

紫苏子（二两，捣令碎，水二升研滤取汁） 粳米（二合）

右以紫苏子汁，煮作粥，和葱豉椒姜，空腹食之。

治脚气冲心，烦躁不安，鲤鱼羹[55]方。

鲤鱼（一头，重一斤者，治如食法，切） 莼菜（四两，切）

右调和入豉汁中，煮作羹食之。

治脚气，头面浮肿，心腹胀满，小便涩少方。

右以马齿菜，和少粳米酱汁，煮作羹食之，日三服。

治脚气，肾虚，腰脚无力，宜吃生栗子方。

生栗子不限多少，布袋盛，悬令干。

右每日平明吃十余颗，次吃猪肾粥佳。

治风毒脚气，膝胫挛急，骨节痛方。

豉心（五升，九蒸九曝）

右以酒一斗半，浸经宿，每取一小盏，搅粥食之。

治脚气上冲入腹方。

豮猪肝（一具，去脂膜，细切）

右以蒜齑五味调和，空心食之，如食不尽，分为三两遍食亦得。

又方。

水牛犊子头蹄，治如食法。

右蒸令极熟，停冷，任性食之。

食治腰脚疼痛诸方

夫腰脚痛者，由肾气不足，受风邪之所为也，劳伤则肾虚，虚则受于风冷，与真气交争，故腰脚疼痛，宜以食治之也。

治肾脏风冷，腰脚疼痛，转动不得，羊脊骨羹方。

羊脊骨（一具，搥碎） 葱白（四握，去须，切） 粳米（四合）

右以水七大盏，煎骨取汁四大盏，漉去骨，每取汁二大盏，入米二合，及葱椒盐酱作羹，空腹食之。

治下焦风冷，腰脚疼痛，转动不得，宜吃猪肚炙方。

猪肚（一枚，汤洗作炙） 酒（一升） 附子（半两，炮裂，去皮脐，杵末）

右以椒葱盐酱并酒，附子末拌和，煮作角，炙熟，空腹食之，兼饮酒一两盏，勿令过度。

治下焦风湿，腰脚疼痛，行李无力，豉酒方。

豉（二合） 附子（半两，炮裂，去皮脐，杵[56]末） 薤白（一握，切，洗去滑） 川椒（五十粒，去目及闭口[57]）

右件药相和，炒至薤熟，投于三升酒中，更煎四五沸，每取一小盏，搅粥食之。

治肾脏虚冷，腰脚疼痛不可忍，桂心酒粥方。

桂心（半两，末） 好酒（一升）

右暖酒和桂心末，空腹分为二服。 搅粥食之。

治风湿痹，腰膝疼痛，牛膝叶粥方。

牛膝叶（一斤，切） 米（三合）

右于豉汁中相和，煮作粥，调和盐酱，空腹食之。

治腰脚疼痛，不可转侧，梅实仁粥方。

梅实仁（半两，研令细） 米（二合）

右煮米令半熟，即下梅实仁相和，搅令匀，候熟，空腹食之。

治肾脏风冷，腰脚疼痛，婆罗粥方。

牛膝（一两，去苗，锉碎，酒浸一宿）　白面（四两）

右将牛膝于面中拌，作婆罗粥，熟煮十沸，漉出，则以熟水淘过，空腹顿食之。

治肾气虚损，腰脚疼痛，羊肾馄饨方。

五味子　山茱萸　干姜（炮裂）　川椒（去目及闭口者，微炒去汗）桂心（各一两）

右件药，捣细罗为散，每日取羊肾一对，去脂膜细切，入散两钱，木臼内杵如泥，作馅用，和面捻作馄饨，以水熟煮，和汁食之。

治肾气虚冷，腰脚疼痛，转动不得，羊脊骨羹方。

羊脊骨（一具，搥碎，以水一斗煎取三升）　羊肾（一对，去脂膜，切）　羊肉（二两，细切）　葱白（五茎，去须）　粟（二两）

右炒肾肉断血，即入姜葱五味，然后添骨汁，入米重煮成羹，空腹食之。

药茶诸方

治伤寒头痛壮热，葱豉茶方。

味白（三茎，去须）　豉（半两）　荆芥（一分）　薄荷（三十叶）栀子仁（五枚）　石膏（三两，捣碎）　茶末（三钱，紫笋茶上）

右以水二大盏，煎取一大盏，去滓，下茶末，更煎四五沸，分二度服。

治伤寒头疼烦热，石膏茶方。

石膏（二两，捣末）　紫笋茶（碾为末）

右以水一中盏，先煎石膏末三钱，煎至五分，去滓，点茶服之。

治伤寒，鼻塞头痛烦躁，薄荷茶方。

薄荷（三十叶）　生姜（一分）　人参（半两，去芦头）　石膏（一两，捣碎）　麻黄（半两，去根节）

右件药锉，先以水一大盏，煎至六分，去滓，分二服，点茶热服之。

治宿滞冷气，及止泻痢，硫黄茶方。

硫黄（三钱，细研）　紫笋茶（三钱，末）　诃黎勒皮（三钱）

右件药相和令匀，以水依常法煎茶，稍热服之。

治肠风，槐芽茶方。

嫩槐芽，采取蒸过火焙，如作茶法，每旋取碾为末，一依煎茶法，不计时候，服一小盏，兼疗诸风极效。

治风及气补暖，萝摩茶方。

萝摩叶，夏采蒸熟，如造茶法，火焙干，每旋取碾为末，一依煎茶法，不计时候服。

治肠风，兼去脏腑风涩，皂荚芽茶方。

嫩皂荚芽，采蒸过火焙，如造茶法，每旋取碾为末，一依煎茶法，不计时候，入盐花亦佳。

治风补暖，石楠芽茶方。

嫩石楠芽，采蒸熟火焙，如造茶法，每旋取碾为末，煎泼如茶服之。

【校注】

① 二：日本抄本作"一"。

② 拆：日本抄本作"折"字。

③ 脐：日本抄本作"腹"字。

④ 烂：日本抄本作"调"字。

⑤ 者：其下日本抄本有"若"字。

⑥ 痛：日本抄本作"病"字。

⑦ 令：日本抄本作"今"字。

⑧ 粳：日本抄本作"粮"字。

⑨ 去：其下日本抄本有"须"字。

⑩ 有：日本抄本作"百"字。

⑪ 太：日本抄本作"大"字。

⑫ 三：日本抄本作"二"。

⑬ 圆：其下日本抄本有"方"字。

⑭ 二：日本抄本作"一"。

⑮ 根：此处脱文。根日本抄本补。

⑯ 养：日本抄本作"食"字。

⑰ 受：日本抄本作"更"字。

⑱ 膑（yín　寅）：脊肉也。

⑲ 二：日本抄本作"三"。

⑳ 损：日本抄本作"积"字。

㉑ 耳聋：其下日本抄本有"久"字。

㉒ 分：日本抄本作"合"字。

㉓ 五：日本抄本作"三"。

㉔ 餡：据文义疑为"馅"字。

㉕ 五：日本抄本作"三"。

㉖ 餡：据文义疑为"馅"。

㉗ 为：日本抄本作“去”字。

㉘ 服：其下日本抄本有“蛭”字。

㉙ 汤：日本抄本作“浸”字。

㉚ 茠香：即“茴香”。

㉛ 者：据文义疑为“着”字。

㉜ 餺饠（bìluó 毕罗）：原指抓饭，古代的一种食品。类似现在的八宝饭。后亦指饼类。

㉝ 两：日本抄本作“一两”二字。

㉞ 捣：日本抄本作“锉”字。

㉟ 滑：日本抄本作“骨”字。

㊱ 三：日本抄本作“一”。

㊲ 锉：日本抄本作“剥”字。

㊳ 宿：日本抄本作“日”字。

㊱ 捣：其下日本抄本有“为”字。

㊵ 两：据文义疑为“合”字。

㊶ 下：日本抄本作“入”字。

㊷ 三：日本抄本作“二”。

㊸ 饼：据文义疑为“饵”字。

㊹ 令：日本抄本作“今”字。

㊺ 着：日本抄本作“口者”字。

㊻ 線：日本抄本作“绵”字，义长可从。

㊼ 撾：日本抄本作“粒”字。

㊽ 饙饭：蒸熟的饭。

㊾ 两：其下日本抄本有“并”字。

㊿ 升：日本抄本作“斗”字。

51 之：日本抄本作“乏”字。

52 升：日本抄本作“斗”字，义长可从。

53 起：日本抄本作“匙”字，义长可从。

54 施：日本抄本作“旋”字。

55 羹：日本抄本作“膏”字。

56 杵：日本抄本作“捣”字。

57 闭口：其下日本抄本有“者”字。

卷第九十八

补益方序

夫人禀中和气，生二仪间，处寒暑四时之宜，法阴阳五行之度，莫不精气内朗[1]，形神外融，保其根则表里丰盈，失其源则邪慝[2]寖荡，是则万灵之要，所全者形，一身之先，所存者气，形全则群动莫能犯，气存则众妙由是臻，乃知人之于身，贵哉大矣，若能清虚静泰，少思寡欲，外不劳形，内无损志，恬澹是务，动静随宜，保气全神，深根固蒂，悟厚味之损性，知一过之害生，爱憎不感于情，忧喜不留于意，洽[3]然无惑，而体气和平，故使形神相亲，表里俱济也。苟或背其至理，徇彼嚣情，耳聆繁溃之声，目乱玄黄之色，思虑役其智，嗜欲乱其真，既不能御气以全身，又不能饵药而延寿，欲期胶固长世，绵历永年，不可得也。是以善摄生者，兴寝有度，则夭阏莫得时迁，昧养命者，丁壮是凭，谓修短必以分定，斯乃惑反观之理，而何明固抱之言，自取其亡，良可为叹，设使齿发云耄，体力渐衰，如能固性命之基，饵补益之药，即何异江河欲竭，引别派[4]以还流，灯烛将残，假[5]他油而更朗，固有益矣。诚宜勉欤，今所纂诸方补其众疾，莫不品药之性，去病之源，续筋骨之裹[6]盈，治血脉之枯朽，君臣合度，功效可凭，傥志服以唯勤，则上寿而何损，凡曰修养，无或忽焉。

朱砂圆

治百病，利五脏，安魂定魄，养心益气，悦泽颜色，久服轻身不老延年，长肌肉，补丹田，聪明耳目，功力甚多，法制朱砂圆方。

辰锦砂（一十两）

右用白沙蜜一十斤，炼令去尽白沫，用长项瓷瓮子一枚，贮上件蜜，其朱砂用夹生绢袋子盛，以线系悬于蜜瓮子内，去底二寸已来，用三五重油单子封系瓮子口，后于静室内泥灶一所，灶上安一深大釜，又用新砖一口，安在釜内，以衬瓮子底，更用新砖一口，压瓮子口，须用东流水，以文火昼夜不停，煮七复时，旁边别泥一口小锅子，别煎水，亦不住火，常令水热，候药釜内水耗，则旋旋添此热水，长令瓮子水及七八分已来，煎之煮七复时讫，候灶自冷，将此朱砂净洗令干，三复时，用糯米饭和圆，如黄米大。每日空心，以温酒下五圆，或三圆，不论老少，并宜服之。煮炼药时，忌妇人鸡犬见之，此药神功神效，不可量也，忌盐水羊血。

治百病，安五脏，坚筋骨，驻颜容，久服聪耳明目，却老延年，充益肌肤，能耐寒暑，丹砂圆方。

辰锦州上色朱砂（十两，作小块子者）　春蜜（三升）　秋蜜（三升）

右件药，用大竹一截，可三尺来，去却青皮一重，留底节，将砂入筒内，投蜜渍[⑦]之，坐竹筒安大鼎内架定，用水煮竹筒，以炭火慢煮，日夜专看伺之，蜜耗旋添蜜，自五月五日午时，日夜煮至七月七日，住取出，用暖水浴过，入一绛纱袋子，悬于一通油瓷瓶内，勿令著底，及四边，以绳子系口，悬于一净井内，去水面五寸已来，不用汲著水，七日七夜满，取出，将砂于乳钵内研一千遍，建一高台，置乳钵于高台上，朝太阳气，用纱笼罩，却免鸟雀粪，夜即朝太阴气，遇雨即收却，每日研一千遍，后即于台上直至九月九日即止，用青州枣瓤和圆，如绿豆大，于瓷器中盛。每日空心面东，置一圆于舌上，以自然津液咽之。忌羊血咸水。

治风镇心辟惊，除邪，久服悦泽颜色，充益肌肤，返老轻身，延年益气，其

功不可备述,含化丹砂圆方。

朱砂(一两,细研,水飞过)　马牙消(一两)　硝石(半两)

右件药,同研如面,入一小瓷瓶子中盛,以油蜡纸三重,固济瓶口,重汤中煮,常令如鱼眼沸,水耗即添热水,至夜亦如白日,不得歇火,三七日满,开瓶子,其二硝,并在瓶子四面,收取。治热毒风,及镇心神,任服也。其朱砂在瓶中心,取出细研,合子中盛,固济养之,一日便以一斤火煅之,令通赤,候冷开取之,细研,每一两砂,煮枣肉和圆,作三百六十圆,每日含化一圆,咽津,如要多合,但以分两酌度为妙也。忌羊血咸水。

钟乳圆

补益脏腑,悦泽颜色,聪耳明目,轻身益力,钟乳圆方。

钟乳粉(三分)　巴戟(二两)　牛膝(二两,去苗)　甘菊花(二两)　石斛(二两,去根,锉)　续断(二两)　防风(二两,去芦头)　枸杞子(二两)　羌活(二两)　桂心(二两)　覆盆子(二两)　云母粉(二两)　熟干地黄(三两)　磁石(三两,烧醋淬七遍,捣碎,细研,水飞过)

右件药,捣罗为末,入钟乳磁石云母粉等,研令匀,炼蜜和捣三五百杵,圆如梧桐子大。每日空心,以温酒下三十圆。

补暖水脏虚冷,治五劳七伤,腰脚疼痛无力,面色萎黄,肌肤消瘦,钟乳圆方。

钟乳粉(三两)　鹿茸(二两,去毛,涂酥,炙令微黄)　附子(二两,炮裂,去皮脐)　石斛(二两,去根,锉)　蛇床子(二两)　菟丝子(二两,酒浸三日,曝干,别捣为末)　桂心(三两)　干漆(二两,捣研,炒令烟出)

右件药,捣罗为末,入钟乳粉,研令匀,炼蜜和捣三五百杵,圆如梧桐子大。每日空心,以温酒下三十圆。

补暖虚冷,充益肌肤,安利五脏,强壮腰脚,通利血脉,悦泽颜色,钟乳圆

方。

钟乳粉（三两）　吴茱萸（二两，汤浸七遍，焙干，微炒）　石斛（二两，去根，锉）　菟丝子（二两，酒浸三日，曝干，别捣为末）　附子（二两，炮裂，去皮脐）　肉苁蓉（二两，酒浸一宿，刮去皴皮，炙干）

右件药，捣罗为末，入钟乳粉，同研令匀，炼蜜和圆，如梧桐子大。每日空心，以温酒下三十圆。

雄黄圆

补益筋血，延年驻颜，益颜色，壮志气，久服可以无疾，身轻骨健，眼目聪明，其功难以备截[8]，雄黄圆方。

雄黄（二两）　磁石（二两）　朱砂（二两）　硫黄（二两）　牛黄（一两，细研）　麝香（半两，细研）

右件药，前四味各于乳钵内细研，水飞过，于净瓷器中贮之，欲修合时，须五月五日，收采青艾嫩者，约一担已来，择取，用水净洗，木臼中烂捣，于净布中绞取汁，可五升以来，先泥一炉，致银锅，以慢火煎令成膏，斟酌稀稠所得，即先下磁石，搅令匀，次下朱砂，又搅令匀，次下雄黄，又搅令匀，良久，去锅下火，即下硫黄，又搅令匀，次下牛黄，又搅令匀，次麝香，须细意熟搅，要药味匀，候可圆即圆，即圆如绿豆大。每日空心，温酒下五圆。忌羊血。

硫黄圆

暖下元，治风冷，益精髓，悦颜色，久服轻身倍力，耐寒暑，壮筋骨，硫黄圆方。

硫黄（四两，酒煮令黑色，细研）　雄雀儿（五十只，取肉研）　天雄[9]（四两，炮裂，去皮脐） 阿魏（二两，面裹，煨令面熟为度） 硇砂（二两，细研） 桂心（二两） 远志（三两，去心） 菟丝子（二合半，酒浸三日，曝干，别捣为末） 晚蚕砂（二合半，醋浸一日，曝干）

右件药，捣罗[10]末，入研了药令匀，炼蜜和捣三五百杵，圆如梧桐子大。空心，盐汤或温酒下二十圆，无问老少，及女人无孕，并得服之。

补暖下元，治一切风冷气，硫黄玉粉方。

右大猪肚一枚，净洗，硫黄一斤打碎，内入肚中缝定，于大锅内，入新桑根白皮一斤，碎锉，添水慢火同煮，如水耗，更添熟汤，煮一复时，漉出猪肝，下冷水中淘，弃却猪肚，将药入干盆内，晒干，细研为玉粉。每服空心，茶酒任调下半钱。或以糯米粥和圆，如绿豆大。每服，以温酒下五圆，妇人产后，温酒服之亦良，此无毒也，服之尤佳。

治腰膝，暖水脏，益颜色，其功不可具载，通灵玉粉方。

硫黄（半斤）

右以桑柴灰五斗，淋取汁，煮三复时，时以铁匙抄，于火上试之，候伏火即止，候干，以火煅之，如末伏更煮，以伏火为度，伏了即细研为散，亦穿地作坑[11]，深一尺二寸，投水于中，待水清，取和硫黄末，水不得绝，多于瓷锅内煎之，候欲干，则取铁鏊子一所，仰著，内细砂，砂上布纸，鏊下著微火，令鏊热，即于瓷锅内抄硫黄于纸上滴之，自然如玉色，光彩射人，此号通灵玉粉，细研，以饭和圆如麻子大，每日空心，以盐汤下十圆。

云母圆

补益脏腑，轻身耐老，变白，明目强力，益精，悦泽颜色，壮健筋骨，精神爽[12]明，不复有病，云母粉圆方。

云母粉（五两） 白茯苓（四两） 钟乳粉（三两） 柏子仁（三两） 人参（三两，去芦头） 续断（三两） 桂心（二两） 甘菊花（五两） 生干地黄（四两）

右件药，捣筛为散，取天门冬七斤，捣绞取汁，溲诸药，用黍米五斗下蒸之，令米熟，取药曝干，捣罗为末，炼蜜和，更捣三五百杵，圆如梧桐子大。每日空心，以温酒下三十圆。

治肾脏冷极，补益精髓，云母圆方。

云母（四两，用盐花同捣如麦皮止） 白矾（四两，和前药一处捣令匀细）

右件药，用瓷瓶子盛，以炭火十斤，烧火尽为度，打破瓶子，取出，将药准前捣碎，用米醋半升，拌药作一毬，安新瓦上，更用火十斤烧，火尽为度，取出捣碎，掘一地坑，可深一尺，将药纸裹埋之，以盆合三日，取出晒干，捣研为末，以粳米饭和圆，如梧桐子大。每日空心，以盐汤下二十圆，妇人积冷，醋汤下十圆。妊娠勿服。

磁石圆

暖腰肾，壮筋骨，明耳目，利脚膝，磁石圆方。

磁石（三两，烧醋淬七遍，细研，水飞过） 雄黄（二两，细研，水飞过） 桂心（二[13]两） 菟丝子（二两，酒浸三日，曝干，别捣为末） 雄雀粪（一分） 牛酥（一分）

右件药，将磁石雄黄二味，取鸡子二枚，打破小头，作孔，出自[14]调和二味令匀，却入于鸡子壳内，以数重纸糊定，后即与鸡同抱之，二十日后取出，细研，并菟丝子桂心二味末，入牛酥等，以蜜和圆如绿豆大。每日空心，以温酒下三圆至五圆，补暖强元气，神效。

补暖水脏，强益气力，明耳目，利腰脚，神妙磁石圆方。

磁石（十两，大火烧令赤，投于醋中淬之七度，细研，水飞，以好酒一升煎如饧） 肉苁蓉（二两，酒浸一宿，刮去皴皮，炙干） 木香（二两） 补骨脂（二两，微炒） 槟榔（二两） 肉豆蔻（二两，去壳） 蛇床子（二两）

右件药，捣罗为末，与磁石煎相和，圆如梧桐子大。每日空心，以温酒下二十圆。

真珠圆

补元气，益精髓，悦[15]**颜色，治一切冷气，明耳目，助脏腑，安心神，强筋力，真珠圆方**。

真珠（一两，生使细研） 丁香（三分） 巴戟（一两） 黄芪（一两，锉） 石斛（一两，去根，锉） 韭子（半两，微炒） 芎䓖（三分） 龙骨（一两） 菟丝子（一两，酒浸三日，曝干，别捣为末） 肉苁蓉（二两，酒浸一宿，刮去皴皮，炙干） 熟干地黄（一两半） 五味子（三分） 附子（一两，炮裂，去皮脐） 覆盆子（一两半） 沉香（一两） 鹿茸（二两，去毛，涂酥，炙令微黄） 人参（一两，去芦头） 山茱萸（一两） 肉桂（三分，去皴皮） 白茯苓（一两） 薯蓣（一两） 木香（一两） 麝香（半两，细研） 槟榔（三分） 朱砂（一两，细研，水飞过）

右件药，捣罗为末，入研了药令匀，炼蜜和圆，如梧桐子大。每日空心，温酒下三十圆，盐汤下亦得。忌生冷羊血。

白石英圆

治下元风冷，上焦虚热，补五脏，利四肢，耐寒暑，治虚损，久服益颜色，白石英圆方。

白石英（五两，打碎如小豆大，以牛乳三升水五升相和于银器中，慢火煮石英以乳水尽为度，取出用井花淘洮[16]，曝干，细研如粉） 黄芪（三两，锉） 人参（三两，去芦头） 巴戟（二两） 附子（二两，炮裂，去皮脐） 肉苁蓉（三两，酒浸一宿，刮去皴皮，炙干） 菟丝子（二两，酒浸三日，曝干，别捣为末） 吴茱萸（一两，汤浸七遍，焙干，微炒） 甘草（一两，炙微赤，锉） 牛膝（一两，去苗） 石斛（一两，

去根，锉）　五味子（一两）　桂心（一两）　白茯苓（一两）

右件药，捣罗为末，与石英相和，研令匀，炼蜜和圆，如梧桐子大。每日空心，别以石英浸酒下二十圆。忌生冷牛肉豆豉。

硇砂圆

治肾脏虚惫，腰间疼痛，小便滑数，冷气攻筑，虚损不足，硇砂圆方。

硇砂（二两，细研）　青盐（二两，细研）　生姜（五斤，捣绞取汁）　附子（半斤，生，去皮脐，为末）

以上药，将硇砂并青盐附子，于姜汁内，用慢火煎令稠，取出焙干，捣罗为末，入后药。

肉苁蓉（二两，酒浸一宿，刮去皴皮，炙干）　山茱萸（二两）　石斛（二两，去根节）　远志（二两，去心）　木香（二两）　巴戟（二两）　薯蓣（二两）

右件药，捣罗为末，与前药相和令匀，炼蜜和圆，如梧桐子大。每日空心，以温酒下二十圆，渐加至三十圆。

治肾脏风冷气，脐腹疼痛，硇砂圆方。

硇砂　干姜（炮裂，锉）　槟榔　当归（锉，微炒）　桂心　干蝎（微炒）　苦楝子　乌蛇肉（酥拌，微炒）　茠香子　附子（炮裂，去皮脐）　木香　沉香　（以上各一两）

右件药，捣罗为末，用好酒一升，先煎硇砂消后，用纱绢滤过，去石，相次下诸药末，慢火煎之，候可圆即圆，如鸡头实大，患者以热酒化二圆服。

补暖下元，治虚冷气，利腰脚，治脐腹疼痛，暖脏脐，益颜色，硇砂圆方。

硇砂（一两，细研）　硫黄（半两，细研）　阿魏（半两，面裹，煨令面熟为度）　木香（半两）　附子（半两，炮裂，去皮脐）　巴戟（半两）　干姜（半两，炮裂，锉）　肉苁蓉（半两，酒浸一宿，刮去[17]皮，炙干）　桃仁（半两，汤浸去皮尖双仁，麸炒微黄）　牛膝（半两，去苗）　自然铜（半两，细研）　干蝎（半两，微炒）　萆薢（半两，锉）　石斛

（半两，去根，锉）

右件药，捣罗为末，入研了药，令匀，练蜜和捣三五百杵，圆如梧桐子大。每服，以温酒下三十圆。

治元气虚冷，脐腹疼痛，硇砂圆方。

硇砂（一两，细研）　硫黄（一两，细研，水飞过）　自然铜（一两，细研）　干蝎（一两，微炒）　桃仁（一两，汤浸去皮尖双仁，麸炒微黄）　阿魏（一两，面裹，煨令面熟为度）　木香（一两）

右件药，捣罗为末，入研了药令匀，烧粟米饭和圆，如小豆大。每日空心，以盐汤下十五圆。

治水脏备伤，久积风冷，神效硇砂圆方。

硇砂（半两）　硝石（一分）　青盐（半两）　白矾（一两）　黄丹（一两）

右件药，都细研令匀，用瓷瓶子盛，固济瓶口，以炭火七斤，煅令通赤，放冷取出，细研，以面糊和圆，如绿豆大。每日空心，以粥饮下十圆。

牡蛎圆

暖水脏，治虚损，益元气，止小便滑数，牡蛎圆方。

牡蛎粉（一两）　肉苁蓉（一两，酒浸一宿，刮去皴皮，炙令干）　磁石（一两，烧醋淬七遍，细研，水飞过）　山茱萸（一两）　黄芪（一两，锉）　熟干地黄（一两）　沉香（一两）　枳壳（一两，麸炒微黄，去瓤）　茯香子（一两）　丁香（一两）　石斛（一两，去根，锉）　干姜（一两，炮裂，锉）　巴戟（一两）　桂心（一两半）　槟榔（一两半）　吴茱萸（一两，汤浸七遍，焙干，微炒）　附子（二两，炮裂，去皮脐）

右件药，捣罗为末，以枣肉和圆，如梧桐子大。每日空心，以盐汤下三[18]十圆，渐加至四十圆。

肉苁蓉圆

治肾脏虚惫，膀胱久冷，腰膝疼重，筋力衰弱，肉苁蓉圆方。

肉苁蓉（二两，酒浸一宿，刮去皴皮，炙干） 远志（一两，去心） 巴戟（一两） 菟丝子（一两，酒浸三日，晒干，别捣为末） 五味子（一两） 桂心（一两） 蛇床子（一两） 附子（一两，炮裂，去皮脐） 牛膝（一两，去苗） 鹿角胶（一两，捣碎，炒令黄燥） 山茱萸（一两） 熟干地黄（一两）

右件药，捣罗为末，炼蜜和捣三五百杵，圆如梧桐子大。每日空心，以温酒下三十圆，渐加至四十圆。

治下元久冷，水脏伤惫，风虚劳损，不思饮食，久服驻颜，益髭发，补神益气，肉苁蓉圆方。

肉苁蓉（二[19]两，酒浸一宿，刮去皴皮，炙干） 熟干地黄（一两） 钟乳粉（一两） 天雄（一两，炮裂，去皮脐） 天门冬（一两半，去心，焙） 五味子（一两） 桂心（一两） 人参（一两，去芦头） 干姜（一两，炮裂，锉） 白术（一两） 远志（一两） 杜仲（一两，去粗皮，炙微黄，锉） 巴戟（一两） 牛膝（一两，去苗） 山茱萸（一两） 覆盆子（一两） 甘草（半两，炙微赤，锉） 川椒（一两，去目及闭口者，微炒去汗） 菟丝子（二两，酒浸三日，曝干，别捣为末）

右件药，捣罗为末，炼蜜和捣三五百杵，圆如梧桐子大。每日空心，以温酒下三十圆。

暖水脏，壮筋骨，益精气，利腰脚，聪耳明目，强志倍力，悦泽颜色，充益肌肤，肉苁蓉圆方。

肉苁蓉（二两，酒浸一宿，刮去皴皮，炙令干） 附子（一两，炮裂，去皮脐） 巴戟（一两） 茠香子（一两） 石斛（一两，去根，锉） 补骨脂（一两） 川椒（三分，去目及闭口者，微炒去汗） 桂心（一两） 麋茸（一两，去毛，涂酥，炙微黄） 木香（三分） 牛膝（一两，去苗）　五味子（一两）　泽泻（一两）　槟榔（一两）　丁香（三分）　黄芪（三分，锉）　熟干地黄（一两）　人参（三分，去芦头）　诃黎勒皮（三分）　山茱萸（三分）　白术（三分）　干姜（三分，炮裂，锉）　朱砂（一两，细研，水飞过）　麝香（半两，细研）

右件药，捣罗为末，都研令匀，炼蜜和捣一千杵，圆如梧桐子大。每日空心，以温酒下三十圆。

治虚损，暖下元，益精髓，利腰膝，肉苁蓉圆方。

肉苁蓉（酒浸一宿，刮去皴皮，炙干）　蛇床子　远志（去心）　五味子　防风（去[20]）　附子（炮裂，去皮脐）　菟丝子（酒浸三日，曝干，别捣为末）　巴戟　杜仲（去粗皮，炙微黄，锉）

右件药，各一两，捣罗为末，炼蜜和圆，如梧桐子大。每日空心，以温酒下三[21]十圆，盐汤下亦得，渐加至四十圆为度。

天雄圆

治五劳七伤，元气衰惫，腰膝久冷，精气散失，小便稠浊，补填骨髓，益壮血脉，驻精气，暖腰膝，润泽肌肉，补诸风虚不足等，天雄圆方。

天雄（二两，炮裂，去皮脐）　石斛（一两，去根，锉）　补骨脂（一两，微炒）　天麻（一两）　麋角屑（一两）　泽泻（一两）　巴戟（一两）　五味子（一两）　柏子仁（一两）　沉香（一两）　肉苁蓉（一两，酒浸一宿，刮去皴皮，炙干）　鹿茸（一两，去毛，涂酥，炙微黄）　菟丝子（一两，酒浸三日，曝干，别捣为末）　龙骨（一两）　山茱萸（一两）　续断（一两）　熟干地黄（一两）　杜仲（一两，去粗皮，炙微黄，锉）　防风（一两[22]，芦头）　腽肭脐（一两，酒洗，炙令微黄）　木香（一两）

右件药，捣罗为末，炼蜜和捣五七百杵，圆如梧桐子大。每日空心，以温酒下三十圆，盐汤下亦得。

补暖元脏，添益精气，利腰脚，强筋力，天雄圆方。

天雄（二两，炮裂，去皮脐）　肉苁蓉（二两，酒浸一宿，刮去皴皮，炙干）　白马茎（二两，涂酥，炙令黄）　雄蚕蛾（一两，隔纸微炒）　雀卵（四十九枚）　菟丝子（一两，酒浸三日，曝干，别捣为末）

右件药，捣罗为末，以雀卵，并少炼蜜和圆，如梧桐子大。每日空心，以温酒下十圆，渐加至二十圆。

补水脏，壮腰膝，去风冷，暖下元，天雄圆方。

天雄（一两，炮裂，去皮脐）　鹿角屑（一两，酥拌，炒令微黄[23]）　硫黄（一两，细研，水飞过）

右件药，捣罗为末，入硫黄研匀，以酒浸蒸饼和圆，如小豆大。每日空心，以盐汤或温酒下十五圆。

覆盆子圆

治五劳七伤，强力益气，补虚损，壮腰脚，安五脏，驻颜色，神效覆盆子圆方。

覆盆子　薯蓣　石斛（去根，锉）　熟干地黄　阳起石（酒煮半日，细研，水飞过）　桂心　巴戟　牛膝（去苗）　肉苁蓉（酒浸一宿，刮去皴皮，炙干）　菟丝子（酒浸三日，曝干，别捣为末）　蛇床子　山茱萸　枸杞子　五味子　人参（去芦头）　赤石脂　泽泻　鹿茸（去毛，涂酥，炙令微黄）　白茯苓　远志（去心，以上各一两）

右件药，捣罗为末，炼蜜和捣五七百杵，圆如梧桐子大。每日空心，以温酒下二十圆，渐加至三十圆。

治诸风虚，补暖下元，变白发，久服神效，覆盆子圆方。

覆盆子（半斤）　五粒松（半斤）　枸杞子（六两）　秦皮（四两）　川升麻（三两）　苣蕂（五两）　楮实（五两，水淘去浮者，曝干，微炒）

右件药，捣罗为末，以生地黄汁一[24]升，好醋半升，蜜半升，酥七两，先煎地黄汁等十余沸，入药末和圆，如梧桐子大。每于食后，以温酒下三十圆，如不饮酒，以浆水下。切不得食白蒿青蒿荏子萝卜蒜等物。

枸杞子圆

补虚损，益颜色，久服轻身不老，强力倍志，养精气，壮筋骨，枸杞子圆方。

枸杞子（二两） 熟干地黄 人参（去芦头） 茯神 附子（炮裂，去皮脐） 覆盆子 五味子 薯蓣 菟丝子（酒浸三日，曝干，别捣为末） 肉苁蓉（酒浸一宿，刮去皴皮，炙干） 石斛（去根节） 山茱萸 桂心 （以上各一两）

右件药，捣罗为末，炼蜜和捣五七百杵，圆如梧桐子大。每日空心，温酒下三十圆，渐加至四十圆。

石斛圆

治脾肾久虚，腰脚[25]不利，肌肤羸弱，宜服此强筋骨，悦颜色，耐寒暑，倍气力，石斛圆方。

石斛（二两，去根，锉） 牛膝（去苗） 山茱萸 续断 肉苁蓉（酒浸一宿，刮去皴皮，炙干） 沉香 钟乳粉 桂心 熟干地黄 白茯苓 泽泻 黄芪（锉） 菟丝子（酒浸三日，曝干，别捣为末） 蛇床子 薯蓣 附子（炮裂，去皮脐） 鹿茸（去毛，涂酥，炙令微黄） 巴戟 杜仲（去粗皮，炙微赤，锉） 补骨脂（微炒，以上各一两）

右件药，各一两，捣罗为末，炼蜜和捣三五百杵，圆如梧桐子大。每日空心及晚食前，以温酒下二十圆。

补虚损，利腰膝，暖水脏，祛风冷，强气力，悦颜色，四时宜服，石斛圆方。

石斛（二两，去根，锉） 蛇床子（一两） 牛膝（一两，去苗） 桂心（一两） 菟丝子（二两，酒浸三日，曝干，别捣为末） 肉苁蓉（二两，酒浸一宿，刮去皴皮，炙令干） 人参（一两，去芦头） 鹿茸（一两，去毛，涂酥，炙令微黄） 熟干地黄（二两） 杜仲（一两，去粗皮，炙微黄，锉） 木香（一两） 薯蓣（一两） 白茯苓（二两） 附子（二两，炮裂，去皮脐） 巴戟（一两） 防风（一两，去芦头） 钟乳粉（二两） 干漆（一两，捣碎，炒令烟出） 泽泻（一两） 山茱萸（一两） 覆盆子（一两） 补骨脂（二两，微炒） 五味子（一两） 石龙芮（一两） 槟榔（一两）

右件药，捣罗为末，炼蜜和捣五七百杵，圆如梧桐子大。每日空心，以温酒下三十圆。

补虚损，壮腰膝，暖水脏，止小便滑数，久服好颜色，强志倍力，耐寒暑，填精髓，令人肥健，石斛圆方。

石斛（二两，去根，锉） 肉苁蓉（一两，酒浸一宿，刮去皴皮，炙干） 菟丝子（一两，酒浸三宿，曝干，别捣为末） 牛膝（一两，去根，锉） 熟干地黄（一两） 杜仲（一两，去皴皮，炙微黄[26]，锉） 泽泻（一两） 枸杞子（一两） 山茱萸（一两） 桂心（一两） 白茯苓（一两） 补骨脂（一两，微炒） 覆盆子（一两） 附子（一两，炮裂，去皮脐） 巴戟（一两） 桑螵蛸（一两，微炒） 钟乳粉（一两） 车前子（一两） 牡蛎粉（一两） 龙骨（一两） 阳起石（一两，酒煮半日，细研，水飞过）

右件药，捣罗为末，入研了药令匀，炼蜜和捣三五百杵，圆如梧桐子大。每日空心，以温酒下三十圆。

卷柏圆

补虚损，填不足，温中下气，安五脏，利腰脚，除膀胱宿水，散小腹胀满，养肾补血，祛风利气，卷柏圆方。

卷柏 龙骨 人参（去芦头） 石斛（去根，锉） 续断 桂心 狗脊 鹿茸（去毛，涂酥，炙令微黄） 泽泻 附子（炮裂，去皮脐） 当归（锉，微炒） 牡丹 牛膝（去苗） 防风（去芦头） 木香 独活 熟干地黄 槟榔 蒺藜子（微炒，去刺，以上各一两）

右件药，捣罗为末，炼蜜和捣五七百杵，圆如梧桐子大。每日空心，以温酒下三十圆，晚食前再服。

韭子圆

治下元虚惫，小便滑数，虚损不足，韭子圆方。

韭子（二两，酒煮十余沸，炒令干）　肉苁蓉（一两，酒浸一宿，刮去皴皮，炙干）　厚朴（一两，去粗皮，涂生姜汁，炙令香熟）　龙骨（一两）　附子（一两，炮裂，去皮脐）　鹿角屑（一两）　山茱萸（一两）　桂心（一两）　车前子（一两）　天雄（一两，炮裂，去皮脐）补骨脂（一两，微炒）　槐子（一两，黑大者，炒令香）

右件药，捣罗为末，炼蜜和捣三二百杵，圆如梧桐子大。每日空心，以温酒下四十圆。

治下元虚惫，惊悸梦泄，腰脚无力，肌体羸瘦，颜色萎弱，食饮减少，韭子圆方。

韭子（一两，微炒令香）　鹿茸（一两，去毛，涂酥，炙令微黄）石斛（三分，去根，锉）　柏子仁（三分）　肉苁蓉（一两，酒浸一宿，刮去皴皮，炙干）　桂心（三分，去皮）　牛膝（三分，去苗）　泽泻（三分）　川椒（三分，去目及闭口者，微炒去汗）　远志（三分，去心）　附子（一两，炮裂，去皮脐）　蛇床子（半两）　芎䓖（半两）五味子（半两）　枳壳（半两，麸炒微黄，去瓤）　白术（三分）　薯蓣（三分）　巴戟（三分）　干姜（半两，炮裂，锉）　黄芪（三分，锉）楮实（一两，水淘去浮者，晒干，微炒）　狗脊（三分，去毛）　杜仲（三分，去粗皮，炙微黄，锉）　覆盆子（三分）

右件药，捣罗为末，炼蜜和捣三五百杵，圆如梧桐子大。每日空心，以温酒下三十圆，渐加至四十圆为度。

补骨脂圆

治脏腑久冷，腰膝疼痛，脾胃虚弱，荣卫不调，四肢无力，补中强志，助力

充肌，补骨脂圆方。

补骨脂（二两，微炒）　阳起石（二两，酒煮半日，细研，水飞过）　巴戟　附子（炮裂，去皮脐）　石斛（去根，锉）　肉苁蓉（酒浸一宿，刮去皴皮，炙干）　覆盆子　天麻　独活　菟丝子（酒浸三日，曝干，别捣为末）　柏子仁　山茱萸　安息香（入胡桃仁，捣熟）　桂心　朱砂（细研，水飞过）　龙骨　木香　枸杞子　槟榔　牛膝　蛇床子　（以上各一两）　麝香（半两，细研）

右件药，捣罗为末，入研了药令匀，炼蜜和捣三五百杵，圆如梧桐子大。每日空心，以温酒下三十圆。

补虚损，强筋力，暖腰膝，逐冷气，补骨脂圆方。

补骨脂（二两，微炒）　桂心（二两）　缩砂（一两，去皮）　附子（二两，炮裂，去皮脐）　木香（二两）　安息香（二两，以酒熬为膏）　鹿角胶（二两，捣碎，炒令黄燥）

右件药，捣罗为末，炼蜜并安息香膏相和，捣三二百杵，圆如梧桐子大。每日空心，以温酒下三十圆。

补暖脾肾虚冷，气壮腰脚，益颜色，补骨脂圆方。

补骨脂（二两，微炒）　附子（一两，炮裂，去皮脐）　巴戟（一两）　桂心（一两）　肉苁蓉（二两，酒浸一宿，刮去皴皮，炙干）　菟丝子（二两，酒浸三日，曝干，别捣为末）　枳壳（半两，麸炒微黄，去瓤）　石斛（一两，去根节）　荜澄茄（一两）　干姜（一两，炮裂，锉）　牛膝（一两，去苗）　木香（半两）　肉豆蔻（一两）　槟榔（三分）　蛇床子（一两）　茯香子（一两）　荜茇（三分）

右件药，捣罗为末，炼蜜和捣三五百杵，圆如梧桐子大。每日空心，以温酒下三十圆，盐汤下亦得。

治下元虚冷气，温中强力，暖胃思食，补骨脂圆方。

补骨脂（微炒）　木香　附子（炮裂，去皮脐）　槟榔　肉豆蔻（去壳）　青橘皮（汤浸，去白瓤，焙）　桂心（去皮）　牛膝（去苗）　干姜（炮裂，锉）　鹿茸（去毛，涂酥，炙令微黄）　硫黄（细研，水飞过）　腽肭脐（酒刷，炙微黄）　肉苁蓉（酒浸一宿，刮去皴皮，炙干）　川椒（去目及闭口者，微炒去汗，以上各一两）

右件药，捣罗为末，入硫黄研令匀，用白羊肾五对，去筋膜细剁，入前药末相和，拌了，溲白面裹，煻火中烧，令面熟为度，取出药捣五七百杵，圆如梧桐子大。每日空心，以温酒下三十圆，渐加至四十圆。

治脾肾冷气，温中思食，补骨脂圆方。

补骨脂（二两，微炒） 槟榔（一两） 硫黄（二两，细研，水飞过） 附子（一两，炮裂，去皮脐） 肉豆蔻（一两，去壳） 陈橘皮（一两，汤浸去白瓤，焙） 桂心（一两） 厚朴（一两，去粗皮，涂生姜汁，炙令香熟）

右件药，捣罗为末，以酒煮面糊，和捣三五百杵，圆如梧桐子大。每日空心，以温酒或盐汤下三十圆。

治男子五劳七伤，久虚积冷，腰胯疼痛，行李无力，脾胃不调，或时自泻，肾气乏弱，梦泄盗汗，终日恍惚，情常不乐，风温外伤，阳道衰绝，久服强力壮气，轻身明目，补填精髓，润泽颜色，补骨脂圆方。

补骨脂（五两，微炒） 雄雀儿粪（二两，头尖者是） 熟干地黄（三两） 木香（三两） 安息香（一两，以胡桃仁捣熟） 硫黄（二两，细研，水飞过）

右件药，捣罗为末，入研令匀，炼蜜并安息香同和，捣三五百杵，圆如梧桐子大。每日空心，以温酒下三十圆。

暖下元，补筋骨，久服令人壮健悦泽，补骨脂圆方。

补骨脂（五两，微炒，捣罗为末） 胡桃仁（二两，研如脂） 蜜（四两）

右以蜜胡桃仁相和，熬如稀饧，后入补骨脂末和圆，如梧桐子大。每日空心，以温酒下三十圆，妇人服之亦佳。

萆薢圆

治风冷，壮腰膝，暖脏腑，利血脉，补脾肾，益气力，萆薢圆方。

萆薢（锉） 牛膝（去苗） 杜仲（去粗皮，炙微黄，锉） 酸枣仁（微炒） 柏子仁 防风（去芦头） 天麻 肉苁蓉（酒浸一宿，刮去皴皮，炙干）　桂心　补骨脂（微炒）　附子（炮裂，去皮脐）　五味子　磁石（烧醋淬七遍，捣碎，细研，水飞过）　鹿茸（去毛，涂酥，炙令微黄）　熟干地黄　石斛（去根节）　巴戟　（以上各一两）

右件药，捣罗为末，磁石研令匀，炼蜜和捣三二百杵，圆如梧桐子大。每日空心，以温酒下三十圆。

治一切劳气，五缓六急，久服长骨坚筋，养血脉，益颜色，变白祛风逐气充肌，萆薢圆方。

萆薢（三两，锉）　牛膝（二两，去苗）　桂心（二两）　白术（二两）　丹参（一两）　川乌头（二两，炮裂，去皮脐）　熟干地黄（二两）　附子（二两，炮裂，去皮脐）　枳实（一两，麸炒微黄）　肉苁蓉（二两，酒浸一宿，刮去皴皮，炙干）

右件药，捣罗为末，炼蜜和捣二三百杵，圆如梧桐子大。每日空心，以温酒下三十圆，渐加至四十圆。

薯蓣圆

治男子五劳七伤，久虚损，羸瘦，腰脚无力，颜色萎瘁，下元衰惫，脾胃气寒，饮食无味，诸虚不足，薯蓣圆方。

薯蓣（二两）　石斛（去根，锉）　牛膝（去苗）　鹿茸（去毛，涂酥，炙令微黄）　肉苁蓉（酒浸一宿，刮去皴皮，炙干）　茯神　五味子　续断　巴戟　附子（炮裂，去皮脐）　山茱萸　人参（去芦头）　桂心　熟干地黄　泽泻　杜仲（去粗皮，炙微黄，锉）　蛇床子　远志（去心）　菟丝子（酒浸三日，曝干，别捣为末）　覆盆子　（以上各一两）

右件药，捣罗为末，炼蜜和捣三五百杵，圆如梧桐子大。每日空心，以温酒下三十圆，渐加至四十圆。

治风虚，益颜色，令人肥健，气力强壮，薯蓣圆方。

薯蓣（二两）　肉苁蓉（二两，酒浸一宿，刮去皴皮，炙干）　菟丝子（二两，酒浸三日，晒[27]干，别捣为末）　牛膝（一两，去苗）　五味子

（一两） 熟干地黄（二[28]两） 泽泻（一两） 山茱萸（一两） 白茯苓（一两） 附子（二两，炮裂，去皮脐） 赤石脂（二两） 巴戟（一两） 柏子仁（一两） 桂心（一两） 人参（一两，去芦头） 白术（一两） 干姜（一两，炮裂，锉）

右件药，捣罗为末，炼蜜和捣三五百杵，圆如梧桐子大。每日空心，以温酒下十圆，加至四十圆。

补暖脏腑，强壮腰脚，益气倍力，令颜色悦泽，薯蓣圆方。

薯蓣（一两） 远志（三分，去心） 白茯苓（三分） 人参（三分，去芦头） 肉苁蓉（一两，酒浸一宿，刮去皴皮，炙干） 山茱萸（三分） 附子（一两，炮裂，去皮脐） 五味子（三分） 钟乳粉（一两） 牛膝（三分，去苗） 蛇床子（三分） 黄芪（三分，锉） 萆薢（三分，锉） 车前子（三分） 石斛（一两，去根） 桂心（三分） 天门冬（三分，去心） 熟干地黄（一两） 覆盆子（三分） 菟丝子（三分，酒浸三日，晒干，别捣为末） 鹿茸（一两，去毛，涂酥，炙令黄）

右件药，捣罗为末，炼蜜和捣三五百杵，圆如梧桐子大。每日空心，以温酒下三十圆，渐加至四十圆，晚食前再服。

楮实圆

补暖下元虚冷惫极，益阳道，久立不倦，年八十服之，面皮舒展，乳母服之，令孩子肥白，楮实圆方。

楮实（一升，水淘去浮者，微炒，捣如泥） 牛膝（半斤，去苗） 干姜（三两，炮裂，锉） 桂心（五两） 附子（二两，炮裂，去皮脐） 石斛（二两，去根，锉） 巴戟（二两） 麋角屑（二两，酥拌，微炒）

右件药，捣罗为末，炼蜜和捣一二千杵，圆如梧桐子大。每日空心，以温酒下三十圆，渐加至四十圆。

治积冷，气冲胸背，及心痛，有蛔虫，痔瘘痃癖，气块积聚，心腹胀满，两胁气急，食不消化，急行气奔心肋，并疝气下坠，饮食不下，吐水呕逆，上气咳嗽，眼花少力，心虚健忘，冷风偏风等，坐则思睡，起即头旋，男子冷气，腰疼膝痛，

冷痹风顽，阴汗盗汗，夜多小便，泄痢，阳道衰弱，妇人月水不通，小腹冷痛，赤白带下，一切冷气，无问大小服之，能明目益力，轻身补暖，楮实圆方。

楮实（一升，水淘去浮者，微炒，捣如泥） 桂心（四两） 牛膝（半斤，去苗） 干姜（三两，炮裂，锉）

右件药，捣罗为末，煮枣肉和捣五七百杵，圆如梧桐子大。每日空心，以温酒下三十圆，渐加至五十圆。

腽肭脐圆

治腑脏虚弱，肌体羸瘦，下元冷惫，腰膝疼痹，心腹胀满，脾气乏弱，不思饮食，面无颜色，虚损不足，腽肭脐圆方。

腽肭脐（一两，酒刷，炙微黄） 附子（三分，炮裂，去皮脐） 石斛（三分，去根，锉） 鹿茸（一两，去毛，涂酥，炙微黄） 牛膝（三分，去苗） 肉豆蔻（三分，去壳） 山茱萸（三分） 桂心（半两） 人参（半两，去芦头） 白茯苓（半两） 沉香（三分） 蛇床子（半两） 覆盆子（三分） 黄芪（半两，锉） 熟干地黄（一两） 槟榔（三分） 木香（三分） 巴戟（三分） 泽泻（半两） 补骨脂（三分，微炒） 吴茱萸（半两，汤浸七遍，焙干，微炒） 肉苁蓉（一两，酒浸一宿，刮去皴皮，炙干） 菟丝子（一两，酒浸三日，曝干，别捣为末）

右件药，捣罗为末，炼蜜和捣三五百杵，圆如梧桐子大。每日空心，以温酒下三十圆，晚食前再服。

治肾脏风虚冷气，温脾胃，思饮食，安心志，强气力，利腰脚，补虚损，腽肭脐圆方。

腽肭脐（一两，酒刷，炙微黄） 鹿茸（一两，去毛，涂酥，炙微黄） 肉苁蓉（一两，浸一宿，刮去皴皮，炙干） 菟丝子（一两，酒浸三日，曝干，别捣为末） 阳起石（一两，酒煮半日，细研，水飞过） 附子（一两，炮裂，去皮脐） 茯香子（一两） 桂心（一两） 山茱萸（三分） 独活（三分） 天麻（三分） 干蝎（三分，微炒） 人参

（三分，去芦头）　石斛（一两，去根，锉）　芎䓖（一两）　木香（一两）　补骨脂（一两，微炒）　白术（三分）　荜茇（三分）　熟干地黄（一两）　牛膝（三分，去苗）　远志（一两，去心）　铁粉（一两，细研）　槟榔（一两）　朱砂（一两，细研，水飞过）　麝香（半两，细研）

右件药，捣罗为末，入诸研了药令匀，炼蜜和捣三五百杵，圆如梧桐子大。每日空心，及晚食前，以温酒下三十圆。

补益丹田，固济水脏，安神益智，明目驻颜，壮腰膝，充肌肤，补虚冷，安脏腑，腽肭脐圆方。

腽肭脐（一两，酒刷，炙微黄）　荜澄茄（一两）　附子（一两，炮裂，去皮脐）　泽泻（三分）　芎䓖（三分）　沉香（一两）　石龙芮（三分）　肉豆蔻（三分，去壳）　牛膝（一两，去苗）　蛇床子（三分）　薯蓣（一两）　覆盆子（一两）　巴戟（三分）　槟榔（一两）　桂心（一两）　木香（一两）　麝香（一两，细研）　白术（三分）　远志（三分，去心）　石斛（一两，去根，锉）　补骨脂（一两，微炒）　山茱萸（三分）　肉苁蓉（一两，酒浸一宿，刮去皴皮，炙干）　母丁香（半两）

右件药，捣罗为末，入麝香研令匀，炼蜜和捣三五百杵，圆如梧桐子大。每日空心，以温酒下三十圆，渐加至四十圆。

松脂圆

治风冷，强筋骨，补五脏，除风湿，人[29]服轻身耐老延年，益气，补诸不足，松脂圆方。

松脂（三两，炼成者）　松花（二[30]两）　白茯苓（一两）　菖蒲（一两）　桂心（一两）　生干地黄（二两）　薯蓣（一两）　远志（一两，去心）　鹿角胶（一两，捣碎，炒令黄燥）　牛膝（一两，去苗）　甘草（一两，炙微赤，锉）　槟榔（一两）　肉苁蓉（一两，酒浸一宿，刮去

皴皮，炙干）　菟丝子（二两，酒浸三日，曝干，别捣为末）　鹿茸（一两，去毛，涂酥，炙微黄）

右件药，捣罗为末，炼蜜和捣三五百杵，圆如梧桐子大。每日空心，以温酒下三十圆，渐加至四十圆。

荜茇圆

治五劳七伤，肾虚脾弱，上焦烦热，下元虚冷，腹内雷鸣，胸膈气滞，羸瘦无力，宜服荜茇圆方。

荜茇（一两）　胡桃仁（一两）　干姜（一两，炮裂，锉）　人参（一两，去芦头）　白茯苓（一两）　诃黎勒（一两，煨用皮）　桂心（一两半）

右件药，捣罗为末，炼蜜和圆，如梧桐子大。每日空心，温酒下二十圆，渐加至三十圆。

治下元虚惫，遂积冷气，暖脾肾脏，宜服荜茇圆方。

荜茇　沉香　附子（炮裂，去皮脐）　肉豆蔻（去壳）　茯香子　木香　石斛（去根，锉）　诃黎勒皮　山茱萸　桂心　干姜（炮裂，锉）　补骨脂（微炒）　巴戟　荜澄茄　槟榔　（以上各一两）

右件药，捣罗为末，炼蜜和捣三五百杵，圆如梧桐子大。每日空心服，及晚食前，以温酒下三十圆。

补暖虚冷气，温脾胃饮食，荜茇圆方。

荜茇　诃黎勒皮　桂心　胡椒　附子（炮裂，去皮脐）　沉香　木香　人参（去芦头）　草豆蔻（去皮）　槟榔　（以上各一两）

右件药，捣罗为末，炼蜜和捣三二百杵，圆如梧桐子大。每于食前，以温酒下三十圆。

泽泻圆

治男子五劳七伤，四肢无力，腰膝冷痛，夜多小便，面色萎黄，不能饮食，

泽泻圆方。

泽泻（一两） 附子（一两，炮裂，去皮脐） 桂心（一两半） 远志（三分，去心） 牛膝（三分，去苗） 人参（三分，去芦头） 白茯苓（三分） 甘草（三分，炙微赤，锉） 牡丹（三分） 防风（三分，去芦头） 鹿茸（一两，去毛，涂酥，炙微黄） 杜仲（三分，去粗皮，炙微黄，锉） 云母粉（一两） 石斛（三分，去根，锉） 薯蓣（三分） 山茱萸（三分） 肉苁蓉（一两，酒浸一宿，刮去皴皮，炙干） 巴戟（三分） 五味子（二分） 熟干地黄（一两）

右件药，捣罗为末，炼蜜和捣三二百杵，圆如梧桐子大。每日空心，以温酒下三十圆，渐加至四十圆。

巴戟圆

治丈夫下焦久积风冷，肾脏虚乏，腰膝酸痛，小便数，阳道衰，不能饮食，面无颜色，筋骨痿弱，起坐无力，膀胱虚冷，脐腹胀急，久服驻颜色，养精志，巴戟圆方。

巴戟（一两） 肉苁蓉（一两，酒浸一宿，刮去皴皮，炙干） 石斛（一两，去根，锉） 鹿茸（一两，去毛，涂酥，炙微黄） 附子（一两，炮裂，去皮脐） 薯蓣（三分） 牛膝（三分，去苗） 桂心（三分） 山茱萸（三分） 泽泻（三分） 远志（三分，去心） 熟干地黄（一两） 菟丝子（一两，酒浸三日，曝干，别捣为末） 黄芪（三分，锉） 人参（三分，去芦头） 槟榔（三分） 木香（三分） 牡丹（三分） 仙灵脾（三分） 蛇床子（三分） 枳壳（三分，麸炒微黄，去瓤） 白茯苓（三分） 覆盆子（三分） 续断（三分）

右件药，捣罗为末，炼蜜和捣三五百杵，圆如梧桐子大。每日空心，以盐汤下二十圆，渐加至三十圆，温酒下亦得。

补暖水脏，治虚冷气，充益肌肤，能思饮食，巴戟圆方。

巴戟 石斛（去根，锉） 补骨脂（微炒） 桂心 附子（炮裂，去皮脐） 川椒红（微炒） 木香 诃黎勒皮 槟榔 肉苁蓉（酒浸一宿，

刮去皴皮，炙干，以上各一两）

右件药，捣罗为末，用白羊肾七对，去筋膜细切，以酒五升，熬令熟烂，研拌和药末，捣三五百杵，圆如梧桐子大。每日空心，以温酒下三十圆，盐汤下亦得。

治下元虚冷，颜色萎黄，肌肤羸，腰无力，巴戟圆方。

巴戟　鹿茸（去毛，涂酥，炙微黄）　蛇床子　远志　薯蓣　熟干地黄　山茱萸　附子（炮裂，去皮脐）　补骨脂（微炒）　菟丝子粉　肉苁蓉（酒浸三宿，刮去皴皮，炙令干）　白茯苓　桂心　硫黄（细研，水飞过，以上各一两）

右件药，捣罗为末，入硫黄研令匀，炼蜜和捣三二百杵，圆如梧桐子大。每日空心，温酒下三十圆，渐加至四十圆。

治下元虚惫，脐腹疼痛，小便滑数，颜色萎黄，手足常冷，饮食无味，四肢少力，宜服巴戟圆方。

巴戟　硫黄（细研，水飞过）　桂心　补骨脂（微炒）　附子（炮裂，去皮脐）　葫芦巴（微炒）　川椒红（微炒）　硇砂（细研）　肉苁蓉（酒浸一宿，刮去皴皮，炙干）　吴茱萸（汤浸七遍，焙干，微炒）　木香　（以上各一两）

右件药，捣罗为末，入研了药令匀，以羊肾三对，切去筋膜，好酒三升，熬令稠烂，研和诸药末捣三二百杵，圆如梧桐子大。每日空心，温酒下三十圆。

黄芪圆

补虚乏，长肌肉，调中助力，美颜色，益精志，利腰膝，黄芪圆方。

黄芪（二两，锉）　熟干地黄（二两）　覆盆子　牛膝（去苗）　石斛（去根，锉）　泽泻　附子（炮裂，去皮脐）　鹿茸（去毛，涂酥，炙微黄）　山茱萸　五味子　桂心　人参（去芦头）　沉香　肉苁蓉（酒浸一宿，刮去皴皮，炙干，以上各一两）

右件药，捣罗为末，炼蜜和捣三二百杵，圆如梧桐子大。每日空心，及晚食前，以温酒下三十圆。

补虚养气，益精壮血，久服安神定志，长肌肉，美颜色，黄芪圆方。

黄芪（锉） 覆盆子 牛膝（去苗） 薯蓣 五味子 天门冬（去心） 人参（去芦头） 白茯苓 牡丹 泽泻 附子（炮裂，去皮脐） 鹿角胶（捣碎，炒令黄燥） 山茱萸 熟干地黄 肉苁蓉（酒浸一宿，刮去皴皮，炙干）

右件药，各一两，捣罗为末，炼蜜和捣三二百杵，圆如梧桐子大。每日空心，以温酒下三十圆，渐加至四十圆。

益肾气，强骨髓，治风气，补虚乏，黄芪圆方。

黄芪（一两，锉） 熟干地黄（一两） 天门冬（一两半，去心，焙） 石斛（一两，去根，锉） 桂心（三分） 五味子（三分） 白术（三分） 防风（三分，去芦头） 巴戟（一两） 薯蓣（三分） 山茱萸（三分） 远志（三分，去心） 人参（三分，去芦头） 白茯苓（三分） 枳壳（三分，麸炒微黄，去瓤） 枸杞子（三分） 肉苁蓉（一两，酒浸一宿，刮去皴皮，炙干） 菟丝子（一两，酒浸三日，曝干，别捣为末）

右件药，捣罗为末，炼蜜和捣三五百杵，圆如梧桐子大。每日空心，以温酒下三十圆，晚食前再服，渐加至四十圆。

治男子五劳七伤，风虚羸瘦，腰疼膝冷，阴盛阳虚，身力衰残，夜梦遗泄，久服，令人五脏内实，肌肤外充，面色红光，反老为少，黄芪圆方。

黄芪（锉） 人参（去芦头） 石斛（去根，锉） 桂心 肉苁蓉（酒浸一宿，刮去皴皮，炙干） 鹿茸（去毛，涂酥，炙令微黄） 菟丝子（酒浸三日，曝干，别捣为末） 阳起石（酒煮半日，细研，水飞过） 熟干地黄 杜仲（去粗皮，炙微黄，锉） 钟乳粉 白茯苓 狗脊 赤石脂（细研） 山茱萸 薯蓣 附子（炮裂，去皮脐） 五味子 蛇床子 萆薢（锉） 巴戟 白术 续断 泽泻

右件药，各一两，捣罗为末，入阳起石，研令匀，炼蜜和捣五七百杵，圆如梧桐子大。每日空腹，以温酒下三十圆，晚食前再服，渐加至五十圆。

厚朴圆

治脾肾虚冷，羸瘦无力，不思饮食，厚朴圆方。

厚朴（五两，去粗皮，锉） 附子（三[31]两，生，去皮脐） 川椒红（二两，生用）

右件药，以浆水六升，青盐三两，生姜三两切，同于银锅中煮令水尽，晒干，捣罗为末，以水浸蒸饼和圆，如梧桐子大。每日空心，以温酒下三十圆。

茯香子圆

治下元虚冷，腰膝疼痛，肌肉消瘦，渐加无力，茯香子圆方。

茯香子（一两） 桂心（一两） 巴戟（一两） 附子（一两，炮裂，去皮脐） 补骨脂（一两，微炒） 干姜（一两，炮裂，锉）

右件药，捣罗为末，用羊肾二对，切去筋膜，以酒二升，煮令酒尽，烂研，和诸药末，更捣三二百杵，圆如梧桐子大。每日空心，以生姜酒下三十圆，晚食前再服。

十香圆

破积血，除疫病，去恶气，好音声，畅六腑，调五脏，壮气益心神，十香圆方。

麝香（一两，细研） 沉香（一两） 丁香（一两） 安息香（一两） 木香（一两） 降真香（一两） 霍香（一两） 甲香（一两）

苏合香（一两）　薰陆香（一两）　牛黄（三分，细研）　犀角屑（三分）　人参（三分，去芦头）　细辛（二分）　芎䓖（三分）　白茯苓（三分）　当归（三分，微炒）　桂心（三分）

右件药，捣罗为末，入研了药令匀，炼蜜和捣三五百杵，圆如梧桐子大。不计时候，以温酒嚼下十五圆。

七香圆

治虚冷气上攻，心膈不利，腹胁虚胀，不思饮食，七香圆方。

沉香（一两）　麝香（半两，细研）　白檀香（一两，锉）　木香（一两）　藿香（一两）　丁香（一两）　零陵香（一两）　白芷（一两）　槟榔（二两）　诃黎勒皮（一两）　肉豆蔻（一两，去壳）　芎䓖（一两）　桂心（一两）　当归（一两，锉，微炒）　细辛（一两）　香附子（一两）

右件药，捣罗为末，炼蜜和捣三五百杵，圆如梧桐子大。每服，以温酒下二十圆。

椒红圆

治虚冷，壮腰脚，明耳目，暖下元，椒红圆方。

川椒红（二两，微炒）　附子（二两，炮裂，去皮脐）　石斛（一两，去根，锉）　桂心（二两）　肉苁蓉（二两，酒浸一宿，刮去皴皮，炙干）　菟丝子（二两，酒浸三日，曝干，别捣为末）　吴茱萸（一两，汤浸七遍，焙干，微炒）　硫黄（一两，细研，水飞过）　磁石（二两，烧醋淬七遍，细研，水飞过）　鹿茸（二两，去毛，涂酥，炙微黄）　巴戟（一两）　木香（一两）

右件药，捣罗为末，入研了药令匀，炼蜜和捣三二百杵，圆如梧桐子大。每日空心，以盐汤下三十圆。

大补益，治风毒，健脾胃，止痰逆，消酒食，暖下元，补诸虚惫，椒红圆方。

川椒红（十两，微炒）　附子（四两，炮裂，去皮脐）　白蒺藜（二两，微炒，去刺）　硫黄（二两，细研，水飞过）　硇砂（二两，细研）　巴戟（二两）　盐花（二两）

右件药，捣罗为末，都研令匀，用豮猪肾五对，煮熟去脂膜，烂研如糊，入诸药末，和干湿得所，捣一二千杵，圆如梧桐子大。每日空心，以盐汤下三十圆，或酒下亦得。

补暖下元，椒红圆方。

川椒红（二两，微炒）　附子（二两，炮裂，去皮脐）　干姜（一两，炮裂，锉）

右件药，捣罗为末，用猪肾三对，去脂膜薄切，摊于纸上，去血，然后铺一重肾，著一重药末，以尽为度，却以三五重湿纸裹，于煻火内烧，待香熟取出纸，烂研，若稍硬，更点少许炼蜜和圆，如梧桐子大。每日空心，以温酒下二十圆，渐加至三十圆。

沉香圆

治久虚积冷，脾肾气上攻，心腹壅胀，不思饮食，四肢无力，沉香圆方。

沉香（一两）　木香（一两）　桂心（一两）　白术（一两）　诃黎勒皮（一两）　高良姜（一两，锉）　附子（一两，炮裂，去皮脐）　荜澄茄（一两）　厚朴（一两，去粗皮，涂生姜汁，炙令香熟）　当归（一两，锉，微炒）　肉豆蔻（一两，去壳）　槟榔（二两）　青橘皮（一两，汤浸去白瓤，焙）

右件药，捣罗为末，炼蜜和捣三五百杵，圆如梧桐子大。每于食前，以生姜汤下三十圆。

补虚惫，除冷气，暖脾肾，益气力，思饮食，沉香圆方。

沉香（一两）　补骨脂（一两，微炒）　附子（一两，炮裂，去皮脐）　青橘皮（半两，汤浸去白瓤，焙）　槟榔（一两）　黄芪（半两，锉） 石斛（一两，去根节） 熟干地黄（一两） 桂心（一两） 白茯苓（一两） 白术（半两） 芎䓖（半两） 人参（半两，去芦头） 干姜（半两，炮裂，锉） 牛膝（一两，去苗） 五味子（半两）

右件药，捣罗为末，炼蜜和捣三五百杵，圆如梧桐子大。每日空心，以盐汤下三十圆，暖酒下亦得。

治冷气上攻，心腹胀满，不思饮食，大肠秘滞不通，宜服此沉香圆方。

沉香 木香 陈橘皮（汤浸，去白瓤） 桂心 槟榔 丁香 羌活 郁李仁（汤浸，去皮，微炒） 芎䓖 川大黄（锉碎，微炒） 枳壳（麸炒微黄，去瓤，以上各一两）

右件药，捣罗为末，炼蜜和捣三五百杵，圆如梧桐子大。每服，以温生姜汤下三十圆，看老少虚实，临时加减服之。

大黄圆

调利胸膈，祛逐壅滞，推陈致新，疏风顺气，大黄圆方。

川大黄（二两，锉碎，微炒） 槟榔（二两） 牛膝（一两，去苗） 芎䓖（一两） 枳壳（一两，麸炒微黄，去瓤） 独活（一两） 防风（一两，去芦头） 桂心（一两） 大麻仁（二两） 郁李仁（二两，汤浸去皮，微炒） 桃仁（一两，汤浸去皮尖，麸炒微黄）

右件药，捣罗为末，炼蜜和捣三二百杵，圆如梧桐子大。每日空心，以生姜汤下三十圆。

转气，治百病，大黄圆方。

川大黄（二两，锉碎，微炒） 木香（一两） 干姜（一两，炮裂，锉） 赤芍药（一两） 白术（一两） 芎䓖（一两） 羌活（一两） 桂心（一两） 槟榔（一两） 巴豆（一分，去皮心，研，纸裹压去油） 郁李仁（一两，汤浸去皮，微炒） 当归（一两，锉，微炒） 神曲（一两，炒微黄）

右件药，捣罗为末，入巴豆研令匀，炼蜜和圆，如梧桐子大。每日空心，或夜卧时，以温茶下三圆至五圆，以溏利为度，如要快泻，良久，以热茶投之。

治久积滞气，不能饮食，食即不消，风热气上冲，宜服利气大黄圆方。

川大黄（四两，锉碎，微炒） 诃黎勒皮（四两） 人参（二两，去芦头） 大麻子（二两）

右件药，捣罗为末，炼蜜和圆，如梧桐子大。每服，酒下十五圆，老少以意增减服之，以溏利为度。

葫芦巴圆

补暖下元，祛逐冷气，葫芦巴圆方。

葫芦巴（一两，微炒） 沉香（一两） 桂心（一两） 硫黄（一两，细研，水飞过） 木香（一两） 附子（一两，炮裂，去皮脐） 莳香子（一两） 青橘皮（三分，汤浸去白瓤，焙） 槟榔（一两） 麋茸（一两，涂酥，微炙） 补骨脂（一两，微炒） 干姜（半两，炮裂，锉）

右件药，捣罗为末，入硫黄研令匀，炼蜜和捣三五百杵，圆如梧桐子大。每日空心，以温酒下三十圆。

荜澄茄圆

治脾肾脏，久积虚冷，气攻心腹，宿食不消，四肢无力，荜澄茄圆方。

荜澄茄 白豆蔻（去壳） 附子（炮裂，去皮脐） 沉香 缩砂（去壳） 当归（锉，微炒） 诃黎勒皮 吴茱萸（汤浸七遍，焙干，微炒） 青橘皮（汤浸，去白瓤，焙） 白术 木香 厚朴（去粗皮，涂生姜汁，炙令香熟） 桂心 槟榔 芎䓖 人参（去芦头） 枳壳（麸炒微黄，以上各二[32]两）

右件药，捣罗为末，炼蜜和捣三二百杵，圆如梧桐子大。每日空心，以温酒下三十圆。

何首乌圆

治七十二般风冷气，及腰脚疼痛，补益下元，黑鬓发，驻颜容，神验何首乌圆方。

何首乌（半斤） 熟干地黄（五两） 附子（二两，炮裂，去皮脐） 牛膝（三两，去苗） 桂心（三两） 云苔子（一两） 桑椹子（二两） 柏子仁（二两） 五味子（一两） 地骨皮（四两） 薯蓣（二两） 鹿茸（二两，去毛，涂酥，炙微黄） 肉苁蓉（三两，酒浸一宿，刮去皴皮，炙干） 菟丝子（二两，酒浸三日，曝干，别捣为末）

右件药，捣罗为末，炼蜜和捣三五百杵，圆如梧桐子大。每日空心，以盐汤下四十圆。

补暖脏腑，祛风冷气，利腰脚，强筋骨，黑髭发，驻颜容，何首乌圆方。

何首乌（三斤，锉，如棋子大） 牛膝（一斤，去苗，锉，可一寸[33]许）

右件药，以黑豆一斗，净淘洗，曝干，用甑一所，先以豆薄铺在甑底，然后始薄铺何首乌，又铺豆，又薄铺牛膝，如此重重铺令药与豆俱尽，安于釜上蒸之，令豆熟为度，去黑豆取药，曝干，又换[34]豆蒸之，如此三遍，去豆取药，捣罗为末，以枣瓤和圆，如梧桐子大。每日空心，以温酒下三十圆，渐加至四十圆，晚食前再服。忌萝卜葱蒜。

安息香圆

治腰膝暖下元，安息香圆方。

安息香（五两，黄明者，细锉，入蜜十两，煎成膏） 补骨脂（三两，微炒） 牛膝（二两，去苗） 鹿茸（二两，去毛，涂酥，炙微黄）

桂心（二两）　附子（二两，炮裂，去皮脐）

右件药，捣罗为末，以安息香膏和圆，如梧桐子大。每日空心，以温酒下三十圆。

治肾脏虚冷，脐腹多疼，腰脚沉重，肌体羸瘦，颜色萎黄，食少无力，安息香圆方。

安息香（三两，细锉，以无灰酒一升浸一宿，以瓷碗中盛重汤煮成膏）　肉苁蓉（一两，酒浸一宿，刮去皴皮，炙干）　胡桃瓤（三两，细研，入安息香膏内）　鹿茸（一两，去毛，涂酥，炙微黄）　补骨脂（二两，微炒）　沉香（一两）　巴戟（一两）　丁香（一两）　鸡舌香（一两）　附子（一两，炮裂，去皮脐）　桂心（一两）　牛膝（一两，去苗）

右件药，捣罗为末，以安息香膏，更入少许炼了蜜，同和捣三五百杵，圆如梧桐子大。每日空心，温酒下三十圆。

蛜蝌圆

治肾脏久积风冷，小腹气滞，腰膝酸疼，脐胁冷痛，饮食减少，四肢无力，蛜蝌圆方。

蛜蝌（微炒，去足）　天麻　附子（炮裂，去皮脐）　木香　补骨脂　葫芦巴　牛膝（去苗）　石斛（去根，锉）　槟榔　巴戟　硫黄（细研，水飞过）　硇砂（细研）　阿魏（研入）　桃仁（汤浸去皮尖双仁，别研如膏，以上各一两）

右件药，捣罗为末，入研了药令匀，用酒三升，入前药末中拌匀，搅，以慢火熬如膏，和余上药末，更捣三二百杵，圆如桐[35]子大。每服，以热生姜酒下二十圆。

雀附圆

治脾肾久积虚冷，心腹气痛，时自泄痢，水谷不消，少思饮食，颜色萎黄，

雀附圆方。

雀儿（三十枚，取肉） 附子（四两，炮裂，去皮脐，捣罗为末） 草薢（二两，锉） 胡椒（一两半） 白芜荑（一两） 干姜（一两半，炮裂，锉） 莳香子（一两半） 青橘皮（一分，汤浸去白瓤，焙） 艾叶（四两，捣罗为末，与附子、雀儿同于锅中，先铺艾叶末一重，次铺雀儿一重，次铺附子一重，以酽醋一斗慢火煮成膏） 川椒（一两半，去目及闭口者，微炒去汗）

右件药，捣罗为末，以雀儿膏和，更捣三五百杵，圆如梧桐子大。每日空心，以温酒下三十圆。盐汤下亦得。

补虚冷，暖下元，壮腰脚，祛风气，充肌肤，益颜色，雀附圆方。

雀儿（四十只，去毛嘴足肠胃，以酒五升煮令烂，拣去骨，烂研并酒都绞取汁） 硇砂（二两，细研，以汤化，澄滤于银器中，煎成霜，将小木[36]瓜一枚，去皮子，细切，以酒一升半煮令烂，同研用之） 川椒红（二两，微炒，捣罗为末） 菟丝子（三两，酒浸三日，曝干，别捣为末）

以上硇砂等，并入雀儿煎中相和，搅令匀，以慢火熬如膏，入后药。

附子（二两，炮裂，去皮脐） 肉苁蓉（一两，酒浸一宿，刮去皴皮，炙干） 鹿茸（二两，去毛，涂酥，炙微黄） 天麻（一两） 补骨脂（一两，微炒） 沉香（一两） 木香（一两） 莳香子（一两） 石斛（一两，去根，锉）

右件药，捣罗为末，以雀儿膏和捣一千杵，圆如梧桐子大。每日空心，以温酒下三十圆，盐汤下亦得。

治脏腑久积虚冷，腹胁多气，脾胃乏弱，少思饮食，羸瘦无力，雀附圆方。

雀儿（三十枚，去嘴脚毛羽肠胃胸骨，用好酒一升煮烂熟，研） 补骨脂（一两，微炒） 木香（一两） 吴茱萸（一两，汤浸七遍，焙干，微炒） 干姜（一两，炮裂，锉） 青橘皮（一两，汤浸去白瓤，焙） 木瓜（一两，捣罗为末） 附子（一两，炮裂，去皮脐） 熟艾叶（二两，以米醋二升煎如膏）

右件药，捣罗为末，以雀肉入于艾膏内，和药末令得所，更捣三五百杵，圆如梧桐子大。每日空心，及晚食前以温酒或盐汤下三十圆，渐加至四十圆。

附子圆[37]

补益驻颜，去风利气，暖腰膝，充肌肤，强志力，久服变白发令黑，齿落更生，延年不老，附子圆方。

附子（半斤，炮裂，去皮脐，捣罗为末） 生地黄（一十斤，捣绞取汁，拌附子末日中煎令干） 肉苁蓉（二两半，酒浸一宿，刮去皴皮，炙干） 五味子（二两） 白蒺藜（一两半，微炒，去刺） 干姜（二两，炮裂，锉） 桂心（二两） 鹿角胶（二两，捣碎，炒令黄燥） 天麻（二两） 干漆（一两，捣碎，炒令烟出） 牛膝（三两，去苗）

右件药，捣罗为末，炼蜜和捣三五百杵，圆如梧桐子大。每日空心，以温酒下三十圆，渐加至四十圆。

治下元虚冷气，暖脾肾，益气力，附子圆方。

附子（一十枚，唯大者，以尖刀子于心中可宛[38]去一半） 朱砂（一两，细研，水飞过） 硇砂（一两，细研） 阿魏（一两，细研）

右件药，将朱砂硇砂阿魏都相和，重研令匀，内入附子中填实，然后将附子内剜出末，填于诸药末，上实筑，用钱许大纸片子，以面粘盖附子口，每一个附子用大萝卜一枚圆备者，剜下萝卜头可半寸许，剜却中心，安附子在内，却将剜下萝卜头盖，后以竹签子紧密签定，和大麦面裹合，约厚半指已来，以煻灰火烧，候面焦熟为度，取出，去却萝卜，入臼内，有剜出附子末，填不尽者，亦同捣熟为度，圆如梧桐子大。每日空心，以盐汤或温酒下十圆。

补益下元，附子圆方。

附子（半斤，生用） 硫黄（二两，细研，水飞过）

右件药，以新汲水浸附子七复时，每一复时，换水一遍，并不令见日气，日数足，阴干，去皮脐捣罗为末，入硫黄搅令匀，以羊肾三对，去筋膜研，以酒三升，煮令稠，和药末，看硬软得所，捣三五百杵，圆如梧桐子大。每日空心，以盐汤下二十圆。

肾附圆

治水脏风[39]冷滞气，耐寒暑，暖腰膝，肾附圆方。

羊肾（五对） 附子（五两，炮裂，去皮脐） 钟乳粉（二两） 桂心（二两） 诃黎勒皮（二两） 赤箭（二两） 山茱萸（二两） 薯蓣（二两） 肉苁蓉（二两，酒浸一宿，刮去皴皮，炙干） 菟丝子（二两，酒浸三日，曝干，别捣为末）

右件药，捣罗为末，取羊肾去筋膜，批作片子，每一片上，铺药末一重，如此重重相隔，以尽为度，用湿纸裹数重了，更用盐泥重裹，入煻灰火中煨，三炊久，候火气通透，亦不得令焦，出药看作紫色即住，如肾未熟，即重封更煨，候所得，即捣三五百杵，入少水浸蒸饼，更捣可圆，即圆如梧桐子大。 每日空腹，以温酒下三十圆，晚食前再服，三日后已觉水脏温暖。

治下元虚惫，冷气上攻，心腹疠刺疼痛，肾附子圆方。

附子（二两，以醋浸七日，去皮脐，切，阴干） 硫黄（一两，细研，水飞过） 槟榔（一两） 木香（一两） 青盐（半两） 羊肾（二对，去脂膜）

右件药，捣罗为末，入硫黄研令匀，其羊肾细剁，烂研，和药末捣三五百杵，圆如梧桐子大。 食前以生姜酒下二十圆，盐汤下亦得。

鹿茸圆

暖脏腑，壮腰膝，补下元，养精气，久服美颜容，长肌肉，补诸虚损，四时宜常服，鹿茸圆方。

鹿茸（二两，去毛，涂酥，炙微黄） 磁石（二两，烧醋淬七遍，细研，水飞过）　熟干地黄　白茯苓　肉苁蓉（酒浸一宿，刮去皴皮，炙干）　菟丝子（酒浸三日，曝干，别捣为末）　人参（去芦头）　附子（炮裂，去皮脐）　薯蓣　远志（去心）　牛膝（去苗）　杜仲（去粗皮，炙微黄，锉）　巴戟　续断　五味子　山茱萸　泽泻　桂心　补骨脂　蛇床子　（以上各一两）

右件药，捣罗为末，入磁石研令匀，炼蜜和捣五七百杵，圆如梧桐子大。每日空心，以温[40]下三十圆，看老少，以意加减。

补暖下元，强筋骨，益精髓，壮腰膝，祛风利气，美颜色，鹿茸圆方。

鹿茸（一两，去毛，涂酥，炙微黄）　肉苁蓉（一两，酒浸一宿，刮去皴皮，炙干）　菟丝子（一两，酒浸三日，曝干，别捣为末）　巴戟（一两）　人参（去芦头）　白茯苓　五味子　萆薢（锉）　桂心　黄芪（锉）　续断　远志（去心）　木香　薯蓣　泽泻　熟干地黄　石斛（去根，锉）　覆盆子　蛇床子　天雄（一两，炮裂，去皮脐）　白蒺藜（微炒，去刺）　附子（炮裂，去皮脐）　柏子仁　牡丹　防风（去芦头，以上各半两）

右件药，捣罗为末，炼蜜和捣三五百杵，圆如梧桐子大。每日空心，以温酒及盐汤下三十圆，渐加至四十圆。

治下元冷惫，风虚劳损，补益脏腑，强壮腰脚，鹿茸圆方。

鹿茸（二两，去毛，涂酥，炙微黄）　牛膝（二两，去苗）　巴戟（一两）　补骨脂（二两，微炒）　龙骨（一两）　附子（二两，炮裂，去皮脐）　干漆（一两，捣碎，炒令烟出）　熟干地黄（二两）　桂心（一两）　肉苁蓉（二两，酒浸一宿，刮去皴皮，炙干）　菟丝子（二两，酒浸三日，曝干，别捣为末）　阳起石（二两，酒煮半日，细研，水飞过）

右件药，捣罗为末，入阳起石，研令匀，炼蜜和捣三五百杵，圆如梧桐子大。每日空心，以温酒下三十圆，渐加至四十圆。

麋茸圆

补虚劳，倍筋力，除脾胃冷气，充肌肤，益颜色，补暖，麋茸圆方。

麋茸（二两，去毛，涂酥，炙微黄）　肉苁蓉（二两，酒浸一宿，刮去皴皮，炙干）　菟丝子（二两，酒浸三日，曝干，别捣为末）　薯蓣（一两）　石斛（一两，去根，锉）　桂心（一两）　熟干地黄（一两）　巴戟（一两）　牛膝（一两，去苗）　山茱萸（一两）　枸杞子（一两）　五味子（一两）　人参（一两，去芦头）　赤石脂（一两）　柏子仁（一两）　泽泻（一两）　白茯苓（一两）　远志（一两，去心）

右件药，捣罗为末，炼蜜和捣三五百杵，圆如梧桐子大。每日空心，以温酒下四十圆。

治下元虚冷，五劳七伤，阳气衰弱，腰脚无力，虚劳羸损，麋茸圆方。

麋茸（三两，去毛，涂酥，炙微黄）　雄蚕蛾（隔纸微炒）　桂心　桑螵蛸（微炒）　远志（去心）　菟丝子（酒浸三日，曝干，别捣为末）　阳起石（酒煮半日，细研，水飞过）　肉苁蓉（酒浸一宿，刮去皴皮，炙干）　钟乳粉　山茱萸　附子（炮裂，去皮脐）　蛇床子　黄芪（锉，以上各一两）

右件药，捣罗为末，入阳起石等，都研令匀，炼蜜和捣三五百杵，圆如梧桐子大。每日空心及晚食前，以温酒下三十圆。

麋角圆

治五脏虚损，腰脚疼痛，久服益肌肤，填骨髓，好颜色，耐寒暑，祛风破气，髭鬓润黑，麋角圆方。

麋角屑（一斤，以酥拌炒微黄）　熟干地黄（三两）　巴戟　黄芪（锉）　牛膝（去苗）　人参（去芦头）　独活　萆薢（锉）　白茯苓　桂心　肉苁蓉（酒浸一宿，刮去皴皮，炙干）　附子（炮裂，去皮脐）　泽泻　续断　芎䓖　槟榔　防风（去芦头）　当归（锉，微炒）　鹿角胶（捣碎，炒令黄燥）　白蒺藜（微炒，去刺）

右件药，以上各一两，捣罗为末，以生地黄汁一大盏，酒一大盏相和，入酥半合，煎成膏，和诸药末，若硬，即用炼了蜜同和，捣五七百杵，圆如梧桐子大。每日空心，以温酒下三十圆，加到四十圆。

补暖下焦，治风虚，壮筋力，麋角圆方。

麋角屑（三两，酥拌，微炒）　巴戟（二两）　肉豆蔻（三两，去壳）　当归（一两，锉微，炒）　槟榔（二两）　干姜（一两，炮裂，锉）　硫黄（一两，细研，水飞过）

右件药，捣罗为末，入硫黄同研令匀，炼蜜和捣三五百杵，圆如梧桐子大。每日空心，以温酒下三十圆。

补暖下元，壮腰膝，治虚冷气，麋角圆方。

麋角屑（一斤，八升乳拌令匀，用银器内盛封闭，以大麦六斗盖覆，蒸一复时）　肉苁蓉（二两，酒浸一宿，刮去皴皮，炙干）　茯香子（二两）　桂心（二两）　荜茇（二两）　木香（二两）　附子（二两，炮裂，去皮脐）　柏子仁（二两）　肉豆蔻（二两，去壳）　槟榔（三两）

右件药，捣罗为末，炼蜜和圆，如梧桐子大。每日空心，以温酒下三十圆。

补益脏腑，固济下元，填精髓，强气力，麋角圆方。

麋角屑（五两，以酥拌炒令微黄）　菟丝子（三两，酒浸三日，曝干，别捣为末）　肉苁蓉（一两，酒浸一宿，刮去皴皮，炙干）　桂心（二两）　附子（二两，炮裂，去皮脐）　干姜（一两，炮裂，锉）　钟乳粉（二两）　薯蓣（一两）　石斛（二两，去根，锉）　巴戟（一两）　牛膝（一两，去苗）

右件药，捣罗为末，炼蜜和捣五七百杵，圆如梧桐子大。每日空心，以温酒下四十圆，晚食前再服。

治久积虚冷，补暖下元，温中治气，麋角圆方。

麋角屑（三两，以酥拌炒令微黄）　肉苁蓉（二两，酒浸一宿，刮去皴皮，炙干）　硫黄（二两，细研，水飞过）　补骨脂（二两，微炒）　茯香子（一两）　附子（二两，炮裂，去皮脐）　木香（一两）　桂心（一两）　龙骨（一两）　巴戟（二两）

右件药，捣罗为末，入硫黄同研令匀，炼蜜和捣三二百杵，圆如梧桐子大。每日空心，以盐汤下三十圆。

补暖下元，治积冷气，令人强壮，益颜色，麋角圆方。

麋角屑（五两，酥拌炒微黄）　硫黄（二两，细研，水飞过）　腽肭

脐（二两，酒炙微黄）　木香（三两）　肉苁蓉（三两，酒浸一宿，刮去皴皮，炙干）　补骨脂（三两，微炒）

右件药，捣罗为末，入硫黄同研令匀，以无灰酒一斗，于银锅内，先入药末一半已来，煎令稠，和上件药末捣三二百杵，圆如梧桐子大。每日空心，以温酒下三十圆。

獐骨圆

治男子水脏虚冷，诸有不足，填精补髓，功效不可备述，獐骨圆方。

獐骨（四两，涂酥，炙微黄）　桑螵蛸（二两，微炒）　钟乳粉（二两）　石斛（去根，锉）　肉苁蓉（以酒浸一宿，刮去皴皮，炙干）　鹿茸（去毛，涂酥，炙微黄）　菟丝子（酒浸三日，曝干，别捣为末）　龙骨　黄芪（锉）　五味子　牡蛎粉　巴戟　防风（去芦头）　诃黎勒皮　附子（炮裂，去皮脐）　桂心　羚羊角屑　（以上各一两）

右件药，捣罗为末，入研了药令匀，炼蜜和捣三五百杵，圆如梧桐子大。每日空心，温酒下三十圆，渐加至四十圆。

地黄圆

暖肾脏，补虚损，益颜色，壮筋骨，地黄圆方。

熟干地黄（八两）　泽泻（三两）　白茯苓（三两）　牡丹（三两）　桂心（二两）　附子（一两，炮裂，去皮脐）　山茱萸（四两）　薯蓣（四两）

右件药，捣罗为末，炼蜜和捣三五百杵，圆如梧桐子大。每日空心，以温酒下四十圆，渐加至五十圆。

补骨髓，益颜色，充肌肤，耐寒暑，久服强志力，延年却老，地黄圆方。

生干地黄（五两）　川椒（二两，去目及闭口者，微炒去汗）　杏仁

（三两，汤浸去皮尖双仁，童子小便浸三宿，麸炒微黄） 附子（二两，炮裂，去皮脐） 牛膝（一[41]两，去苗） 鹿角胶（二两，捣碎，炒令黄燥） 菟丝子（二两，酒浸三日，曝干，别捣为末） 肉苁蓉（三两，酒浸一宿，刮去皴皮，炙干）

右件药，捣罗为末，炼蜜和捣三五百杵，圆如梧桐子大。每日空心，以温酒下四十圆。

还精补髓，驻颜却老，治虚损，安脏腑，暖下元，壮腰，地黄圆方。

生地黄（净洗，细切，一斗，以好酒一斗浸之经宿即漉出，晒干，却入酒中浸，又晒，以酒尽为度，晒干） 干漆（二两，捣碎，炒令烟出） 肉苁蓉（二两，酒浸一宿，刮去皴皮，炙干） 蛇床子（二两） 菟丝子（三两，酒浸三日，曝干，别捣为末） 远志（三两，去心） 人参（三两，去芦头） 牛膝（二两，去苗） 石斛（二两，去根节） 补骨脂（二两，微炒）

右件药，捣罗为末，炼蜜和捣三五百杵，圆如梧桐子大。每日空心及晚食前，以盐汤下三十圆。

治下元虚冷，腰脚无力，益颜色，美髭鬓，补虚损，熟地黄圆方。

熟干地黄（三两） 牛膝（去苗） 远志（去心） 巴戟 石斛（去根，锉） 桂心 车前子 菟丝子（酒浸三日，曝干，别捣为末） 覆盆子 天门冬（去心，焙） 何首乌 白茯苓 黄芪（锉） 鹿茸（去毛，涂酥，炙令微黄） 附子（炮裂，去皮脐） 沉香 （以上各一两）

右件药，捣罗为末，炼蜜和捣三五百杵，圆如梧桐子大。每日空心，以温酒下五十圆。

地黄煎圆

补暖脏腑，久服轻身，益颜色，强志力，补虚损，地黄煎圆方。

生地黄（五斤，肥好者） 苣胜子（三两，微炒） 牛膝（二两，去苗） 威灵仙（二两） 生黄精（三斤，以上二味净洗于木臼中，烂捣绞取汁，旋更入酒二[42]升于银锅中，以慢火熬成煎） 鹿角胶（二两，捣碎，炒令黄燥） 桂心（二两） 附子（二两，炮裂，去皮脐） 干漆（二两，捣碎，炒令烟出） 补骨脂（三两，微炒）

右件药，捣罗为末，入地黄精煎中，和捣五七百杵，圆如梧桐子大。每日空心，以温酒下三十圆，晚食前再服。

补益驻颜，长服黑髭发，填骨髓，令人耐老，地黄煎圆方。

生地黄（五斤，捣绞取汁，入蜜半斤，以慢火熬成煎） 熟干地黄（半斤） 牛膝（五两，去苗） 杏仁（半斤，汤浸去皮尖双仁，麸炒微黄，研如膏） 诃黎勒皮（五两）

右件药，捣罗为末，以地黄煎都和，更捣一二千杵，圆如梧桐子大。每日空心，以温酒下五十圆，晚食前再服。

阿魏圆

治丈夫元气，妇人血气，一切心腹胀满，脐胁疼痛，阿魏圆方。

阿魏（一两半，面裹，煨令面熟为度） 当归（半两，锉，微炒） 桂心（半[43]两） 青橘皮（半两，汤浸去白瓤，焙） 白术（半两） 木香（半两） 附子（半两，炮裂，去皮脐） 芎䓖（半两） 蓬莪茂（一两） 延胡索（三分） 吴茱萸（半两，汤浸七遍，焙干，微炒）

右件药，捣罗为末，以醋煮面糊，和捣三五百杵，圆如梧桐子大。每服，以醋汤下三十圆。

木瓜圆

治一切冷气，心腹胀痛，食不消化，止霍乱，木瓜圆方。

木瓜（三十个，大者，去皮瓤了切蒸烂为度，入盐花一斤，熟蜜一斤，更煎令稠用和药末） 沉香（一两） 阿魏（三分） 木香（一两）

肉豆蔻（一两，去壳） 红豆蔻（一两） 桂心（二两） 甘草（一两，炙微赤，锉） 缩砂（二两，去皮） 草豆蔻（二两，去皮） 陈橘皮（二两，汤浸去白瓤，焙） 胡椒（一两） 白术（二两） 芎䓖（二两） 厚朴（二两，去粗皮，涂生姜汁，炙令香熟） 附子（二两，炮裂，去皮脐） 桃仁（三两，汤浸去皮尖双仁，麸炒微黄） 神曲（二两，微炒） 莳香子（一两） 藿香（一两） 荜茇（一两） 当归（一两，锉，微炒） 诃黎勒（二两，煨用皮） 高良姜（一两，锉） 丁香（一两） 干姜（二两，炮裂，锉） 白豆蔻（一两，去皮）

右件药，捣罗为末，以木瓜煎和圆，如梧桐子大。每服，以生姜汤嚼下二十圆，温酒下亦得。

治脾肾久冷积气，宜服补暖木瓜圆方。

木瓜（二枚，去皮，切开去瓤，每个内入上好硇砂一两，于饭上蒸令烂，研为膏） 青橘皮（二两，汤浸去白瓤，焙） 补骨脂（二两） 莳香子（二两） 薯蓣（二两） 桂心（二两） 木香（二两） 槟榔（二两） 肉豆蔻（一两，去壳） 京三棱（一两，醋浸一宿，细锉，炒令黄）

右件药，捣罗为末，以前木瓜膏和，更捣三五百杵，圆如梧桐子大。每服，以温酒下二十圆，盐汤下亦得，食前服之。

治脾胃积冷，腹胁疼痛，宿食不消，两脚转筋，时复泻痢，木瓜圆方。

木瓜（七枚，大者，切头上一片为盖子，剜去瓤，并皮子入硫黄青盐在内） 硫黄（二两，细研，水飞过） 青盐（二两，细研） 木香（一两） 槟榔（一两） 肉豆蔻（一两，去壳） 诃黎勒皮（一两） 桂心（一两） 白芍药（半两） 当归（半两，锉，微炒） 胡椒（半两） 荜茇（半两） 草豆蔻（半两，去皮）

右件药，捣罗为末，入于木瓜中令尽，以盖子盖之，用竹签子扎定，以三五重纸，裹木瓜于饭甑内蒸令烂熟，研如膏，候可圆即圆，如梧桐子大。每日空心，以温酒下二十圆。

治积年气块，脐腹疼痛，木瓜圆方。

木瓜（三枚[44]） 硇砂（二两，以醋一盏，化去夹石）

右件木瓜切开头，去瓤子，内硇砂醋入其间，却以瓷碗盛，于日中晒，以木瓜烂为度，却研，更用米醋五升，煎上件药如稀饧，以一瓷瓶子盛，密盖，要时，旋以附子末和圆，如弹子大。每服，以热酒化一圆服之。

乌头圆

治风气，暖水脏，去腰脚酸痛，脐腹虚冷，乌头圆方。

川乌头不计多少，净洗晒干，宽掘地作坑子一所，却用好土实填筑，于好土内取作坑子一所，刮削坑子口周回，如法，然后用炭火烧令通赤，即去火用酽醋一碗倾在坑内，候渗尽，便匀排乌头在内，使好土盖覆，厚一寸已来，筑却，然后坑口头，以炭火密排烧之，斟酌欲熟，于坑口边取出一枚，看之，以软熟为度，其药又不得令生，又不得太焦，切在用意，取出晒干，捣罗为末，以粳米饭和圆，如梧桐子大。每服，以温酒或盐汤下十圆，渐加至二十圆为度。

青硫圆

治一切气，脾肾久冷，心腹虚胀，脐腹多疼，青硫圆方。

木香　硫黄（细研）　青橘皮（汤浸，去白瓤，焙）　肉豆蔻（去壳）　槟榔　（以上各一两）

右件药，捣罗为末，炼蜜和圆，如梧桐子大。每服空心，以温酒下十圆。

调气木香圆

治一切风及气，脏腑壅滞，宿食不消，心腹胀满，调气木香圆方。

木香（二两）　羌活（二两）　芎䓖（二两）　槟榔（二两）　桂心（二

两） 川大黄（四两，锉碎，微炒） 郁李仁（四两，汤浸去皮，微炒）

右件药，捣罗为末，炼蜜和捣三五百杵，圆如梧桐子大。每于食前，以温酒下三十圆，欲得快利，加至四十圆，此药稍温，必不虚人，夜临卧时服亦得。

治一切冷气，脏腑久积，脐腹多疼，宿食不化，颜色萎弱，木香圆方。

木香（二两） 白术（一两） 槟榔（二两） 高良姜（半两，锉） 益智子（半两，去皮） 红豆蔻（半两，去皮） 草豆（半两，去皮） 吴茱萸（半两，汤浸七遍，焙干，微炒） 青橘皮（半两，汤浸去白瓤，焙） 枳壳（半两，麸炒微黄，去瓤） 神曲（半两，微炒） 蓬莪茂（一两）

右件药，捣罗为末，以酽醋五升，煎药末一半成膏，入余上药末，和捣三五百杵，圆如梧桐子大。不计时候，以生姜橘皮汤或酒下三十圆。

治脾胃不和，腹胁胀满，时有疠痛，可思饮食，木香圆方。

木香（一两） 桂心（一两） 芎䓖（一两） 羌活（一两） 附子（一两，炮裂，去皮脐） 川大黄（一两，锉碎，微炒） 槟榔（一两） 干姜（一两，炮裂，锉） 郁李仁（二两，汤浸去皮，微炒） 牵牛子（一两半，微炒） 青橘皮（一两，汤浸去白瓤，焙）

右件药，捣罗为末，炼蜜和捣三五百杵，圆如梧桐子大。每服空心，以生姜橘皮汤下三十圆。

治一切气，及宿食不消，心腹胀痛，大肠不利，木香圆方。

木香（一两） 槟榔（一两） 诃黎勒皮（半两） 丁香（半两） 桂心（一两） 牵牛子（二两，微炒） 麝香（半两，细研） 大腹皮（半两，锉） 郁李仁（一两，汤浸去白瓤，焙） 吴茱萸（半两，汤浸七遍，焙干，微炒）

右件药，捣罗为末，炼蜜和捣三五百杵，圆如梧桐子大。每服，以温浆水下三十圆，老小临时加减。

治一切气，攻刺腹胁胀满，大便不利，木香圆方。

木香（二[45]两） 枳壳（二两，麸炒微黄，去瓤） 川大黄（四两，锉碎，微炒） 牵牛子（四两，微炒） 诃黎勒皮（三两）

右件药，捣罗为末，炼蜜和捣三二百杵，圆如梧桐子大。每服食前，以生姜汤下三十圆。

槟榔圆

治脏腑壅滞，心膈烦满，大小肠不利，槟榔圆方。

槟榔（半两） 郁李仁（半两，汤浸去皮，微炒） 川大黄（半两，锉碎，微炒） 青橘皮（三分，汤浸去白瓤，焙） 木香（半两） 牵牛子（二两，微炒） 木通（半两，锉）

右件药，捣罗为末，炼蜜和捣三二百杵，圆如梧桐子大。每服食前，以温水下二十圆。

治一切气，脏腑壅滞，槟榔圆方。

槟榔 桂心 枳壳（麸炒微黄，去瓤） 木香 郁李仁（汤浸，去皮，微炒） 诃黎勒皮 川大黄（锉碎，微炒，以上各一两）

右件药，捣罗为末，炼蜜和捣三二百杵，为圆如梧桐子大。每服，以温酒下三十圆。

治上焦壅塞，头目不利，大小肠秘涩，心腹满闷，槟榔圆方。

槟榔（一两） 枳壳（一两半，麸炒微黄，去瓤） 牵牛子（三两，微炒） 羚羊角屑（一两） 前胡（一两，去芦头） 大麻子（一两）

右件药，捣罗为末，炼蜜和捣三二百杵，圆如梧桐子大。每服食前，以生姜汤下三十圆，以利为度。

治一切气，心腹壅胀，不能下食，槟榔圆方。

槟榔（二两） 诃黎勒（三两，生用皮） 桂心[46]（一两） 郁李仁（二两，汤浸去皮，微炒） 桃仁（一两，汤浸去皮尖双仁，麸炒微黄） 枳壳（一两半，麸炒微黄，去瓤） 白豆蔻（半两，去皮） 木香（一两）

右件药，以桃仁郁李仁，同研如膏，其诸药，捣罗为末，入桃仁等膏，研令匀，以面糊和圆，如梧桐子大。每服食前，以温酒下三十圆。

又方。

槟榔（二两） 木香（一两） 诃黎勒（二两，生用皮） 青橘皮（半两，汤浸去白瓤，焙） 麝香（一钱，细研）

右件药，捣罗为末，入麝香更研令匀，炼蜜和圆，如梧桐子大。每服食前，以温酒下二十圆。

牵牛子圆

治脏腑壅滞，搜风化气，牵牛子圆方。

牵牛子（一斤，一半生用，一半微炒） 桂心（一两） 枳壳（一两，麸炒微黄，去瓤） 芎䓖（一两） 郁李仁（二两，汤浸去皮，微炒） 木香（一两） 青橘皮（一两，汤浸去白瓤，焙）

右件药，捣罗为末，炼蜜和捣三二百杵，圆如梧桐子大。每服食前，以温酒下二十圆。

治脏腑壅滞，心腹气闷，宿食不消，腰胁疼痛，大肠秘涩，牵牛子圆方。

牵牛子（十两，捣罗取末六两） 木香（半两） 槟榔（半两） 青橘皮（半两，汤浸去白瓤，焙）

右件药，木香以下，捣罗为末，与牵牛子末搅和令匀，炼蜜和捣一二百杵，圆如梧桐子大。每服食前，以温酒下二十圆。

又方。

牵牛子（一斤，微炒，捣罗取末十两） 青橘皮（三两，汤浸去白瓤，焙干，捣罗为末）

右件药，都研令匀，炼蜜和捣三五百杵，圆如梧桐子大。每服十五圆至二十圆，食前，以温酒下，生姜汤下亦得。

大麻仁圆方

治积年心腹气，肺气，脚气，冷热气，痃癖气，不能饮食，纵食不消，脏腑不调，大肠秘涩，大麻仁圆方。

大麻仁（三两，别研如膏） 川大黄（二两，锉研，微炒） 诃黎勒

皮（二两）　人参（一两，去芦头）　陈橘皮（一两，汤浸去白瓤，焙）

右件药，捣为末，炼蜜和捣千杵，圆如梧桐子大。每服食前，以生姜汤下二十圆，如未利，加至三十圆，酒下亦得，此药纵利多，不损人。

【校注】

① 朗：日本抄本作“调”字。

② 邪慝：邪慝犹邪恶。《孟子·尽心下》：“经正，则庶民兴；庶民兴，斯无邪慝矣。”

③ 治：日本抄本作“泊”字。

④ 别派：水的支流；山的分脉。

⑤ 假：借用，利用。

⑥ 衰：据文义疑为“衰”字。

⑦ 渍：日本抄本作“渍”字。

⑧ 备截：据文义疑为“备载”二字。

⑨ 天雄：日本抄本作“天雄黄”三字。

⑩ 捣罗：其下日本抄本有“为”字。

⑪ 坑：据文义疑为“坑”字。

⑫ 爽：日本抄本作“灵”字。

⑬ 二：日本抄本作“一”。

⑭ 自：据文义疑为“白”字。

⑮ 悦：日本抄本作“沢”字。沢：同“泽”（日本汉字）。

⑯ 洮：日本抄本作“挑”字。

⑰ 去：其下日本抄本有“皴”字。

⑱ 三：日本抄本作“二”。

⑲ 二：日本抄本作“一”。

⑳ 去：其下日本抄本有“芦头”二字。

㉑ 三：日本抄本作“二”。

㉒ 一两：其下日本抄本有“去”字。

㉓ 微黄：日本抄本作“黄燥”二字。

㉔ 一：日本抄本作“六”。

㉕ 脚：日本抄本作“体”字。

㉖ 黄：日本抄本作“赤”字。

㉗ 晒：日本抄本作“曝”字。

㉘ 二：日本抄本作“一”。

㉙ 人：日本抄本作“久”字，义长可从。

㉚ 二：日本抄本作“三”。

㉛ 三：日本抄本作“半”字。

㉜ 二：日本抄本作“一”。

㉝ 寸：日本抄本作“斗”字。

㉞ 换：日本抄本作“挼”字。

㉟ 桐：日本抄本作“梧桐”二字。

㊱ 木：日本抄本作“大”字。

㊲ 附子圆：底本无此标题，据底本总目录补。

㊳ 宛：据文义疑为“剜”字。

㊴ 夙：日本抄本作“风”字。

㊵ 温：其下日本抄本有“酒”字。

㊶ 一：日本抄本作“二”。

㊷ 二：日本抄本作“三”。

㊸ 半：日本抄本作“三”。

㊹ 三枚：日本抄本作"一枚，"。

㊺ 二：日本抄本作"三"。

㊻ 心：日本抄本作"子"字。

卷第九十九

针经序

夫针术玄奥，难究妙门，历代名工，恒多祖述，盖指归有异，机要互陈，或隐秘难明，或言理罔尽，或意博而词简，或文胆而意疏，背轩后之圣文，失岐伯之高论，致俾学者，莫晓宗源，今则采摭前经，研覈[①]至理，指先哲之未悟，逵[②]古圣之微言，总览精英，著经一卷，斯经也，穷理尽性，通幽洞玄，陈穴道而该通，指病源而咸既，用昭未悟，以导迷津，传示将来，庶期悠远者尔。

夫黄帝正经者，是先圣之遗教，及后人之令范，是以先明流注孔穴，靡不指名其原，若或苟从异说，恐乖正理之言，其十二经脉者，皆有俞原手足，阴阳之交会，血气之流通，外营指节，内连脏腑，故经云：手三阳之脉，从手至头，手三阴之脉，从手至胸，足三阳之脉，从足至头，足三阴之脉，从足至胸，是谓日夜循环，阴阳会合。又曰：春夏刺浅，秋冬刺深，缘春夏阳气在上，人气亦在上，故当浅取之，秋冬阳气在下，人气亦在下，故当深取之，是以春夏各致一阴，秋冬各致一阳者也。然春夏温必致一阴者，初下针沉之，至肾肝之部得气，乃引持之阴也，秋冬寒必致一阳者，乃初内针浅而浮之，至心肺之部得气，而内之阳也，是谓春夏必致一阴，秋冬必致一阳者也。凡孔穴流注，所出为井，所流为营，所注为俞，所过为原，所行为经，所入为合，此针之大法也。春刺井，夏刺荣，仲夏刺俞，秋刺经，冬刺合也。

肺，出少商为井，手太阴脉也，流于鱼际为营，注于大泉为俞，过于列缺为原，行于经渠为经，入于尺泽为合。

心，出少冲为井，手少阴脉也，流于少府为营，注于神门为俞，过于通理为原，行于灵道为经，入于少海为合。

心包络脉，手厥阴之脉也，出于中冲为井，流于劳宫为营，注于大陵为俞，过于内关为原，行于间使为经，入于曲泽为合。

大肠，出于商阳为井，手阳明脉也，流于二间为营，注于三间为俞，过于合谷为原，行于阳溪为经，入于曲池为合。

三焦，出于关冲为井，手少阳脉也，流于腋门为营，注于中渚为俞，过于阳池为原，行于支沟为经，入于天井为合。

小肠，出于少泽为井，手太阳脉也，流于前谷为营，注于后溪为俞，过于腕骨为原，行于阳谷为经，入于少海为合。

足三阳三阴穴流注者。

胃，出厉兑为井，足阳明脉也，流于内庭为营，注于陷谷为俞，过于冲阳为原，行于解溪为经，入于三里为合。

胆，出窍阴为井，足少阳脉也，流于侠溪为营，注于临泣为俞，过于丘虚为原，行于阳辅为经，入于阳陵泉为合。

膀胱，出于至阴为井，足太阳脉也，流于通谷为营，注于束骨为俞，过于京谷为原，行于昆仑为经，入于委中为合。

脾，出隐白为井，足太阴脉也，流于大都为营，注于太白为俞，过于公孙为原，行于商丘为经，入于阴陵泉为合。

肝，出大敦为井，足厥阴脉也，流于行间为营，注于大冲为俞，过于中封为原，行于中都为经，入于曲泉为合。

肾，出涌泉为井，足少阴脉也，流于然谷为营，注于太溪为俞，过于水泉为原，行于复留为经，入于阴谷为合也。

又云：能知迎随之气，可令调气，调气之方者，必在阴阳，然所谓迎随者，知营卫之流行，经脉之往来也，随其逆顺而取之，故曰迎随，调气之方，必在阴阳者，知其内外表里，随其阴阳而调之，故曰调气之方，必在阴阳者也，夫用针刺者，须明其孔穴，补虚泻实，送坚付软，以急随缓，营卫常行，勿失其理。故经云，虚者补之，实者泻之，不虚不实，以经取之，然虚者补其母，实者泻其子，当先补而后泻，不实不虚，以经取之者，然是正经自生其病，不中他邪，当自取其经，故言以经取之。

又云：刺营无伤于卫，刺卫无伤于营，然针阳者卧针而刺之，刺阴者，先以左手捻，按所针营俞之处，候气散，乃内针，是谓刺营无伤于卫，刺卫无伤于营也。

又云：东方实，西方虚，泻南方，补北方者，然是金木水火土，当互相平也，缘东方木，西方金，木欲实，金当平之，火欲实，水当平之，土欲实，木当平之，金欲实，火当平之，水欲实，土当平之。东方者肝也，则知肝实，西方者肺也，则知肺虚，泻南方补北方者，南方火，火者木之子也，北方水，水者木之母也，水胜火，子能令母实，母令子虚，故泻火补水，欲令金不得平木也，经言，不能治其虚，何问其余，此之谓也。

又曰：夫言气实者热也，气虚者寒也，针实者以右手持针，左手捻按开针穴以泻之，虚者以左手闭针穴以补之，补泻之时，与气开阖相应，是谓针容一豆，补泻之理也。

又云，虚者徐而疾，实者疾而徐，徐即是泻，疾即是补，补泻之法，一依此也，下针之时，掐取穴，置针于营上三十六息，以左手掐穴令定，法其地不动，右手持针，象其天而运转也，于此三十六息然定得针，右手存息捻针，左手掐穴，可重五两以来，计其针，如转不如转，徐徐下之，若觉痛，即可重二两，若不觉，以经下之，入人营至卫，至病得气，如鲔鱼食钓，即得其病气也，量其轻重，以经取之，名曰疾徐者，至病即得气，欲出针时，子午缓缓而出，令引病气不绝，名曰徐也，既引气多，一向无补，名之曰泻。问曰：凡下针时，若为是好。答曰：徐徐下之，坚持为实，凡下针，先须持针，坚得安稳，不用饱食，亦不用空肚，如患人欲针，针者有乘车来者，有步行来者，如人行十里许，须令坐息安神定气，乘车者如人行三里许，患人嘿嘿而不言，安心大坐，候气脉安定，乃可下针。

又云，夫针之者，不离身心，口如衔索，目欲内视，消息气而不得妄行针，针入一分，知天地之气，针入二分，知呼吸之气，针入三分，知逆顺之气，针皮毛者无伤肌肉，针肌肉者无伤筋脉，针筋脉者无伤骨髓，针骨髓者无伤诸络。东方甲乙木，主人筋膜，南方丙丁火，主人血脉，西方庚辛金，主人皮毛，北方壬癸水，主人骨髓，中央戊已土，主人肌肉。针伤筋膜者，令人愕视失魂，针伤血脉者，令人烦乱失神，针伤皮毛者，令人上气失魄，针伤骨髓者，令人呻吟失志，针伤肌肉者，令人四肢不收，失智也，刺若中心，一日死，刺若中肝，五日死，刺若中肾，六日死，刺若中肺，三日死，刺若中脾，十日死，刺若中胆，一日半死。

又云，无刺大醉，无刺大怒，无刺大劳，无刺大饱，无刺大饥，无刺大渴，无刺大惊，以上古之深诫也。

又黄帝问岐伯曰：余闻九针之名，上应天地四时阴阳，愿闻其方，传于后代。岐伯对曰：九针者，一曰镵针，二曰圆针，三曰鍉针，四曰锋针，五曰鈚针，六曰圆利针，七曰毫针，八路长针，九曰大针，此是九针之名。九针所应，一天，二地，三人，四时，五音，六律，七星，八风，九野。人之身形示应之也，各有所宜，人皮应天，人肉应地，人脉应人，人筋应四时，人声应音，人阴阳合气应律，人齿面目应星，人出入气应风，人九窍三百六十五络应九野，故一针皮，二针肉，三针脉，四针筋，五针骨，六针调阴阳，七针益精，八针除风，九针通九窍，除三百六十五节气，此之谓各有所立也。黄帝问曰：人生有形，不离阴阳，天地合气，别为九野，分为四时，月有大小，日有长短，万物并至，不可胜时，虚实法吟，敢问其方。岐伯曰：木得金而伐，火得水而灭，土得木而达，金得火而缺，水得土而绝，万物尽然，不可胜竭，故针有悬布天下者五，黔首共余食莫知之也，一曰治神，二曰知养身，三曰知毒药为真，四曰制砭石小大，五曰知脏腑血气之诊，五法俱立，各有所先，今末世之刺也。虚者实之，满者泻之，此皆众工所共知也，若夫法天则地，随应而动，和之者若响，随之者若影，道无鬼神，独来独往。黄帝曰：愿闻其道。岐伯曰：凡刺之真，必先治神，五脏已定，九候已备，后乃存针，众脉不见，众凶弗闻，外内相得，无以形先，可玩往来，乃施于人，人有虚实，五虚勿近，五实勿远，至其当发，间不容瞚，手动若务，针耀而匀，静意视义，观适之变，是谓冥冥，莫知其形，见其乌乌，见其稷稷，从见其飞，不知其谁，伏如横弩，起如发机。黄帝曰：何如而虚，何如而实。岐伯曰：刺虚者须其实，刺实者须其虚，经气已至，慎守勿失，深浅在志，远近若一，如临深渊，手如握虎，神无营于众物，今列孔穴图经于后者也。

今具列一十二人形共计二百九十穴

上星一穴，在额颅上，直鼻中央，入发际一寸，陷容豆。是穴，督脉气所发，主疗头风，头肿，皮重，面虚，鼻塞，头痛，针入二分，留十呼，泻五吸，针下气尽，更停针引之，得气即泻，灸亦得，然不及针，日灸三壮，至百五壮，罢，不宜多，灸须停十余日，然后更灸，若灸即恐拔气太上，令人眼阎，故不用相续，加灸满五十壮，即以细三棱针刺头上，令宣通热气，若热不止，热气上冲头痛也。慎酒面荞麦。

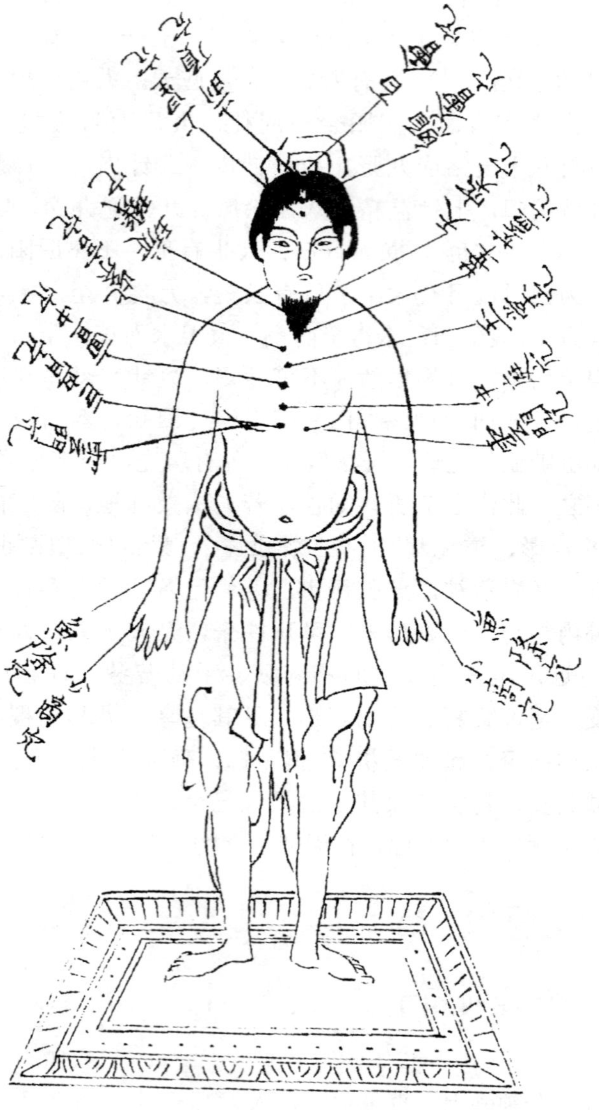

囟会一穴，在上星上一寸陷者中。是穴，督脉气所发，主疗鼻塞不闻香臭，宜灸之，日灸二七壮，至七日停，初灸之时即痛，五十壮已去即不痛，至七十即痛，痛即停灸，其鼻塞灸至四日，便当渐可，至七日即差，针入二分，留三呼，得气即泻，主疗头风痛，白屑起，多睡，针之弥佳，针讫，可以末盐生麻油相和，以揩发根，遍头悉涂，数数用此二物，涂以根下，即永无头风，八岁以上得针，八岁以下不得针，缘囟门未合，若针，不幸令人死矣。不宜食荞麦热食及猪肉。

前顶一穴，在囟会上一寸五分，骨陷中。是穴，据甄权针经，一寸是穴，今依素问，一寸五分为定，督脉气所发，主疗头风热痛，头肿风痫，针入二分，留七呼，泻五吸，大肿极，即以三棱针刺之，绕四方一寸已下，其头痛肿立差，复以盐末和麻油揩发际下，灸亦得，日二壮，以渐增至七从三，总至八十一壮，罢，其风即瘳。忌如前法。

百会一穴，在前顶后一寸半，顶中心。督脉足太阳之会，主疗脱肛风痫，青风心风，角弓反张，羊鸣多哭，言语不择，发时即死，吐沫，心中热闷，头风，多睡心烦，惊悸无心力，忘前失后，吃食无味，头重，饮酒面赤鼻塞，针入二分得气，即泻，加灸数至一百五，即停，三五日讫，绕四畔，以三棱针，刺令出血，以井华水淋之，令气宣通，不得一向火灸，若频灸，恐拔气上，令人眼闇。忌酒面猪肉鱼荞面蒜齑等物。

天突一穴，在结喉下一夫陷者宛宛中。是穴，阴维任脉之会，针入五分，留三呼，得气即泻，主咳嗽上气，噎胸中气，喉内状如水鸡声，肺痈吐脓血，气壅不通，喉中热疮，不得下食，灸亦得，然不及针，其下针真横下不得低手，即五脏之气伤，令人短寿。慎如药法，及辛酸滑等。

琁[③]**玑**一穴，在天突下一寸陷中，仰头而取之。是穴任脉气所发，主胸皮满痛，喉痹咽痈，水浆不下，灸五壮，针入三分。

华盖一穴，在璇玑下一寸陷中，仰而取之。是穴，任脉气所发，主胸胁支满，痛引胸中，咳逆上气，喘[④]不能言，灸五壮，针入三分。

紫宫一穴，在华盖下一寸六分陷中，仰而取之，是穴任脉气所发，主胸胁支满也，痹痛骨疼，饮食不下，呕逆上气烦心也，灸五壮，针入三分。

玉堂一穴，在紫宫下一寸六分陷中，一名玉英。是穴，任脉气所发，主胸满不得喘息，膺[⑤]痛骨痛，呕逆上气，烦心，灸五壮，针入三分。

亶[⑥]中一穴，一名元儿，在玉堂下一寸六分，横直两乳间陷者中。是穴任脉气所发，宜灸之，日灸七壮至七七止，主肺痈咳嗽，上气唾脓，不得下食，胸中气满如塞，其穴禁不可针，针不幸令人死矣。慎猪鱼酒面。据甲乙经云，针入三分。

中庭一穴，在亶[⑥]中下一寸六分陷中。是穴，任脉气所发，主胸胁支满，心下满，食饮不下，呕逆吐食，还出灸五壮，针入二分。

巨骨一穴，在心脾骨头。是穴，日灸三壮至七壮止，主惊痫，破心吐血，禁不可针，针则倒悬一食顷，然后乃得下针，针入四分，泻[⑦]之勿补，针出始得正卧。忌酒面热食猪鱼，不慎生冷等。

云门二穴，在巨骨下气户两傍，各二寸陷中，动脉应手举臂取之。山眺[⑧]经云：在人迎下第二骨间，相去二寸三分，是穴足太阴脉气所发，治呕逆气上，胸胁彻背痛，通灸禁针，理肺同药疗之。甲乙经云：针入七分，灸五壮，针若深，令人气逆。

少商二穴者，木也，在手大指端内侧，去爪甲角如韭叶，白肉际，宛宛中是也。手太阴脉之所出，为井也，针入一分，主不能食，腹中痛满，吃食无味，留三呼，泻五吸，宜针不宜灸，以三棱针刺之，令血出，胜气针，所以胜气针者，此脉胀腮之候，腮中有气，人不能食，故刺出血，以宣诸脏腠也。慎冷热食。

鱼际二穴者，火也，在手大指节后，内侧散脉中。是穴，手太阴之所流为荣也，主虚热，洒洒毛坚，恶风寒，舌上黄，身热咳嗽，喘痹走背胸不得息，头痛甚，汗不出，热烦心，少气不足，以湿阴痒，腹痛，不下食饮，用[⑨]挛支满，喉中焦干，渴痉上气，热病寒栗，鼓颔腹满，阴痿，色不变，肺心痛，咳引尻溺出，膈中虚，食引呕，身热汗出，唾呕，吐血唾血，目泣出，短气，心痹悲怒逆气，在惕[⑩]胃气逆也，针入二分。

神庭一穴，在发际直鼻上，督脉上一夫发际是也。足太阳阳明之会，主疗肿气，风痫，癫风不识人，羊鸣，角弓反张，披发而上歌下哭，多学人言语，惊悸不得安寝，当灸之，日灸二七壮至百壮，病即止，禁不可针，若针即发其病，举火之时，忌猪鱼羊肉酒面热食，不宜热衣，恒餐冷食，醋滑等物。

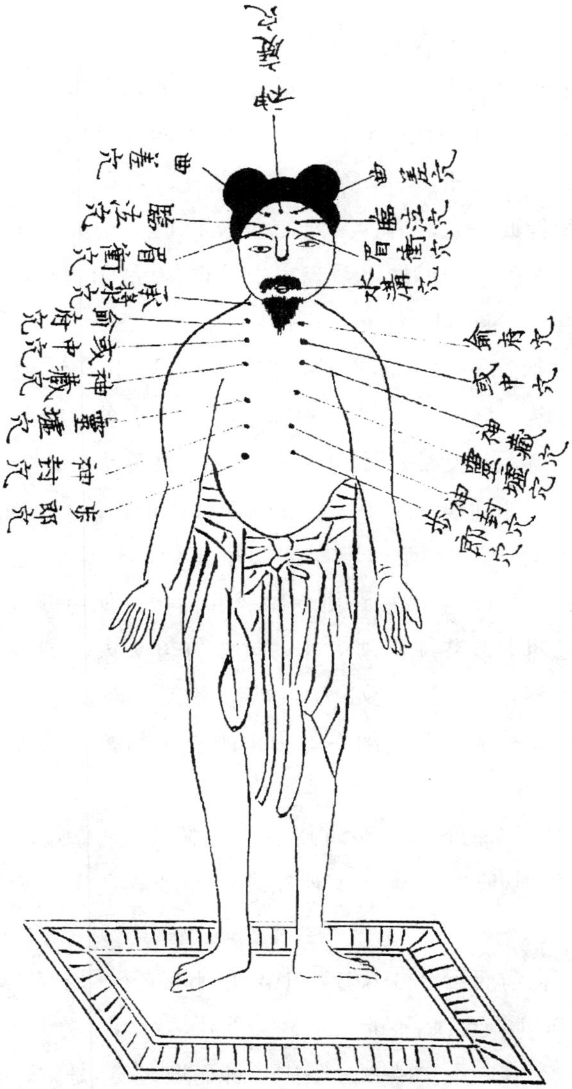

曲差二穴，在神庭傍一寸半发际。是穴，足太阳脉气所发，主心中烦满，汗不出，头项痛，身热目视不明，针入三分，灸三壮。

临泣二穴，在目上眦，入发际五分陷者中。是穴，足太阳少阳之会，理卒不识人，风眩鼻塞，针入三分，留七呼，得气即泻。

眉冲二穴，一名小竹，在当两眉头，直上入发际。是穴，理目五般痫，头痛鼻塞，不灸，通针入三分。

水沟一穴，在鼻柱下人中。是穴，督脉手阳明之会，主疗消渴，饮水无多少，水气遍身肿，失笑无时节，癫痫，语不识尊卑，乍喜乍哭，牙关不开，面肿唇动，叶叶肺风，状如虫行，针入四分，留五呼，得气即泻，徐徐出之，灸亦得，然不及针，雀粪大为艾柱，日灸三壮，至二百即罢，若是水气，唯得针此一穴，若针余穴，水尽即死。忌如前法。

承浆一穴，在颐前下唇之下，宛宛中是也。足阳明任脉之会，主疗偏风口㖞面肿，消渴，面风口不开，口中生疮，针入三分半，得气即泻，泻尽更留三呼，然后徐徐引气，而不灸亦佳，日灸七壮，过七七讫，停四五日，后灸七七，若一向灸，恐足阳明脉断，令风不差，停息后灸，令血脉通，其风应时立愈，其艾炷，不用大一一依小竹箸头作之，不假大作，其病脉粗细大小，壮如细线，何用大作艾炷而破肉耶，俱[11]令当脉灸之，雀粪大艾炷亦能愈疾，又有一途如腹内疝瘕痃癖块，伏梁气之徒，唯需大艾炷。故小品曰：腹背烂烧四肢，则但除风邪而已，如巨阙鸠尾，虽是胸腹之穴，灸之不过四七，艾炷不须大作，只依竹箸头大，但令正当脉灸之，艾炷若大，腹灸多，其人永无心力，如头上穴，灸多令人失精神，臂脚穴，灸多令人血脉枯竭，四肢细而无力，既复失精神，又加于细，即令人短寿。

俞府二穴，在巨骨下，去璇玑傍各二寸陷中。是穴，足少阳脉气所发，主咳逆上气，喘呕吐胸满，不得饮食，仰卧取之也，灸五壮，针入三分。

彧中二穴，在俞府下一寸六分陷中，仰卧取之。是穴，足少阴脉气所发，主胸胁支满，咳逆，喘不能饮食，灸五壮，针入三分。

神藏二穴，在彧中下一寸六分陷中，仰而取之。是穴，足少阴脉气所发，主胸胁支满，咳喘不得息，呕吐胸满，不能食，灸五壮，针入三分。

灵墟二穴，在神藏下一寸六分，陷中，仰而取之，是穴，足少阳脉气所发，主胸胁支满，引胸不得息，呕吐胸满不得食也，针入三分灸五壮。

神封二穴，在灵墟下一寸六分。是穴，主胸满不得息，咳逆，乳痈，洒淅恶寒，灸五壮，针入三分。

步郎二穴，在神封下一寸六分陷中，仰而取之。是穴，足少阴脉气所发，主胸胁支满，鼻不通呼吸，少气喘息，不得举臂，针入三分，灸五壮。

五处二穴，足太阳脉气所发，在头上督脉傍，去上星傍一寸半，主目不明，头眩风闷，针入三分，留七呼，灸五壮止。

承光二穴，在五处后二寸。是穴，足太阳脉气所发，主风眩头痛，欲呕吐，心烦，针入三分，不可灸。

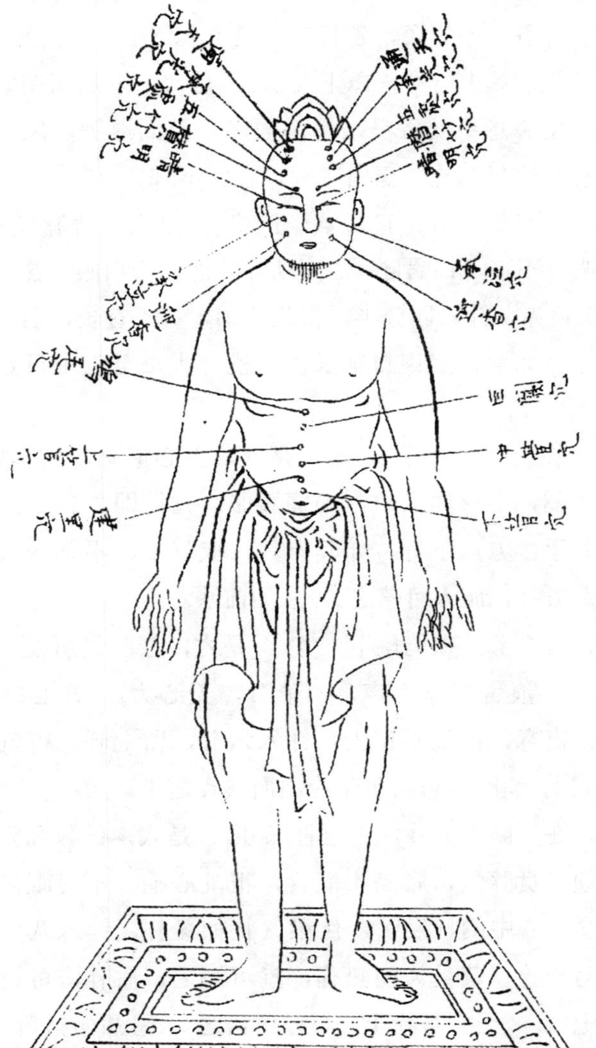

通天二穴，在承光后一寸半。是穴，足太阳脉气所发，主项痛重，暂起仆僵，针入三[12]分，留七呼，灸三壮。

攒竹二穴，在两眉头，少陷宛宛中。是穴，足太阳脉气所发，主目视䀮䀮，视物不明，眼中热痛，及眼瞤，针入一分，留三呼，泻三吸，徐徐出之，不宜灸，亦宜细三棱针，针入三分出血。忌如前法。

睛明二穴，在目内眦头外畔，陷者宛宛中。是穴，手足太阳阳明之会，主肤翳白膜，覆童子，眼暗雀目，冷泪𥊪眹眼，视物不明，胬肉，针入一分半，留三呼补，不宜灸，雀目者，宜可久留十呼许，然后速出针。

迎香二穴，在和髎上一寸，鼻下孔傍。是穴，手足阳明之会，针入三分，得气即泻，主鼻息不闻香臭，偏风面痒，及面浮肿，风叶叶动，状如虫行，刺或在唇痛辛风泻讫，更留三呼，宜针不宜灸。

承泣二穴，在目下七分，直目童子陷中。是穴，跷脉任脉足阳明之[13]会，主疗眹眼㖞目不正，口㖞目瞤，面动叶叶然，牵口眼，热疼赤痛，目视䀮䀮，冷泪，眼睑赤，针入四分半，得气即泻，特不宜灸，若灸无问多少，三日已后，眼下大如拳，息肉日加长，如桃许大，至三十日定都不见物，妨或如五升许大。

鸠尾一穴，在臆前巨骨下五分。是穴，主心惊痫，发状如鸟鸣，被[14]心吐血，心中气闷，不喜闻人语，心痛腹胀，宜针即大良，虽然此处是大难针，非是大好手，方可下针，如其不然，取气多，不幸令人死，针入四分，留三呼，泻五吸，肥人可倍之。忌如前法。

巨阙一穴，心之募，在鸠尾下一寸。是穴，任脉气所发，主疗心中烦闷，热风，风痫，浪言或作鸟声，不能食，无心力。凡心痛有数种，冷痛，蛔虫心痛，蛊毒，霍乱不识人，针入六分，留七呼，得气即泻，灸亦得，日灸七壮到七七壮。忌猪鱼生冷酒面热食之类。

上管一穴，在巨阙下一寸，去巨骨三寸。是穴，任脉凡阳明手太阳之会，主心中热烦，贲豚气，胀满不能食，霍乱心痛，不可眠卧，吐利，心风惊悸，不能食，心中闷，发哕，伏梁气状如覆杯，针入八分，得气先补而后泻之，可为神验，若是风痫热痛，宜可泻之，后补，可谓应其病，灸亦良，日灸二七壮。至一百壮止，不差更倍之。忌酒面猪鱼等。

中管一穴，一名太仓，是胃之募，在上管下一寸。是穴，手太阳少阳足阳明所生，任脉之会，主治心匿，不能食，反胃，霍乱，心痛热，温疟，疾疟，天行伤寒，因读书得奔豚气，心闷，伏梁气如覆杯，冷结气，针入八分，留七呼，泻五吸，疾出针，灸亦良，日灸二七壮，至四百壮止。忌猪鱼生冷酒面毒食生菜醋滑等物。

建里一穴，在中管下一寸。是穴，治肠中疼痛，呕逆上气，心痛身肿，通灸，针入一寸二分。

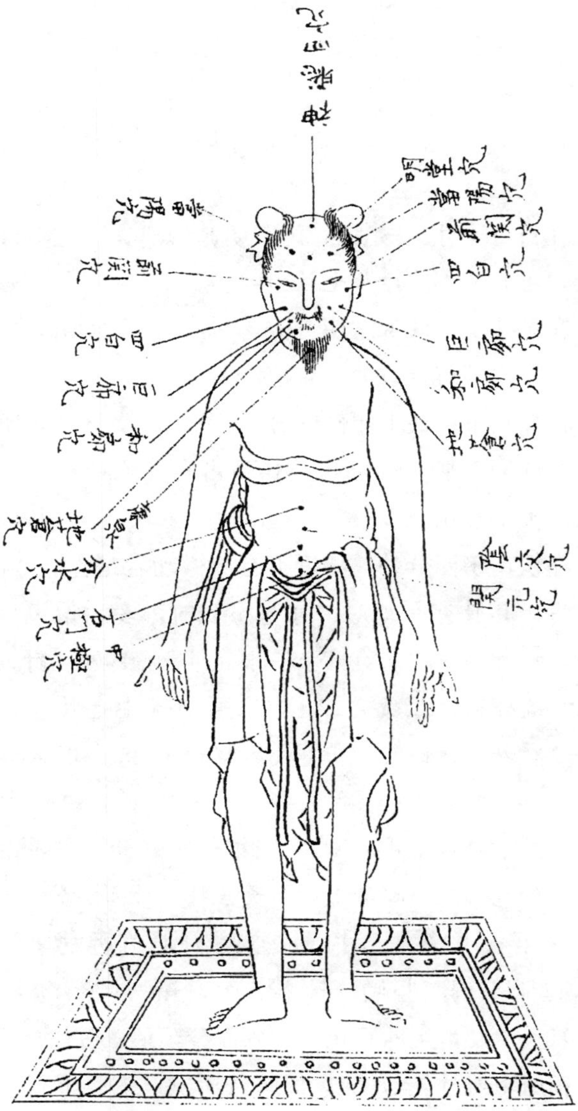

下管一穴，在建里下一寸。是穴，足太阴任脉之会，主腹胃不调，腹内痛，不能食，小便赤，腹坚硬癖块，脉厥厥动，针入八分，留三呼，泻五吸，灸亦良，日灸二七壮，至二百罢。

神聪四穴，在百会四面，各相去同身寸一寸。是穴，理头风目眩，狂乱风痫，左主如花，右主如果，针入五分。

明堂一穴，在鼻直上入发际一寸。是穴，理风头，多鼻涕，鼻塞，三日一报，针入三分。

当阳二穴，在当童仁直上入发际一寸。是穴，理卒不识人，风眩，鼻塞，入针三分。

前关二穴，在目后半寸。是穴，亦名太阳之穴，理风，赤眼头痛，目眩目涩，不灸，针入三分。

四白二穴，在目下一寸。是穴，足阳明脉气所发，主头痛目眩，针入三分，先补后泻，主目眩不止，灸七壮。

和髎二穴，在鼻孔下，侠水沟傍五分。是穴，手阳明脉气所发，主鼻窒口僻，鼻多清涕，出不可止，鼽衄有疮，不可开，针入三分。

巨髎二穴，在鼻孔下，侠水沟傍八分。是穴，跷脉足阳明之会，主疗面风寒，鼻頞（音准）上肿，痈痛，招摇视占，瘈疭口僻，针入三分，得气即泻，灸亦良，灸七壮止。

地苍二穴，在侠口傍四分外，如近下有脉微动者是也。跷脉手阳明之交，主疗大患风者，其脉亦有动时，亦有不动时，多主偏风口㖞，失音不言，不得饮水浆，食漏落，脉瞤动，患左针右，患右针左，针入三分半，留五呼，得气即泻，灸亦得，日灸之二七壮，重者灸七七壮，其艾炷大小，状如粗钗脚大，灸壮若大，口转㖞，可灸承浆七七壮。慎猪羊肉面热食房事。

廉泉一穴，在颔下结喉上舌本间。阴维任脉之会，主舌下肿，难言，舌疭设，多咳嗽，少气喘息，呕沫噤龂，灸三壮，针入二分。

分水一穴，在下管下脐上一寸。是穴，任脉气所发，主腹肿，不能食，肠坚腹痛，胃胀不调，坚硬，针入八分，留三呼，泻五吸，若是水病，灸之大良，日灸七壮，至四百止，针入五分，留三呼。

阴交一穴，在脐下一寸。是穴，任脉气所发，主脐下热，小便赤，气痛，状如刀搅，作块状如覆杯，妇人断绪，月事不调，带下崩中，因产后恶露不止，绕脐冷痛，针入八分，得气即泻，泻后宜补之，灸亦得，然不及针，日灸三七壮，灸至七百止。

石门一穴，甲乙经云，一名利机，一名精露，一名丹田，一名命门，在脐下二寸。是穴，是三焦之募，任脉气所发，针入八分，留三呼，得气即泻，主腹痛坚硬，妇人因产恶露不止，遂成结块，崩中断绪[15]，灸亦良，日灸二七壮，至一百止。

关元一穴，是小肠募，一名次门，在脐下三寸。是穴，足三阴任脉之会，主脐下疞痛，小便赤淋，不觉遗沥，小便处痛，状如散火，尿如血色，脐下结血，状如覆杯，妇人带下，因产恶露不止，并妇人断绪，产道冷，针入八分，留三呼，泻五吸，若怀胎必不针，若针而落胎，胎多不出，而针外昆仑立出，灸亦良，然不及针，日灸三十壮，至三百止。

中极一穴，一名玉泉，一名气原，在关元下一寸。是穴，是膀胱募，任脉足三阴之会，主妇人断绪，四度针，针即有子，故却时住针也，主淋小便赤，尿道痛，脐下结块如覆杯，功因产得恶露不止，遂成疝瘕，或因月事不调，血结成块，针入八分，留十呼，得气即泻，灸亦得，然不及针，日灸三七壮，至三百壮止。

后顶一穴，在百会后一寸半，枕骨上。是穴，督脉气所发，针入四分，灸五壮，主风眩，目视䀮䀮，额颅上痛。

强间一穴，在后顶后一寸半。是穴，一名大羽，是督脉气所发，主头如针刺，不可以动，项如拔不可左右顾视，灸五壮，针入二分。

脑户一穴，在枕骨上，强间后一寸半。是穴，一名仰风，一名会颅，是督脉足太阳之会，主目痛，不能视，面赤肿，头痛，不得灸，若灸令人失喑，针入三分，留三呼。

喑门一穴，一名舌厌，在项后入发际宛宛中，入系舌本。是穴，是督脉阳维之会，仰而取之，主头风脑痛，失喑不能言，舌急项强，不得回顾，针入八分，留三呼，泻八吸，徐徐出之，不宜灸，灸即令人哑，忌如前法。问曰：舌急不言，如何治也？答曰：舌急针喑门，舌缓针风府，得气即泻，可小绕针，入八分，留三呼，泻五吸，泻尽更留针取之，得气即泻，特忌灸，灸即令人哑。忌热酒面。

大椎一穴，在第一椎上，陷者宛宛中。是穴，主三阳督脉之会，疗五劳七伤，温疟痎疟，痓背膊闷，项强不得回顾，针入五分，留三呼，泻五吸，灸亦得，日灸七壮至七七壮罢，慎浆水酒面。

陶道一穴，在大椎节下间，俯而取之。是穴，督脉足太阳之会，主头重目瞑，洒淅寒热，脊强，以头汗不出也，灸五壮，针入五分。

身柱一穴，在第三椎节下间。是穴，督脉气所发，灸五壮，主癫疾，瘈疭，怒欲煞人，身热狂走，讝[16]言见鬼，针入五分。

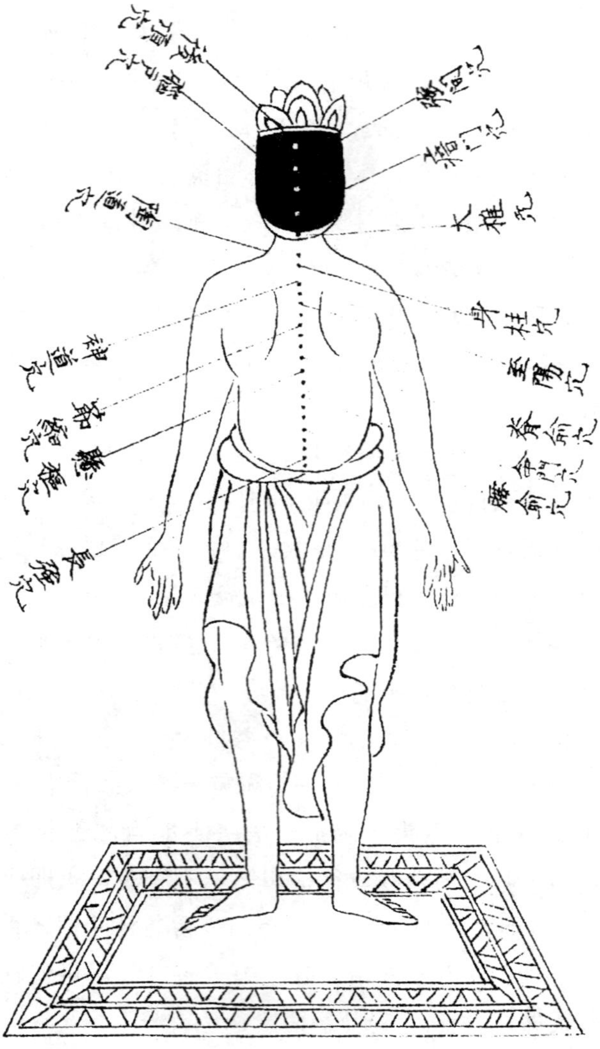

神道一穴，督脉气所发，在第五椎节下间，俯而取之。是穴，主寒热头痛，进退往来，痎疟，恍惚悲愁，灸三壮，针入五分。

至阳一穴，在第七椎节下间，俯而取之。是穴，督脉气所发，主寒热，解烂淫乐，胫酸，四肢重痛，少气难言也，灸三壮，针入五分。

筋缩一穴，在第九椎节下间，俯而取之。是穴，督脉气所发，主惊痫，狂走癫疾，脊急强，目转上垂，灸三壮，针入五分。

脊俞一穴，一名神宗，一名脊中，在第十一椎中央。是穴，督脉气所发，治风痫癫邪，温病积聚，下痢，不灸，通针，针入五分。

悬枢一穴，在第十二椎下节间。是穴，督脉气所发，主腰脊强，腹中上下积气，针入三分，灸三壮。

命门一穴，一名属累，在第十四椎节下，俯而取之。是穴，督脉气所发，主头痛如破，身热如火，汗不出，瘈疭里急，腰腹相引痛，针入五分。

腰俞一穴，一名背解，一名髓孔，一名腰注，一名腰户，在第二十一椎节下陷者宛宛中。是穴，挺腹地，舒身，两手相重支额，纵四体，然后乃取其穴，是督脉气所发也，主腹髋疼，腰脊强，脊强不得回转，温疟痎疟，针入八分，留三呼，泻五吸，灸亦得，日灸七壮，至七七壮止。慎房事，不得擎重物。甲乙经云：针入二寸，留七呼，灸三壮。

长强一穴，一名气之阴郄，督脉络，在穷骨下宛宛中。是穴，甲乙经云：穴在脊骶端，少阴所结，主下漏五痔，疳蚀，下部䘌，针入三分，然抽之以大痛为度，其穴趺地取之乃得，灸亦得，然不及针，目[17]灸三十壮，至二百止。慎房事，此痔根本是冷，慎冷食。甲乙经云：针入二寸，留七呼。

天柱二穴，在侠项后发际，大筋外廉陷者中。是穴，足太阳脉气所发，针入二分，留三呼，泻五吸，主头风，目如脱，项如拔，顶痛，急重，先泻而后补之，灸亦得，然不及针，日灸七壮，总至一百五壮。忌如前法。

玉枕二穴，在胳却后七分半，侠脑户傍一寸三分，起肉枕骨上入发际三寸。足太阳脉气所发，针入三分，留三呼，灸三壮，主目内挛系急痛，失枕头重项痛，风眩目痛，头寒，多汗，耳聋鼻塞。

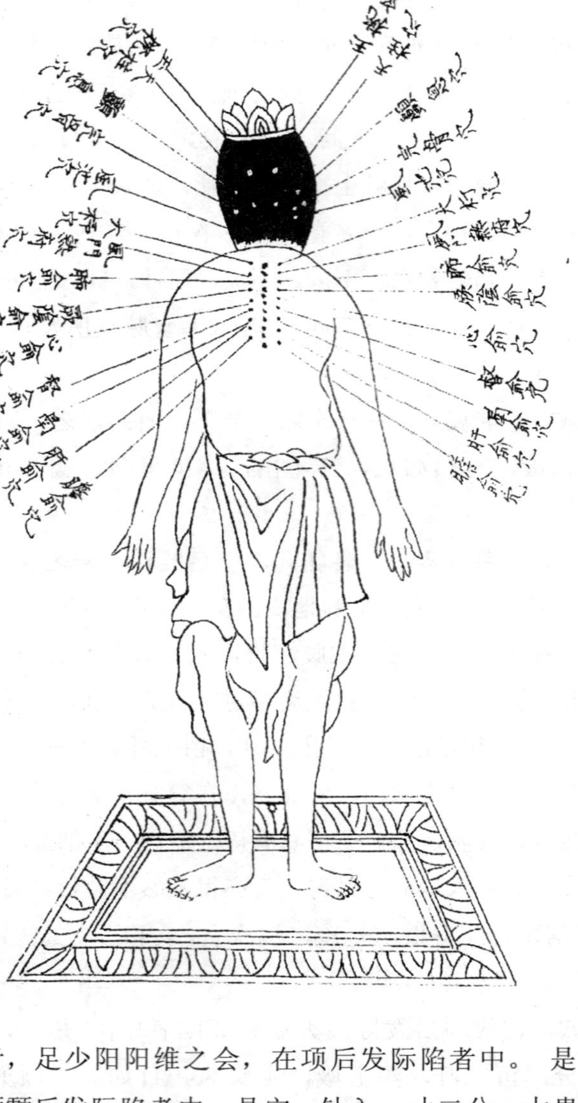

风池二穴者，足少阳阳维之会，在项后发际陷者中。是穴，甲乙经云：风池穴在颞颥后发际陷者中，是穴，针入一寸二分，大患风者，先补而后泻，少可患者，以经取之，主肺风，面赤，目视䀮䀮，项强不得回顾，面肿，皮软，脑疼痛，留五呼，泻七吸，灸亦良，然不及针，日灸七壮，艾炷不用大，根细箸头为之，灸至一百五壮，忌如前法。问曰：如后发际亦有项脚长者，其毛直至头骨，亦有无项脚者，毛齐至天牖穴，即无毛根，何而取穴也？ 答曰：其毛不可辄定，大约如此，若的的定中府正相当，即是侧相去各二寸，此之定穴。

颅息二穴，在耳后青脉间。 是穴，主身热头痛，不可反侧，小儿痫喘不得息，耳聋，针入一分，不得多出血，出血多即煞人，灸三壮。

完骨二穴，在耳后入发际四分。 是穴，足太阳少阳之会，主风眩项痛，头强寒热，灸即依年壮，针入二分，留七呼。

大杼二穴，在项后第一椎下，两傍各一寸半，陷中。 是穴，足太阳手少阳之会，理风劳气，咳嗽气急，头痛目眩，腹痛，针入五分，留七呼，禁灸。

风门热府二穴，在第二椎下两傍各一寸半。 是穴，督脉足太阳之会，理伤寒项强，目瞑鼻塞，风劳，呕逆上气，胸痛背痛，气短不安，针入五分，留七呼，灸五壮。

肺俞二穴，在第三椎下，两傍相去一寸半。 是穴，理癫痫，瘿气，上气，吐逆，支满，脊强，寒热不食，肉痛皮痒，传尸骨蒸，肺嗽，针入三分，留七呼，得气即泻。

厥阴俞二穴，在第四椎下两傍，相去同身寸一寸半。 是穴，理逆气呕逆，牙痛，留结胸闷，针入三分。

心俞二穴，在第五椎下两傍各一寸半。 是穴，理心中风，狂痫，心气乱语，悲泣，心腹烦满，汗不出，结积寒疹，呕逆不食，食即吐血，目痛，不灸，通针，针入三分，留七呼，得气即泻。

督俞二穴，在第六椎下两傍，相去同身寸一寸半。 是穴，一名高盖，主理寒热，腹中痛雷鸣，气逆心痛，禁针，通灸。

鬲俞二穴，在第七椎下两傍各一寸半。 是穴，理心痛痰饮，吐逆，汗出，寒热骨痛，虚胀支满，痰疟，疾癖气块，膈上痛，喉痹，身常湿不食，切痛，针入三分，得气即泻。

肝俞二穴，在第九椎下两傍各一寸半。 是穴，理口干，中风支满，短气不食，食不消，吐血，目不明，闭塞，腰痛肩疼，寒疝，针入三分，留六呼，灸三壮。

胆俞二穴，在第十椎下两傍各一寸半。 是穴，足太阳脉气所发，主理心胀满，吐逆短气，痰闷，食难下不消，针入三分。

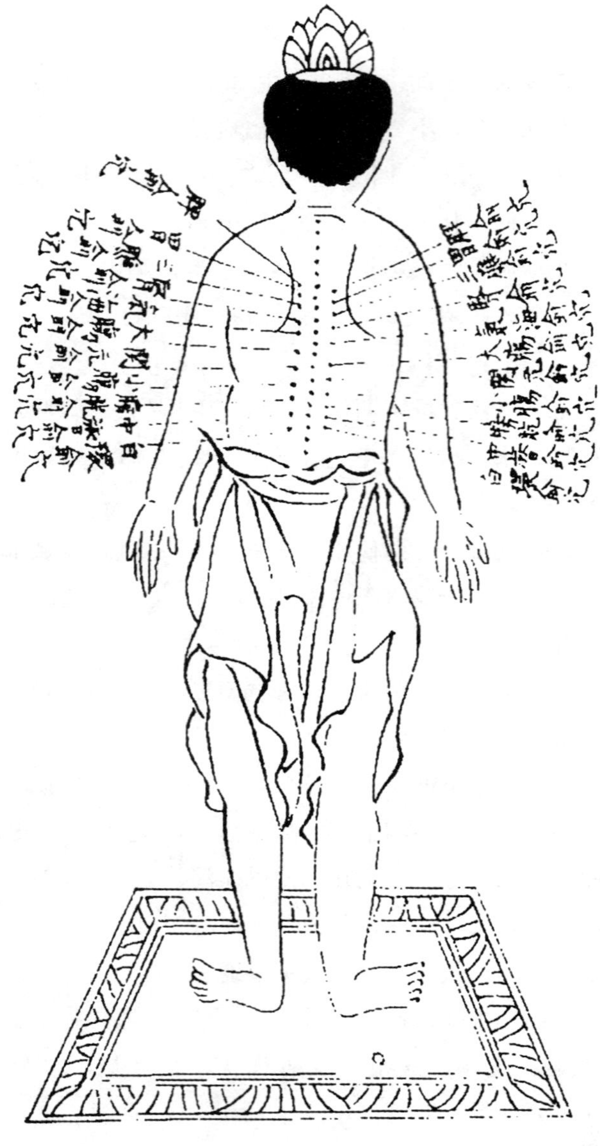

脾俞二穴，在第十一椎下两傍一寸半。是穴，理腰身黄胀满，腹肚泄痢，身重，四肢不收，黄疸，邪气积聚，腹痛寒热，针入三分，留七呼，灸三壮。

胃俞二穴，在第十二椎下两傍各一寸半。是穴，理烦满吐食，腹胀不能食，针入三分，留七呼，灸三壮。

三焦俞二穴，在第十三椎下两傍各一寸半。是穴，足太阳脉气所发，主水谷不消，腹胀，腰痛，吐逆，针入三分，留七呼，灸三壮。

肾俞二穴，在第十四椎下两傍各一寸半，与脐对。是穴，理虚劳，耳聋，肾虚，及水脏胀，挛急腰痛，小便浊，阴中痛，血精出，五劳七伤，冷呕，脚膝拘急，好独卧，身肿如水，针入三分，留七呼，灸三壮。

气海俞二[18]穴，在第十五椎下两傍，同身寸相去一寸半。是穴，理腰痛，痔病[19]，泻血，通灸之。

大肠俞二穴，在第十六椎下两傍各一寸半。是穴，理腰痛腹鸣，胀满，绕脐中痛，大小便不利，或泄痢食不化，脊骨强，针入三分，留六呼，灸三壮。

关元俞二穴，在第十七椎下两傍，相去同身寸一寸半。是穴，理风劳，腰痛，泄痢虚胀，小便难，妇人瘕聚诸疾，针入三分。

小肠俞二穴，在第十八椎下两傍，各一寸半。是穴，理大便赤涩，小肠紧急，脚肿短气，不食，烦热疠痛，大便脓血出，血痔疼痛，妇人带下，针入三分，留六呼，灸三壮。

膀胱俞二穴，在第十九椎下两傍，相去同身寸一寸半。是穴，理风劳腰痛，泄痢肠痛，大小便难，尿赤，阴生疮，少气，足痓冷，拘急不得屈伸，女人瘕聚，针入三分，留六呼，灸三壮。

中膂俞二穴，在第二十椎下两傍，相去同身寸一寸五分。是穴，一名脊内俞，是少阴脉，理赤白痢，虚渴，汗出，腰不得俯仰，腹胀胁痛，针入三分，留十呼，灸三壮，得气即泻。

白环俞二穴，在第二十一椎下两傍，相去同身寸一寸半。是穴，足太阳脉气所发，理腰脊挛急痛，大小便不利，百病，针入三分。甲乙经、甄权针经云：挺腹地端[20]身，两手相重支额，纵气息，令皮肉俱缓，乃取其穴，针入八分，得气即泻，泻讫多补之，主腰髋疼，不遂，温疟，腰中冷，不识眠睡，劳损风疟，不宜灸，慎房事，不得擎重物。忌如前。

窍阴二穴，在完骨上，枕骨下。是穴足太阳少阳之会，主骨疽发厉，项痛引头也，灸五壮，针入四分。

浮白二穴，在耳后入发际一寸。是穴，足太阳之会，主寒热喉痹，咳逆疝积，胸中满，不得喘息，胸痛，耳聋嘈嘈无所闻，颈顶痈肿，不能

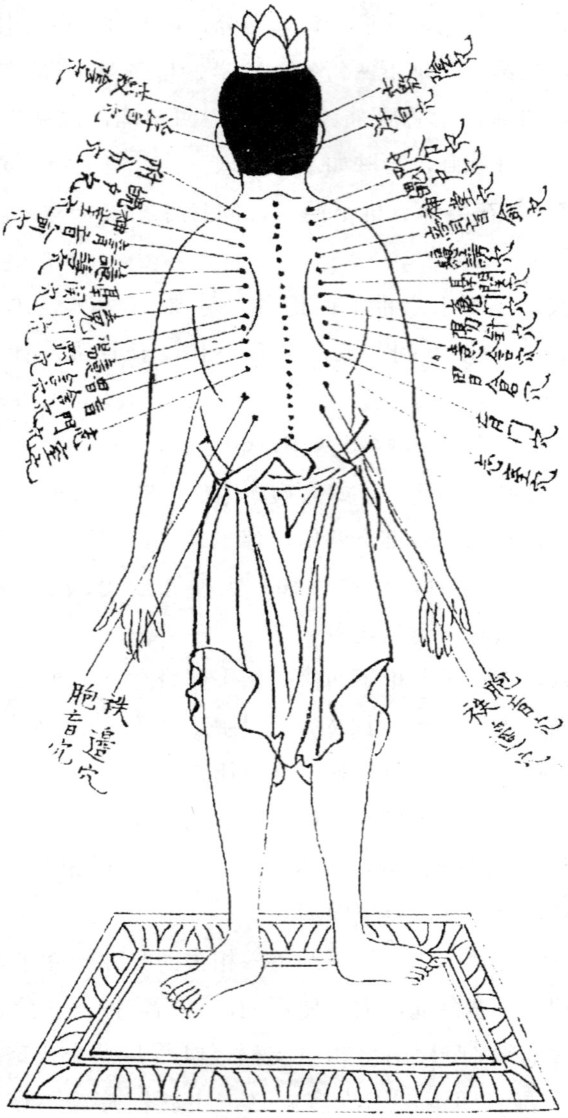

言，及瘿肩不举也，针入三分，灸三壮。

附分二穴，在第二椎下附项内廉，两傍各三寸。是穴，手足太阳之会，主背痛引颔也，灸五壮，针入三分。

魄户二穴，在第三椎下，两傍各三寸，宛宛中，正坐取之。是穴，足太阳脉气所发，主背脾闷，无气力，劳损萎黄，五尸走[21]疰，项强不得回顾，针入五分，得气即泻，又宜久留针，灸亦得，日灸七壮至二百罢。忌猪鱼酒面生冷。

神堂二穴，在第五椎下，两傍各三寸陷者中，正坐取之。是穴，足太阳脉气所发，主肩痛胸腹满，洒淅，反脊强急，灸五壮，针入三分。

譩譆二穴，在肩膊内廉，在第六椎两傍三寸，其[22]穴，抱肘取之。是穴，足太阳脉气所发，因以手痛按之，病者言譩譆，针入六分，留三呼，泻五吸，主温疟寒疟，病疟，背闷，气满腹胀，气眩，灸亦得，日灸二七壮至一百止。忌苋白酒。

膏肓俞二穴，又主无所不疗，羸瘦虚损，梦中失精，上失气咳逆，狂或妄误[23]，取穴之法，令人正坐，曲脊伸两手，以臂著膝前令正，直手大指与膝头齐，以物支肘，勿令臂得动也，从胛[24]骨上角摸索至骨下头，其间当有四肋三间灸中间，依胛[24]骨之里，去胛[24]骨容侧指许，摩胐[25]去表助间空处，按之自觉牵引于肩中，灸二胛中一处，至六百壮，多至千壮，当觉下礱礱然流水之状，亦当有所下出，若得痰疾，则无所不下也，若病人已困，不能正坐，当令侧卧，俯上臂，令前取穴，灸人求穴法，大较以右手从左肩上住，指头所不及者是也，左亦然，乃以前法灸之，若不能久坐，当伸两臂，令人挽两胛骨侠相离，不尔，胛骨覆穴不可得也，所伏衣襆，当令大小有常定，不尔，则失其穴也，此灸讫后，令人阳气康盛，当消息以自补养，当取身体平复，其穴近第五椎望取之也。论曰：昔在和缓，不救晋候之疾，以其在膏之上，肓之下，针药所不能及，即此之穴是也，人不能求得此穴，所以宿疾难遣，若能用心，此方便求得，灸之，无疾不愈。

鬲关二穴，在第七椎下，两傍各三寸陷者中。是穴，足太阳脉气所发，主背痛恶寒，脊强俯难，食不下，呕哕多涎唾也，灸五壮，针入五分。

魂门二穴，在第九椎下，两傍各三寸陷者中，正坐取之。是穴，足太阳脉气所发，主食饮不下，腹中雷鸣，大便不节，小便赤黄也，灸三壮，针入五分。

阳刚二穴，在第十椎下，两傍各三寸，正坐取之。是穴，足太阳脉气所发，主食不下，腹中雷鸣，大小便不节，黄水，灸三壮，针入五分。

意舍二穴，在第十一椎两傍各三寸，正坐取之。是穴，足太阳脉气所发，主腹满虚[26]胀，大便泄滑，消渴面黄，灸五十壮至一百二十壮。甲乙经云：针入五分，灸三壮。

胃仓二穴，在第十二椎下，两傍各三寸。是穴，主腹内虚胀，水食不消，恶寒，不能俯仰，灸五十壮。甲乙经云：针入五分，灸三壮。

肓门二穴，在第十三椎下，两傍各三寸。异经云：与鸠尾相直，是穴，主心下肓大坚，妇人乳有余疾，灸三十壮，针入五分。

志室二穴，在第十四椎下，两傍各三寸，正坐取之。是太阳脉气所发，针入五分，灸二[27]壮，主腰脊痛，急食不消，腹中坚急，阴痛下肿并疗之。

胞肓二穴，在第十九椎下，两傍各三寸陷者中，伏而取之。是穴，足太阳脉气所发，主腰脊痛，急食不消，腹中坚急，阴痛下肿并疗之，疗恶气腰背卒痛，灸五七壮至五十壮。甲乙经，病针入五分，灸三壮。

秩边二穴，在第二十椎下，两傍各三寸，伏而取之。是穴，足太阳脉气所发，主腰痛不能俯仰，小便赤黄，尻重不能举，灸三壮，针入三分。

颔厌二穴，在曲周颞颥上廉。是穴，手足少阳阳明之交会，刺入二分，留七呼，灸三壮，主风眩，目无所见，偏头痛，引目外眦急，耳鸣，好嚏，头痛。

客主二穴，在耳前上廉起骨，开口有穴动脉宛宛中。是穴，一名上关，足阳明之会，主瞶目，风牙痛，牙车不开，口噤，嚼食鸣，偏风，眼㖞通睛，耳聋，状如蝉声，针入一分留之，得气即泻，灸亦得，日灸七壮至二百壮罢，艾炷不用大作，一一依箸头大，其针灸必须侧卧，张口取之，及得其穴，避风，又上关不得深，下关不得久留针。问曰：上关何以不得深，下关何以不得久留针。答曰：上关若深，令人得欠不得故，目随针瞶，下关不得久留针者，得故不得欠，牙关急，是故上关不得深，下关不得久留针。

悬颅二穴，在曲周颞颥中。是穴，足阳明脉气所发，主热病，偏头痛，引目外眦，身热烦满，汗不出，齿痛，面皮赤痛，针入三分，留三呼，灸三壮。

肩井二穴，在肩上陷罅中，缺盆上，大骨前一寸半，以三指按之，当

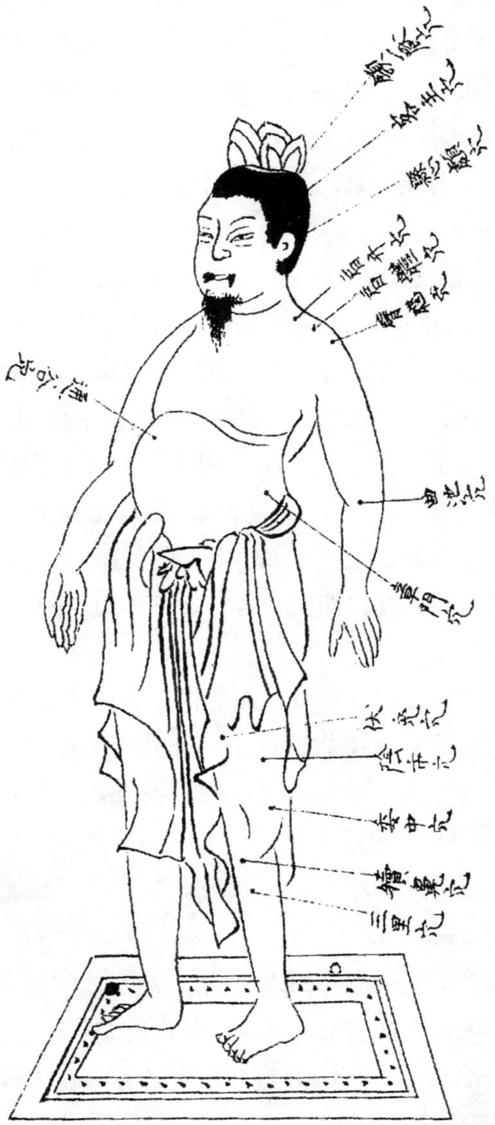

其中指下陷者中是也。一名膊井，手足少阳阳维之会，主五劳七伤，头项不得回顾，背膊闷，两手不得向头，或因马拗伤，腰髋痛，脚气，针入四分，先补而后泻之，特不宜灸，针不得深，深即令人闷。甲乙经云：针只可五分，此膊井脉，足阳明之会，乃连入五脏，气若深便引五脏之气，乃令人短寿，大肥人亦可倍之，若闷倒不识人，即须三里下气，先补而不用泻，须臾即平复如故，虽不闷倒，但针膊井，即须三里下气，大良，若妇人怀胎落讫，觉后微损手足弱者，针肩井手足立差，若有灼然解针者遣针，不解针者不可遣针，灸乃胜针，日灸七壮至一百罢，若针肩井，必三里下气，如不灸三里，即拔气上，其针膊井，出甄权针经。

肩髃二穴，在膊骨头肩端，两骨间陷者宛宛中是也，平手取其穴。手阳明跷脉之会，针入八分，留三呼，泻五吸，主疗偏风，半身不遂，热风，胗风，胸俯仰风，刺风，风虚，手不得向头，捉物不得，挽弓不开，臂细无力，酸痛，臂冷而缓，患刺风者，百日刺筋，百日刺骨，方可得瘳，灸亦得，然不及针，还以平手取其穴，日灸七壮，增到二七壮，以差为度，若灸偏风不随，可至二[28]百，若更多灸，恐手臂细，若刺风痪风痛风病，当其火艾，所以不畏细也。慎酒面热食猪鱼冷浆水葅亩等物。

臂脑二穴，在肩髃下一夫，两筋两骨罅陷者宛宛中是也，宜灸不宜针，日灸七壮，至一百壮，主疗劳瘿，臂细无力，手不得向头，其穴平手取之，不得拿手，令急，其穴即闭，若针，不得过三五，过多恐恶。慎冷食滑菜盐醋冷浆水等。

曲池二穴者木也，在肘外辅骨，曲肘横文头，宛宛中陷者是。其穴，是手阳明脉之所入为合也，手拱胸取之，外畔交头即是穴，疗偏风，半身不遂，刺风胗，疼痛冷缓，捉物不得，挽弓不开，屈伸难隐脉风，臂肘细而无力，针入七分，得气即泻，然后补之，灸亦大良，日灸七壮至二[29]百壮，且停十余日，更下火，还至二百壮罢，亦可从一至七，减至五也，但令断风抽气而已。忌如常法。

通谷二穴，在夹上管两傍，相去三寸。是穴，冲脉是少阴之会，治干呕，又无所出，又治劳食饮隔结，针入五分，灸五壮。

章门二穴，一名长平，一名胁髎，是脾之募，在大横外直脐季肋端。是穴，必须侧卧，伸下脚，缩上脚，乃得穴也，足厥阴少阳之会，主膀胱气癖疝瘕气，膀胱气痛，状如雷声，积聚气，针入六分，留六呼，得气即泻，疾出针，灸亦良，一依前法取穴，日灸七壮至五百止。忌法如常。

伏兔二穴，在膝上六寸，起肉正跪坐取之。是穴，足阳明脉气所发，治风[30]劳，痹逆，狂邪，膝冷，手节挛缩，身瘾胗，腹胀少气，妇人八部诸病，通针，针入三分，禁灸。

阴市二穴，一名阴鼎，在膝上三寸伏兔下。是穴，足阳明脉气所发，主寒疝，下至腰脚如冷水，水伤诸疝，按之在膝上伏兔下，寒痛，腹胀满，萎厥少气也，针入三分，留七呼，灸三壮。

犊鼻二穴，在膝膑下骭侠罅大筋中。是穴，足阳明脉气所发也，主犊鼻肿，洗熨去之，其久坚勿攻，攻者死，膝中痛不仁，难跪起，诸肿节溃者死，不溃可疗，针入三分，灸三壮。

委中二穴者，土也，在腘中央约纹中动脉。甄权云：在曲脷[31]内，两筋两骨宛宛中。是穴，足太阳脉气之所入为合也，令人面挺腹地而取之，主脚弱无力，风湿痹，筋急，半身不随，灸亦得，然不及针，针入八分，留三呼，泻五吸。甲乙经云：针入五分，留七呼，灸三壮。

三里二穴者，土也，在膝下三寸，胻[32]外廉陷者宛宛中。是穴，足阳明脉之所入为合也，主腹满坚块，不能食，胃气不足，反胃，胸胁腹积气，脚弱，针腹背，每须去三里穴，针入八分，留十呼，泻七吸，灸亦良，日七壮，一百壮止。

角孙二穴，在耳郭中间，开口有穴，手足少阳手太阳之会，主齿牙不嚼物，龋痛肿也，灸三壮，针入三分。

耳门二穴，在耳前起肉当耳缺者。是穴，主耳有脓，及底耳，聤耳，耳痛鸣聋，并齿龋，针入三分，留三呼，灸三壮。

听会二穴，在耳前陷中，上关下一寸，动脉宛宛中，张口得之，是穴，手少阳脉气所发，针入三分，主耳聋，耳中状如蝉声，通耳，牙车急疼痛，不得嚼食，牙车脱臼，相离二寸，其穴侧卧，张[33]口取之，留三呼，得气即泻，不须补，灸亦良，日灸五壮至七壮罢，可经十日许，还依前灸之。慎冷食。

天牖二穴，在颈筋缺盆上，天容后，天柱前，完骨下，发际上一寸，陷者宛宛中是也，手少阳气所发，主头风面肿，项强不得回转，夜梦颠倒，面青黄无颜色，针入五分，得气即泻，泻尽更留三呼，泻三吸，不宜补之，亦不宜灸，若灸，面肿眼[34]，食先取噫嘻，后针天牖风池，其病即差，若不先针噫嘻，难瘳其疾也。

天府二穴，在两腋下三寸宛宛中。是穴，手太阴脉气所发，主理头眩目瞑，远视䀮䀮，针入四分，留七呼，灸二七壮，不除，灸至一百壮罢，

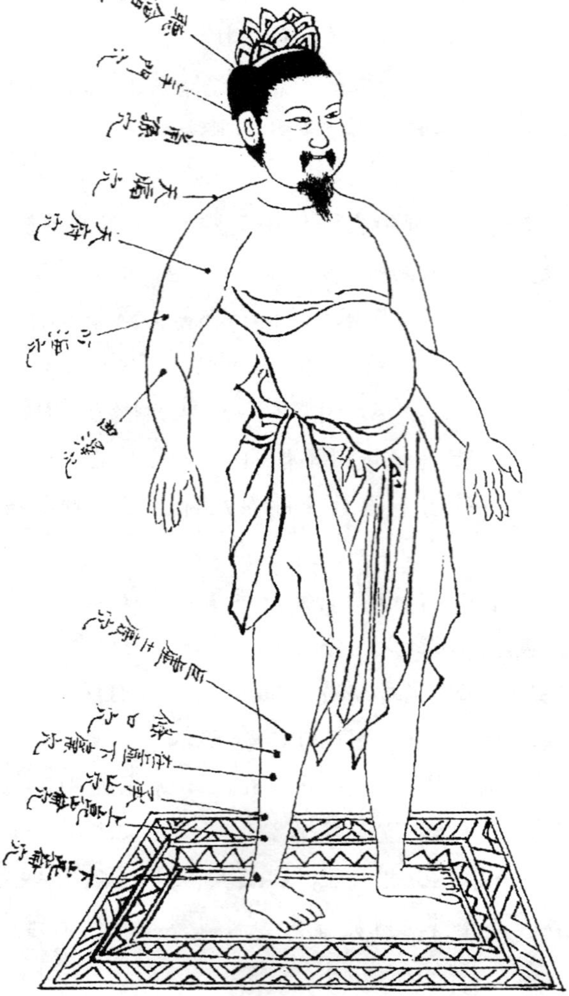

出明堂经，其甲乙经中，禁不可灸，灸即使人逆气也。

曲泽二穴者，水也，在肘内廉下陷者中，屈肘得之。是穴，手心主脉之所入为合也，主心痛，出血则心痛澹澹，喜惊，身热，烦心，口干逆气，呕血，肘瘈疭，喜摇头，青汗出不过肩，伤寒病温湿，身热口干，灸三壮，针入三分，留七呼。

少海二穴者，水也，一名曲节，手少阴脉之所入为合也，在肘内横纹头，屈手向头取之，陷者宛宛中，是穴也。甲乙经云：穴在肘内廉节后陷者中，动应手，主疗腋下瘰疬，臂疼，屈伸不得，风痹，疼痓病，针入三分，留三呼，泻五吸，不宜灸。

巨虚上廉二穴，在三里三寸，两筋两骨罅陷者宛宛中。是穴，足阳明与大肠合，针入八分，得气即泻，主大肠气不足，偏风，腲[35]腿，脚不随重，不得履地，脚气，刺风瘓风脚冷寒疟，灸之大良，日灸七壮。

条口二穴，在上廉下一寸。是穴，阳明脉气所发，主胫寒，不得卧，疼痛足缓失履，湿痹，足下热不能久立，针入八分，灸三壮。

巨虚下廉二穴，足阳明与小肠合，在上廉下三寸，两筋两骨罅陷者宛宛中。是穴，蹲地坐而取之，针入六分，得气即泻。甲乙经云：针入三分，灸三壮，主小肠气不足，面无颜色，偏风热风，冷痹不遂，风湿痹，灸亦良，不及针，日灸三七壮，至七七壮止。疮差冷痹即已。忌生冷猪鱼酒面。

承山二穴，一名鱼腹山，一名玉柱，一名伤山，在兑踹肠下分肉间陷者中，定腹取之。主脚弱无力，脚重，偏固不遂，针入八分，得气即泻，速出针，灸亦得，然不及针，灸至七七壮止。

上崑岺二穴者，火也，足太阳脉之所行为经也，在宛踝后跟骨上陷者中。是穴，治恶血，风气肿痛，脚肿水，针入五分，留十呼，灸三[36]壮。

下崑岺二穴，一名内崑岺，在外踝下一寸，大筋后内陷者宛宛中。是穴，主刺风，胗[37]风，热风，冷痹，腰痛，偏风，半身不遂，脚重疼，不得履地，针入四分，留三呼，得气即泻，速出针，出后灸之良，日灸七壮，其穴蹲地傍引取之，灸百壮止。

听宫二穴，在耳中珠子，大如赤小豆，是穴，手足少阳手太阳三脉之会，针入一分，灸三壮，主耳聋填如无所闻，侬侬嘈嘈蝉鸣，及心腹满，臂痛失色。

缺盆二穴，在肩上横骨陷中，一名天盖肩上。是穴，主寒热瘰疬，缺盆中肿，外溃不死，胸中热满，腹大水气，缺盆中痛，汗出，喉痹咳嗽，灸三壮，针入三分。

孔最二穴，在腕上七寸。是穴，手太阴郄，治热病汗不出，吐血失喑，肿痛恶血，针入三分，灸之亦得。

列缺二穴，去腕侧上一寸半，交叉头，两筋两骨罅宛中。是穴，手太

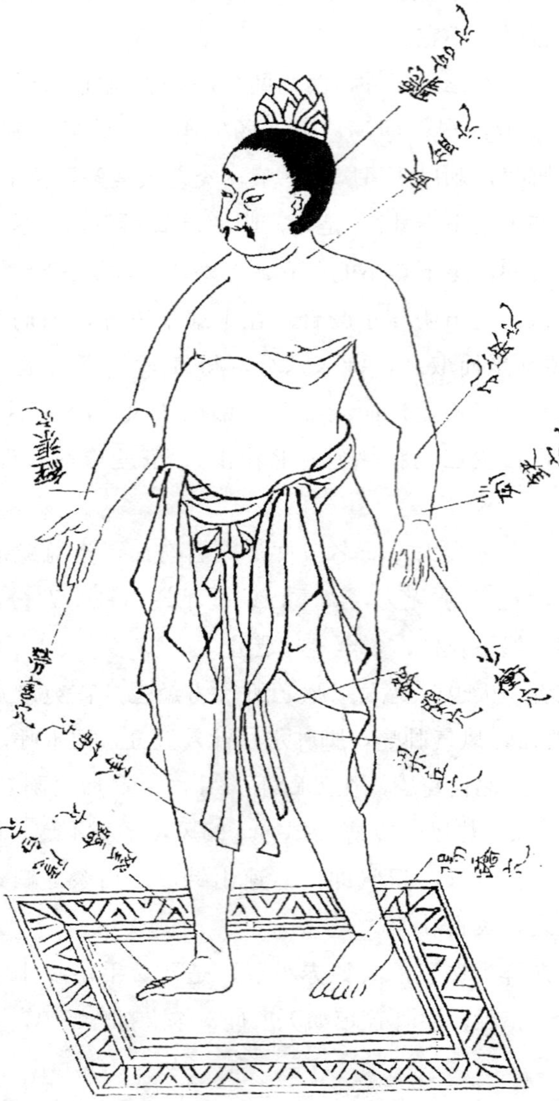

阴络，主疗偏风，口㖞，半身不遂，针入三分，留三呼，泻五吸，灸亦得，日灸七壮，若患偏风，灸至一百，若患腕劳，灸至七七。慎热食酒面生冷。

经渠二穴者，金也，在寸口中陷者中。是穴，手太阴脉之所行为经也，主疟，寒热，胸背急，胸中膨膨痛，喉痹，掌中热，生嗽逆上气，喘数久热，病汗不出，暴痺喘逆，心痛欲呕，针入二分，留三呼，不可灸，灸即伤人神。

少冲二穴者，木也，一名经如，在手小指内廉之端，去甲如韭叶。是穴，手少阴脉之所出为井也，主热病，烦心上气，心痛冷，烦满少气，悲恐喜惊，掌热，肘腋胸中痛，口中热，咽中酸，乍寒热，手拳不伸，掌痛引腋，针入一分，留一呼，灸一壮。

劳宫二穴者，火也，一名五里，在掌中央，横文动脉中，以屈无名指头著处即是穴，手心主脉之所流为营也，主手掌厚瘑痹，手皮白屑起，针入二分，留三呼，得气即泻，针之只一度，针过两度，令人虚，不得灸，灸即令息肉日加。慎酒面热食生冷冷水等。

髀关二穴，在膝上伏兔后交分中。是穴，主膝寒不仁，痹委不屈伸也，灸三壮，针入六分。

梁丘二穴，是足阳明郄，在膝上三寸两筋间。是穴，治大惊胫痛，冷痹膝痛，不能屈伸，针入五分。

隐白二穴者，木[38]也，在足大指喘[39]内侧，去爪甲角如韭叶宛宛中。是穴，足太阴脉之所出为井也，主腹中有寒热起，气喘，衄血不止，腹中胀逆，胫中寒热不得卧，气满，胸中热，暴泄，膈中呕吐，不欲食饮，渴尸厥死不知人，脉动如渴饮，身体疼痛唾也，针入一分，留三呼，灸三壮。

承筋二穴，一名踹肠，一名真肠，在胫后，从脚根后到上七寸，喘[40]中央陷者中。是穴，足太阳脉气所发，治风劳热，足烦肿痛，转筋急痛，身瘾胗，大小便不止，针入三分。

阳跻二穴，在外踝前一寸陷者宛宛中。是穴，治脚气肾气，妇人血气，针入三分。

阴跻二穴，在足内踝下陷者宛宛中。是穴，主卒疝，小腹痛，病者左取右，右取左，立已，女子不月水，惊喜悲不乐，如堕坠，汗出，面黑，病饥不欲食，妇从淋沥，阴挺出，四肢淫泺，心闷暴疟，及诸淋，目痛，小腹偏痛，呕逆嗜卧，偏枯不能行，大风暴不知人，卧惊视如见星，尿黄水，小腹热咽干也，灸三壮，针入三分。

风府一穴，一名舌本，在项后入发际一寸，大筋上宛宛中，起肉，疾言其肉立起，言休立下，督脉阳维之会，不可灸，灸之不幸使人失喑，针入四分，留三呼，主头项急不可倾侧，目眩鼻不得息，喑不能言，嗌痛，足不仁，狂走欲自煞，目反妄视。

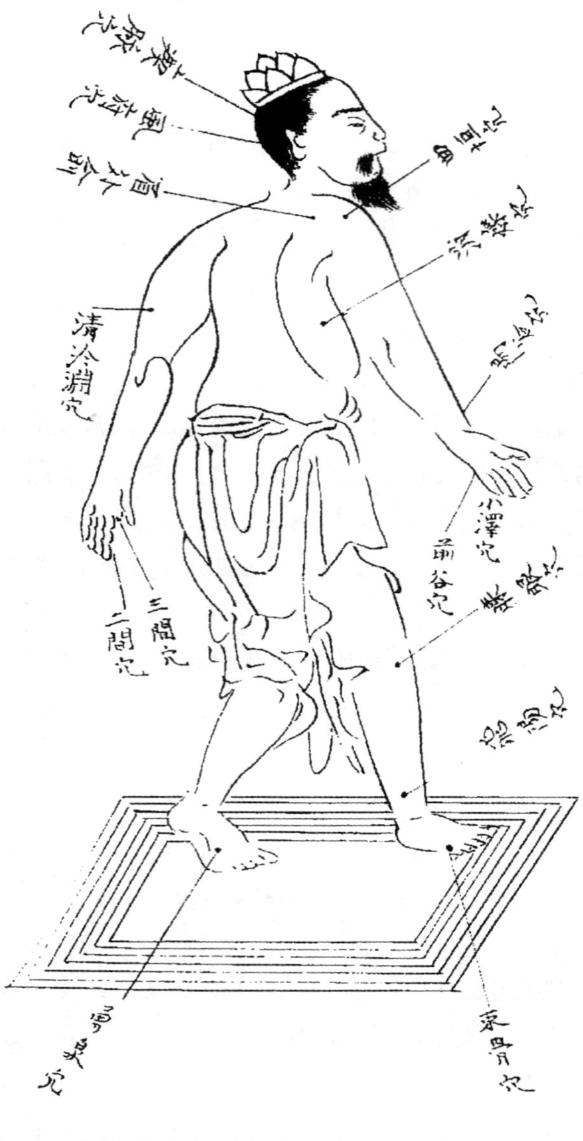

瘈脉二穴，一名资脉，在耳内鸡足青脉。 是穴，主头风，耳后痛，小儿惊痫瘈疭，呕吐，泄注，惊恐失精，视瞻不明，眵䁾[41]，灸三壮，针入一

分。

青泠渊二穴，在肘上二寸，伸肘举臂取之。是穴，主肩不举，不得带衣，灸三壮，针入三分。

消泺二穴，在肩下外关腋斜肘分下行，是穴，主寒热风痹，头痛头背急，针入六分，灸三壮。

肩外俞二穴，在肩胛上廉，去脊三寸陷者中，是穴，主肩胛痛，热而寒至肘，灸一壮，针入六分。

曲垣二穴，在肩中央曲胛陷者中，按之应手痛，是穴，主肩痛周痹，灸三壮，针入九分。

二间二穴者，水也，一名间谷，在手大指次指本节前内侧陷者中。是穴，手阳明脉之所流为营也，主喉痹，多卧喜睡，肩髃喉痹，咽如毗物，伤忽振寒，针入三分，留六呼，灸三壮。

三间二穴者，木也，一名少谷，在手大指次指本节之后，肉[42]侧陷中。是穴，手阳明脉之所注为俞也，主喉痹，咽如其鲠，齿龋痛，多卧喜睡，胸满腹鸣，疟寒热，唇口干，身热喘，目急痛，针入三分，留三呼。

少泽二穴者，金也，一名少吉，在手小指端，去爪甲下一分陷者中。是穴，手太阳脉之所出为井也，主疟，寒热汗不出，头痛咳嗽，瘈疭，口干项痛，不可顾也，针入一分，留三呼，灸一壮。

前谷二穴者，水也，在手小指外侧，本节前陷者中。是穴，手太阳脉之所流为营也，刺入一分，留三呼，灸三壮，主目眩，淫淫髀胛，小指痛。

阳谷二穴者，火也，在手外侧腕中，兑骨之下陷者中。是穴，手太阳脉之所行为经也，主癫疾狂走，热病汗不出，胁痛颈肿，寒热，耳聋耳鸣，牙齿龋痛，臂腕外侧痛不举，吐舌戾颈，妄言，不得左右顾俯，瘈疭头眩，眼痛，针入二分，留寸呼，灸三壮。

飞阳二穴，一名厥阳，足太阳络，在外踝上七寸，别走少阴者。是穴，刺[43]入三分，留寸呼，灸三壮，主头眩目痛。

束骨二穴者，木也，在足小指外末[44]节后陷者中。是穴，足太阳脉之所注为俞也，刺入三分，留三呼，灸三壮，主头痛目眩，身热，肌肉动。

涌泉二穴者，木也，一名地冲，在足心陷者中，屈足卷指宛宛中。是穴，足少阴脉之所出为井也，主小便不通，心中结热，脚底白肉际不得履地，刺风胗风痫，灸亦得，然不及针，若灸，瘸[45]人行动，不可传之于后，针入五分，留三呼，得气即泻。

膝眼四穴，在膝头骨下两傍，陷者宛宛中。是穴，针入五分，留三呼，泻五吸，主膝冷，疼痛不已，禁灸。

【校注】

① 覈（hé 核）：核实；检验。

② 逵（kuí 奎）：通各方的道路。

③ 琁：古同"璇"，美玉。

④ 嗗：日本抄本作"鸣"字。

⑤ 膺：日本抄本作"胸"字。

⑥ 亶：据文义疑为"膻"字。

⑦ 泻：日本抄本作"浮"字。

⑧ 眺：日本抄本作"桃"字。

⑨ 用：日本抄本作"肘"字。

⑩ 惕：据文义疑为"肠"字。

⑪ 耶俱：日本抄本作"即但"二字。

⑫ 三：日本抄本作"二"。

⑬ 之：日本抄本作"二"。

⑭ 被：据文义疑为"破"字。

⑮ 绪：日本抄本作"结"字。

⑯ 讝：说梦话；病人呓语。

⑰ 目：日本抄本作"日"字。

⑱ 二：日本抄本作"三"。

⑲ 病：日本抄本作"痛"字。

⑳ 端：日本抄本作"满"字。

㉑ 走：日本抄本作"反"字。

㉒ 其：日本抄本作"是"字。

㉓ 误：日本抄本作"语"字。

㉔ 胛：日本抄本作"脾"字。

㉕ 膂（lǚ 吕）：脊也。

㉖ 虚：日本抄本作"湿"字。

㉗ 二：日本抄本作"三"。

㉘ 二：日本抄本作"一"。

㉙ 二：日本抄本作"一"。

㉚ 风：日本抄本作"气"字。

㉛ 脷（qiu 秋）：股胫间。

㉜ 胻：胫骨上部。

㉝ 张：日本抄本作"毋张"二字。

㉞ 眼：日本抄本作"胀"，义长可从。

㉟ 腂：日本抄本作"腶"字。

㊱ 三：日本抄本作"二"。

㊲ 胗：日本抄本作"胙"字。

㊳ 木：日本抄本作"水"字。

㊴ 喘：日本抄本作"端"字，义长可从。

㊵ 喘：据文义疑为"腨"字。

㊶ 瞢（méng 蒙）：目不明。日本抄本作"萝"字。

㊷ 肉：日本抄本作“内”字，义长可从。

㊸ 刺：日本抄本作“针”字。

㊹ 末：日本抄本作“本”字。

㊺ 癈：残废。

卷第一百

明堂序

夫玄黄始判，上下爰分，中和之气为人，万物之间最贵，莫不禀阴阳气度，作天地英灵，头像圆穹，足模厚载，五脏法之五岳，九窍以应九州，四肢体彼四时，六腑配平[①]六律，瞻视同于日月，呼吸犹若风云，气血以类江河，毛发比之草木，虽继体于父母，悉取像于乾坤，贵且若斯，命岂轻也。是以立身之道，济物居先，保寿之宜，治病为要，草木有蠲痾之力，针灸有劫病之功，欲涤邪由，信兹益矣。夫明堂者，圣人之遣教，黄帝之正经，叙血脉循环，明阴阳俞募，穷流注之玄妙，辨穴道之根元，为脏腑权衡，作经络津要，今则采其精粹，去彼繁芜，皆目观有凭，手经奇效，书病源以知主疗，图人形贵免参差，并集小儿明堂，编录于次，庶令长幼尽陟安衢，俾使华夷同归寿域者尔。

岐伯明堂经云：以八寸为一尺，以八分为一寸，人缘有长短肥瘦不同，取穴不准。秦时扁鹊明堂经云：取男左女右手，中指若一节为一寸，为缘人有身长手短，有身短手长，取穴不准。唐时孙思邈明堂经云：取患人男左女右手，大拇指节横纹为一寸，以意消详，巧拙在人，亦有差互，今取男左女右手，中指第二节，内度两横纹，相去为一寸，自依此可法，与人著灸疗病已来，其病多得获愈，此法有准，今以为定。

凡点灸时，须得身体平直，四肢无令拳缩，坐点无令俯仰，立点无令倾侧，灸时孔穴不正，无益于事，徒烧如肉，虚忍痛楚之苦，有病先灸于上，后灸于下，先灸于少，后灸于多，皆宜审之。

凡下火点灸，欲灸，艾炷根下，赤辉广三分，若不三分，孔穴不中，不合得经络，缘荣卫经脉，气血通流，名有所主，灸穴不中，即火气不能远达至病，未能愈疾矣。

古来用火灸病，忌八般木火，切宜避之。八木者，松木火难差增病，柏木火伤神多汗，竹木火伤筋目暗，榆木火伤骨失志，桑木火伤肉肉枯，枣木火内伤吐血，枳木火大伤气脉，楠木火伤荣卫经络。

有火珠耀日，以艾丞之，遂得火出，此火灸病为良。凡人卒难备矣，次有火照[②]耀日，以艾引之，便得火出，此火亦佳[③]，若遇天色阴暗，遂难得火，今即不如无木火也，灸人不犯诸忌，兼去久疴（清油点灯，灯上烧艾，茎点灸是也，兼滋润灸疮，久灸疮至愈已来，且无疼痛，以蜡烛更佳），诸番部落，知此八木火之忌，用镔铁击磠石，乃得火出，以艾引之，遂乃著灸。

凡点灸时，若遇阴雾大起，风雪忽[④]降，猛雨炎暑，雷电虹晲，暂时且停，候时暗[⑤]明，即再下火灸，灸时，不得伤饱大饥，饮酒食生硬物，兼忌思虑愁忧恚怒，呼骂吁嗟叹息，一切不祥，忌之大吉。

凡灸头与四肢，皆不令多灸，人缘身有三百六十五络，皆归于头，头者诸阳之会也，若灸多，令人头旋目眩，不远视，缘头与四肢肌肉薄，若并灸，则气血滞绝，于炷下，宜歇火气，少时，令气血遂通，再使火气流行，候炷数足，自然除病，宜祥察之。

凡灸发际，如是患人有发际整齐，依明堂所说，易取其穴，如是患人先因疾患，后脱落尽发际，或性本额顶无发，难凭取穴，今定患人两眉中心，直上三寸为发际，后取大椎直上三寸为发际，以此为准。

凡著灸疗病，历春夏秋冬不较者，灸炷虽然数足，得疮发脓坏，所患即差，如不得疮发脓坏，其疾不愈。甲乙经云：灸疮不发者，用故履底灸令热熨之，三日即发脓出，自然愈疾，今用赤皮葱三五茎，去其葱青，于煻灰火中煨熟，拍破，热熨灸疮十余遍，其疮三日自发，立坏脓出，疾愈。

淋洗灸疮法

凡著灸治病，才住火，便用赤皮葱薄荷二味，煎汤，温温淋洗，灸疮周回约一二尺已来，令驱逐风邪气，于疮口内出，兼令经脉往来，不滞于疮下，自然疮坏疾愈，若灸疮退火痂后，用桃树东南枝梢，青嫩柳皮，二味等分，煎汤温温淋洗灸疮，此二味，偏能护灸疮中诸风，若疮内黑烂溃者，加胡荽，三味等分煎汤，温温淋洗灸疮，自然生好肉也，若灸疮疼痛不可忍，多时不较者，加黄连，四味等分，煎汤淋洗，立有神效。

贴灸疮法

春取柳飞花如鹅毛者，夏用竹膜，秋用新绵，冬用兔毛（取腹上白细腻者，猫儿腹上者更佳）。

日神忌不宜灸避之吉

一日在大指　二日在外踝　三日在股内　四日在腰间　五日在口舌
六日在两手　七日在内踝　八日在足腕　九日在尻　十日在腰背
十一日鼻柱　十二日发际　十三日牙齿　十四日胃管　十五日遍身
十六日在胸　十七日气冲　十八日股[6]内　十九日在足　二十日内踝
二十一日手小指　二十二日外踝　二十三日肝俞　二十四日手阳明
二十五日足阳明　二十六日在胸　二十七日在膝　二十八日在阴
二十九日膝胫　三十日足趺

每月忌日不宜针灸出血

正月丑　二月未　三月寅　四月申　五月卯　六月酉　七月辰　八月戌　九月巳　十月亥　十一月午　十二月子

人十二部人神不宜灸

建日在足，禁晡时。　除日在眼，禁日入。　满日在腹，禁黄昏。
平日在背，禁人定。　定日在心，禁夜半。　执日在手，禁鸡鸣。
破日在口，禁平旦。　危日在鼻，禁日出。　成日在唇，禁食时。
收日在头，禁禺中。　开日在耳，禁午时。　闭日在目，禁日昳。

十二时忌不宜灸

子时在踝　丑时在头　寅时在耳　卯时在面　辰时在项　巳时在乳
午时在胸　未时在腹　申时在心　酉时在背　戌时在腰　亥时在股

十二部年人神不宜灸

年一　十三　二十五　三十七　四十九　六十一　七十三　八十五　人神在心
年二　十四　二十六　三十八　五十　六十二　七十四　八十六　人神在喉
年三　十五　二十七　三十九　五十一　六十三　七十五　八十七　人神在头
年四十六　二十八　四十　五十二　六十四　七十六　八十八　人神在肩
年五十七　二十九　四十一　五十三　六十五　七十七　八十九　人神在背
年六十八　三十　四十二　五十四　六十六　七十八　九十　人神在腰
年七　十九　三十一　四十三　五十五　六十七　七十九　九十一　人神在腹
年八　二十　三十二　四十四　五十六　六十八　八十　九十二　人神在项
年九　二十一　三十三　四十五　五十七　六十九　八十一　九十三　人神在足
年十　二十二　三十四　四十六　五十八　七十　八十二　九十四　人神在膝
年十一　二十三　三十五　四十七　五十九　七十一　八十三　九十五　人神在阴

年十二　二十四　三十六　四十八　六十　七十二　八十四　九十六 人神在股

九部傍通人神不宜灸

脐	心	肘	咽	口	头	脊	膝	足	
一	二	三	四	五	六	七	八	九	
十	十一	十二	十三	十四	十五	十六	十七	十八	十九
二十	二十一	二十二	二十三	二十四	二十五	二十六	二十七	二十八	二十九
三十	三十一	三十二	三十三	三十四	三十五	三十六	三十七	三十八	三十九
四十	四十一	四十二	四十三	四十四	四十五	四十六	四十七	四十八	四十九
五十	五十一	五十二	五十三	五十四	五十五	五十六	五十七	五十八	五十九
六十	六十一	六十二	六十三	六十四	六十五	六十六	六十七	六十八	六十九
七十	七十一	七十二	七十三	七十四	七十五	七十六	七十七	七十八	七十九
八十	八十一	八十二	八十三	八十四	八十五	八十六	八十七	八十八	八十九

杂忌傍通不宜灸

正	二	三	四	五	六	七	八	九	十	十一	十二
月厌戌	酉	申	未	午	巳	辰	卯	寅	丑	子	亥
月激戌	戌	戌	丑	丑	丑	辰	辰	辰	未	未	未
月杀丑	戌	未	辰	丑	戌	未	辰	丑	戌	未	辰
月刑巳	子	辰	申	午	丑	寅	酉	未	亥	卯	戌
六害巳	辰	卯	寅	丑	子	亥	戌	酉	申	未	午

天医取师疗病吉日

正月卯　二月寅　三月丑　四月子　五月亥　六月戌

七月酉　八月申　九月未　十月午　十一月巳　十二月辰

四季人神不宜灸

春在左胁　秋在右胁　夏在脐　冬在腰

又　　　男忌除日　女忌破日

凡医者，若不能知此避忌，若逢病人年命厄会处，男女气怯时，下手至困，通人达士，岂能拘此哉，若遇急卒暴患，不拘此法之下，若是禁穴，诸般医疗不差，明堂许灸，一壮至三壮。

具列四十五人形[⑦]

百会一穴，在头中心陷者中。灸七壮，主脑重，鼻塞，头目眩痛，少心力，忘前失后，心神恍惚，及大人小儿脱肚也。

神庭一穴，在鼻柱上发际中。灸三壮，主登高而歌，弃衣而走，角弓反张，羊痫吐舌也。

水沟一穴，在鼻柱下宛宛中。灸五壮，主消渴饮水无休，水气遍身肿，笑无时节，癫痫病，语无失尊卑，及口噤，牙关不开。

天突一穴，在项结喉下五分，中央宛宛中。灸五壮，主咳逆气喘，暴喑不能言，身寒热，颈肿，喉中鸣翕翕，胸中气鲠鲠也。

支沟二穴，在腕后三寸，两骨间陷者中。灸五壮，主热病汗不出，肩臂酸重，胁腋急痛，四肢不举，口噤不开，暴哑不能言也。

至阴二穴，在足小指外侧，去爪甲角如韭叶，宛宛中。灸三壮，主疟发寒热，头重烦心，目翳䀮䀮然，鼻不利，小便淋失精也。

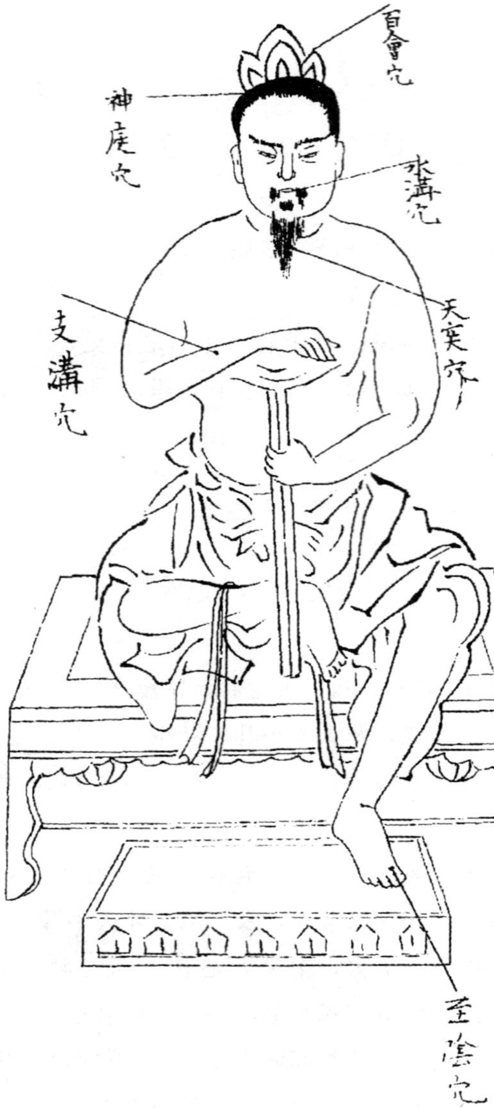

三里二穴，一名手三里，在曲池下二寸，按之内起兑肉之端。灸二壮，主肘臂酸重，屈伸难，秦丞祖明堂云，主五劳虚乏，四肢羸瘦也。

天池二穴，在乳后一寸着胁，直掖撅肋间。灸三壮，主寒热痞疟，热病汗不出，胸满颈[8]痛，四肢不举，腋下肿，上气胸中有喉鸣也。

章门二穴，在大横纹外，直脐季肋端，侧卧伸下足，屈上足，举臂取

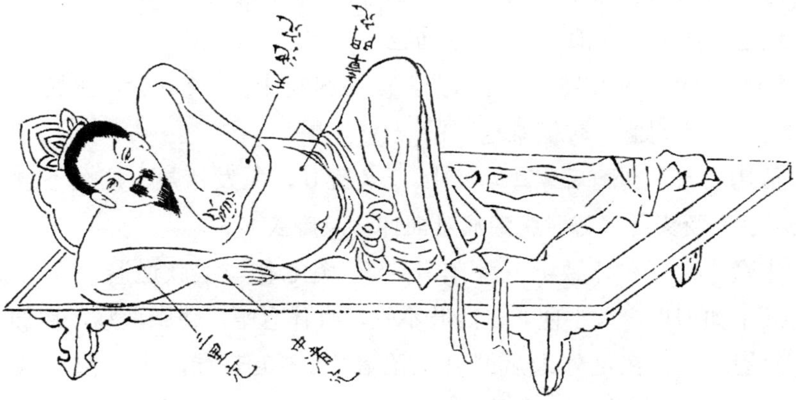

之。 灸七壮，主肠鸣盈盈然，食饮不化，胁痛不得卧，烦热口干，不嗜食，胸胁支满，腰背胁间痛，不可转侧，身黄羸瘦，四肢怠堕，腹胀如鼓，两胁积气如卵[⑨]石也。

中渚二穴，在手小指次指本节后间陷者中。 灸三壮，主目䀮䀮，无所见，肘臂酸痛，手五指不握，尽痛也。

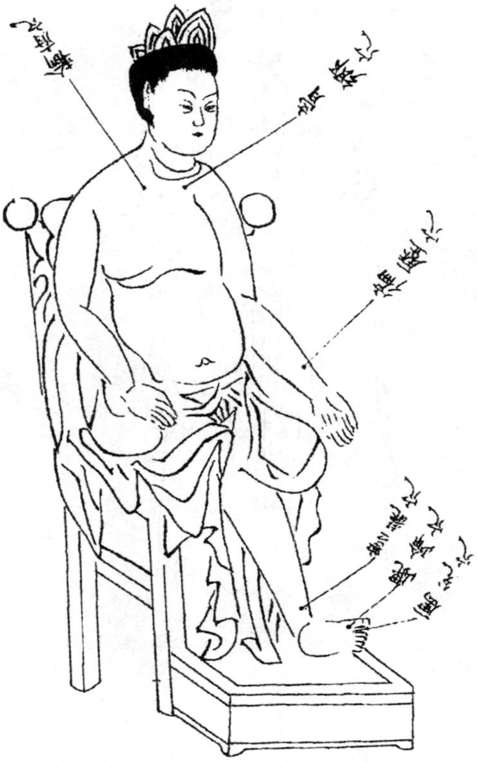

输府二穴，在璇玑傍各二寸陷者中，仰而取之。灸三壮，主咳逆上气，喘急，呕吐不下食，及胸中痛也。

胸卿二穴，在周荣下一寸六分，陷者宛宛中。灸五壮，主胸胁支满，却引背痛，不得卧，转侧难也。

偏历二穴，在腕后三寸陷者中。灸五壮，主发寒热，疟久不愈，目视䀮䀮，手不及头，臂膊肘腕酸痛难曲伸，及癫疾多言。

丰隆二穴，在外踝上八寸陷者中。灸七壮，主厥逆胸痛，气刺不可忍，腹中如刀疠，大小便难，四肢不收，身体怠堕，腿膝酸痛，屈伸难。

崑崙二穴，在足外踝后跟骨上陷者中。灸三壮，主寒热癫疾，目䀮䀮，鼻衄多涕，腰尻重，不欲起，俯仰难，恶闻人音，女子绝产也。

厉兑二[10]穴，在足大指次指之端，去爪甲一韭叶。灸一壮，主尸厥如死，不知人，多睡善惊，面上浮肿也。

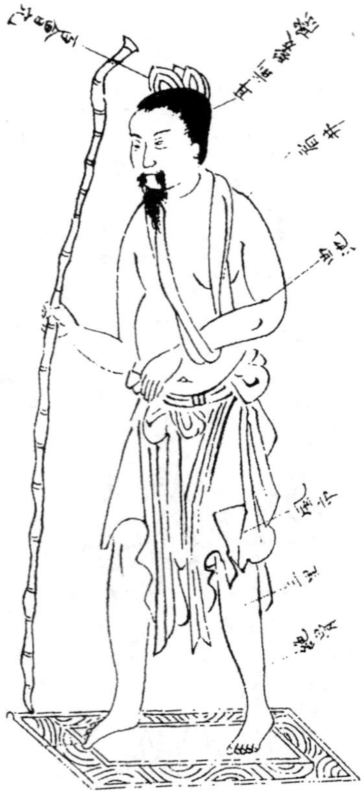

黄帝问岐伯曰：凡人中风，半身不遂，如何灸之。 岐伯答曰：凡人未中风时，一两月前，或三五个月前，非时，足胫上忽发酸重顽痹，良久方解，此乃将中风之候也，便须急灸三里穴，与绝骨穴，四处各三壮，后用葱薄荷桃柳叶四味煎汤。 淋洗灸疮，令驱逐风气，于疮口内出也，灸疮若春较秋更灸，秋较春更灸，常令两脚上有灸疮为妙。 凡人不信此法，或饮食不节，酒色过度，忽中此风，言语謇涩，半身不遂，宜于七处一齐下火，各灸三壮，如风在左灸右，在右灸左，一百会穴，二耳前发际，三肩井穴，四风市穴，五三里穴，六绝骨穴，七曲池穴。

右件七穴，神效极多，不能具录，依法灸之，无不获愈。

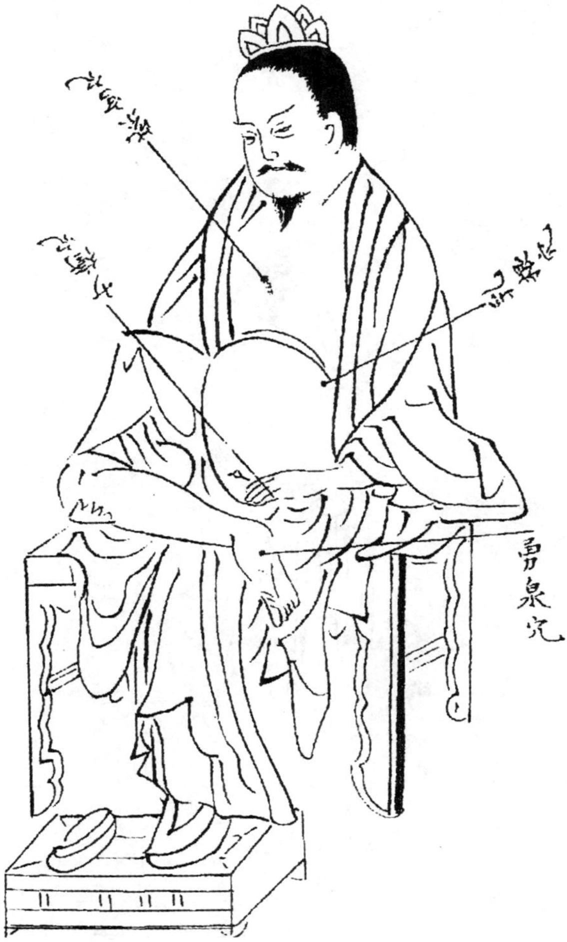

紫宫一穴，在华盖下一寸陷者中，仰而取之。灸七壮，主饮食不下，呕逆烦心，上气吐血，及唾如白胶也。

乳根二穴，在乳下一寸六分陷者中，仰而取之。灸五壮，主胸下满闷，臂肿，及乳痛也，华佗明堂至[11]，隔气不下食，噎病也。

少冲二穴，在手小指内廉之侧，去爪甲如韭叶。灸三壮，主烦心上气，卒心痛，悲恐畏人，善惊，手拳不得伸，掌中热痛也。秦丞祖明堂云，兼主惊痫，吐舌沫出也，千金杨玄操同。

勇泉二穴，在脚心底宛宛中，白肉际，屈足卷指得之，灸三壮，主心痛，不嗜食，妇人无子，咳嗽气短，喉痹身热，胸胁满闷，项痛目眩，男子如蛊，女子如妊孕，足指尽疼不得践地。

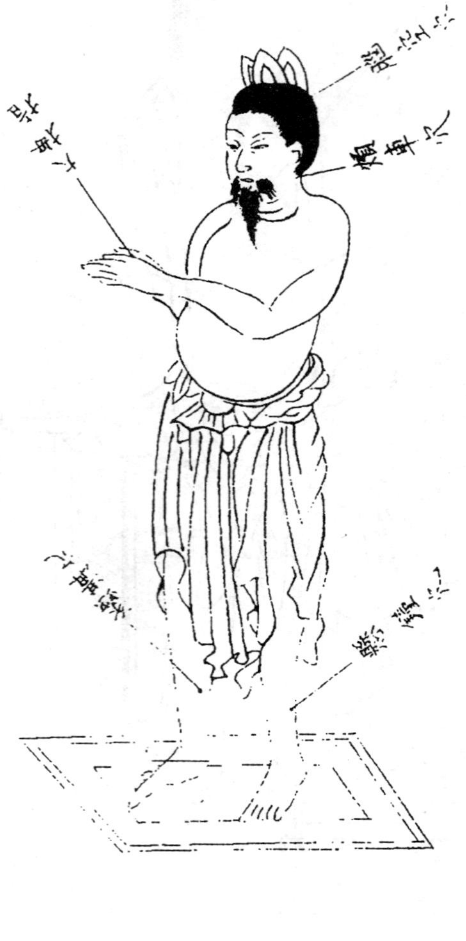

脑空一穴，在承灵穴后一寸半，玉枕骨下陷者中。灸七壮，主头风目瞑，癫狂病，身寒热引项强急，鼻衄不止，耳鸣聋。

颊车二穴，在耳下二韭叶，陷者宛宛中。灸三壮，主牙车不开，口噤不能言，牙齿疼痛不得嚼，及颊肿也。

秦丞祖灸狐魅神邪，及癫狂病，诸般医治不差者，以并两手大拇指，用软丝绳子急缚之，灸三壮，艾炷著四处，半在甲上，半在肉上，四处尽烧，一处不烧其疾不愈，神效不可量也，小儿胎痫，奶痫，惊痫，一依此灸一壮，炷如小麦大。

悬钟二穴，在外踝上三寸宛宛中。灸五壮，主腹满，中焦客热，不嗜食，兼腿胯连膝胫痹麻，屈伸难也。

蠡沟二穴，在内踝上五寸陷者中。灸七壮，主卒疝，小腹肿，小便不利，脐下积气如夘[12]石。足寒胫酸屈伸难。

岐伯灸膀胱气攻冲两胁时，脐下鸣，阴夘[12]入腹，灸脐下六寸，两傍各一寸六分，各三七壮。

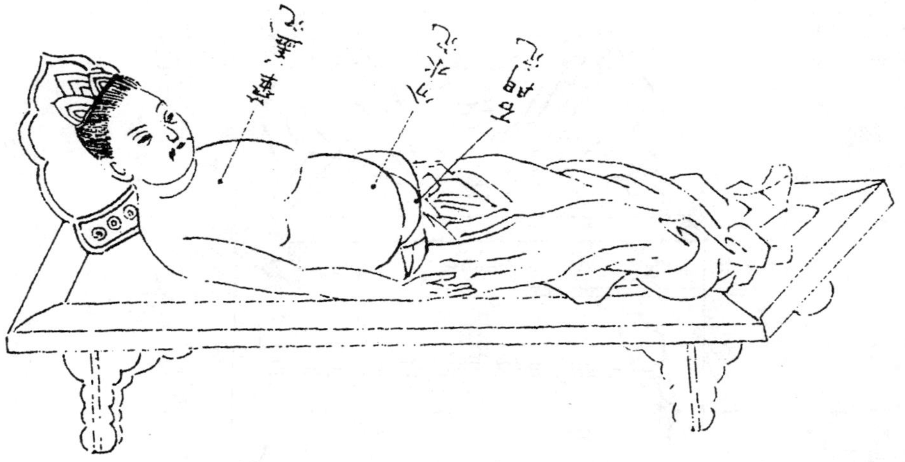

华盖一穴，在璇玑下一寸陷者中，仰而取之。灸三壮，主胸胁支满，咳逆上气，喘不能言也。

分水一穴，在下管下一寸陷者中。灸七壮，主水病腹肿[13]，绕脐痛冲胸中，不得息。甄权云：主水气浮肿，鼓胀肠鸣，状如雷声，时上冲心，日灸七壮，四百罢。

石门一穴，在脐下二寸陷者中，灸七壮，主腹大坚，气淋，小便黄，身寒热，咳逆上气，呕吐，血卒疝，绕脐痛，贲豚气上冲。甄权云：主妇人因产恶露不止也。

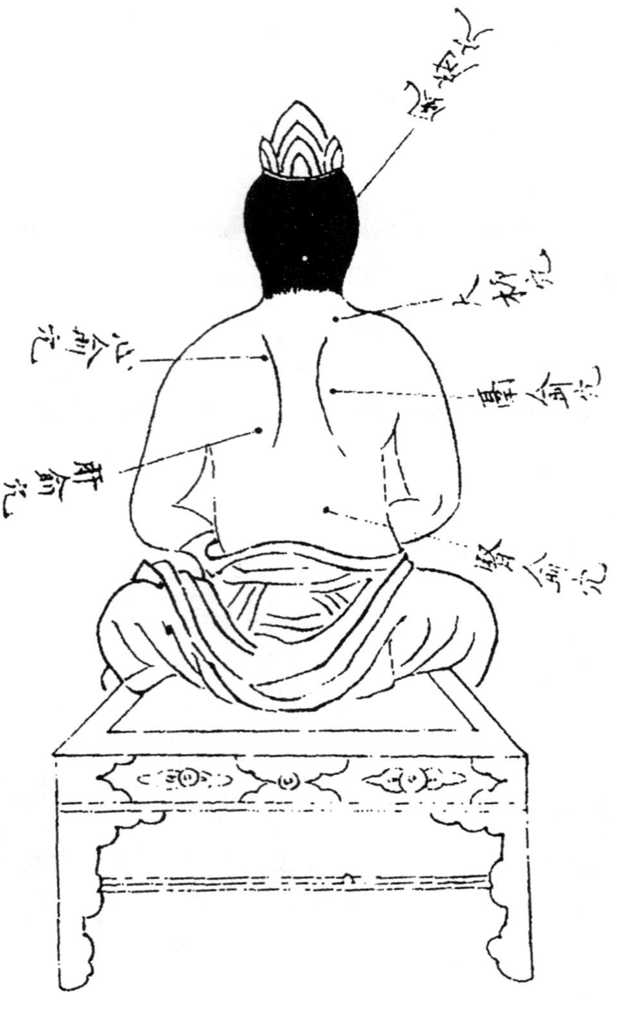

风府一穴，在项后入发际一寸，大筋内宛宛中。禁不可灸，主头痛项急，不得顾，暴喑不得言，多悲恐惊悸，狂走欲自杀，目反视。

大杼二穴，在项第一椎下，两傍各一寸半，陷者中。灸五壮，主强项痛，不可俯仰，在[14]右不顾，癫病瘈疭，身热，目眩，项强急，卧不安席。

心俞二穴，在第五椎下两傍，各一寸半陷者中。灸五壮，主寒热心痛，背相引痛，胸中满闷，咳嗽不得息，烦心多涎，胃中弱，食饮不下，目𥆨𥆨，泪出悲伤也。

鬲俞二穴，在第七椎下两傍，各一寸半陷者中。灸五壮，主咳逆呕吐，膈上寒，食饮不下，腹胁满，胃弱食少，嗜卧怠堕，不欲动身。

肝俞二穴，在第九椎下，两傍各一寸半陷者中。灸七壮，主咳逆，两胁满闷，膝中痛，目生白翳，气短唾血，目上视，多怒狂衄，目𥆨𥆨无远视也。

肾俞二穴，在第十四椎下，两傍各一寸半陷者中。灸五壮，主腰痛不可俯仰，转侧难，身寒热，饮食倍多，身羸瘦，面黄黑，目𥆨𥆨，兼主丈夫妇人久积冷气成劳病也。

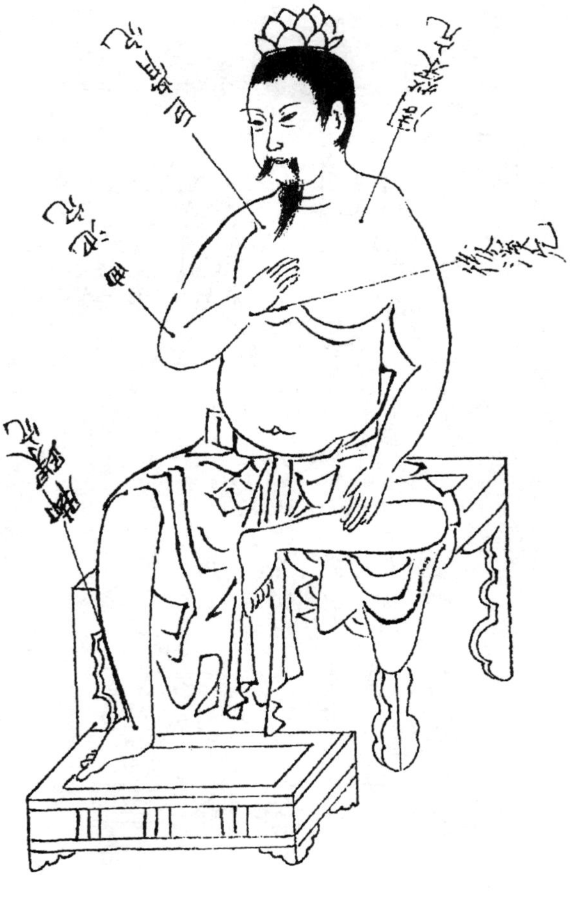

巨骨二穴，在肩端上两行骨陷者中。灸一壮，主肩中痛，不能动摇。

周荣二穴，在中府下一寸六分，仰而取之，陷者中。灸五壮，主胸胁支满，不得俯仰，咳唾脓也。

曲池二穴，在肘外转屈肘曲骨之中文头陷者，是穴也。灸七壮，主肘中痛，屈伸难，手不得举，偏风，半身不遂，捉物不得，挽弓不开，肘臂偏细。秦丞祖明堂云：主大小人，遍[15]身风瘷[16]，皮肤痂疥。

后溪二穴，在手外侧腕[17]前起骨下陷者中。灸三壮，主痻疟寒热，目生白翳，肘臂腕重，难屈伸，五指尽痛，不可掣也。

岐伯灸法，疗脚转筋，时发不可忍者，灸脚踝上一壮，内筋急，灸内，外筋急，灸外。

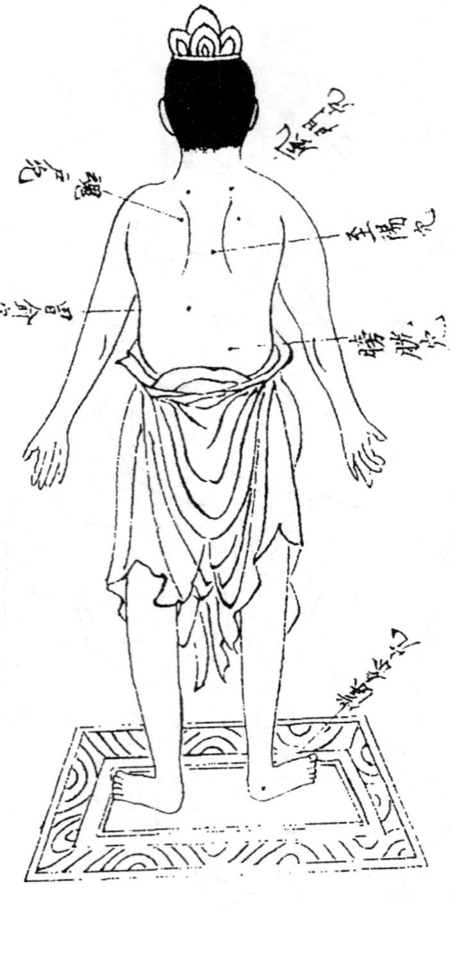

风门二穴，在第二椎下，两傍各一寸半陷者中。灸五壮，主头痛风眩，鼻衄不止，鼻垂清涕也。

魂户二穴，在第三椎下，两边各三寸陷者中。灸三壮，主背甲满闷，项急强不得顾，劳损虚乏，尸厥走疰，胸背连痛也。

至阳一穴，在第七椎节下间，微俯而取之，宛宛中。灸七壮，主四肢重，少气难言，脊急强也。

胃俞二穴，在第十二椎下，两傍各一寸半，宛宛中。灸七壮，主胃中寒，气不能食，胸胁支满，身羸瘦，背中气上下行，腰脊痛，腹中鸣也。

膀胱俞二穴，在第十九椎下，两傍各一寸半陷者中。灸七壮，主腰脊急强，腰以下酸重，至足不仁，腹中痛，大便难也。

僕叄[18]二穴，在跟骨下陷者中，拱足得之。灸三壮，主腰痛不可举足，承山下重，脚痿，癫疾，尸厥，霍乱惊痫也。

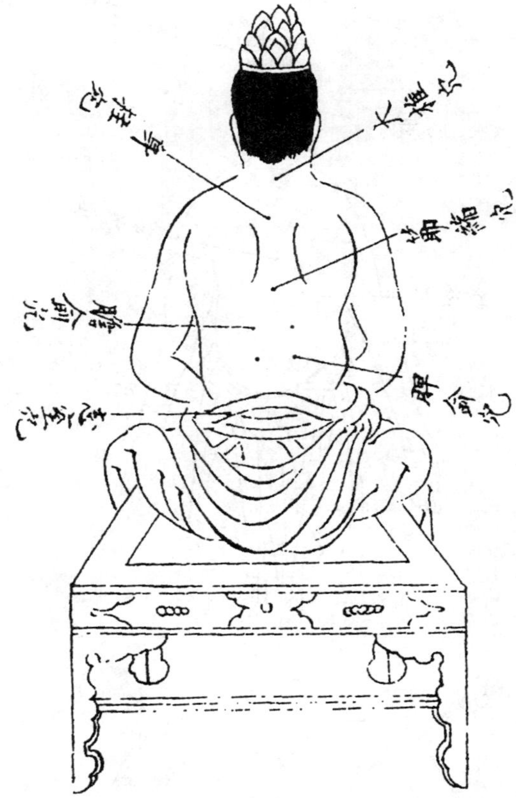

大椎一穴，在项第一椎下陷者中。灸七壮，主五劳虚损，七伤乏力，疰气背腰间，项强不得顾，及瘖疟久不愈也。

身柱一穴，在第三椎下间宛宛中。灸三壮，主癫瘈疭，怒欲杀人，狂走见鬼，秦丞祖明堂云，主小儿惊痫也，千金杨玄操同。

筋缩一穴，在第九椎节下间，俯而取之，陷者中。灸五壮，主惊痫狂走，癫病多言，脊急强，两目转上及目瞪也。

胆俞二穴，在第十椎下，两傍各一寸半，正坐取之，陷者中。灸五壮，主胸胁支满，呕无所出，口舌干，饮食不下。

脾俞二穴，在第十一椎下，两傍各一寸半陷者中。灸五壮，主腹中胀满，引背间痛，食饮多，身羸瘦，四肢烦热，嗜卧怠堕，四肢不欲动摇。

志室二穴，在第十四椎下，两傍各三寸半陷者中，正坐微俯而取之。灸七壮，主腰痛脊急，两胁胀满，大便难，食饮不下，背气俯仰不得。

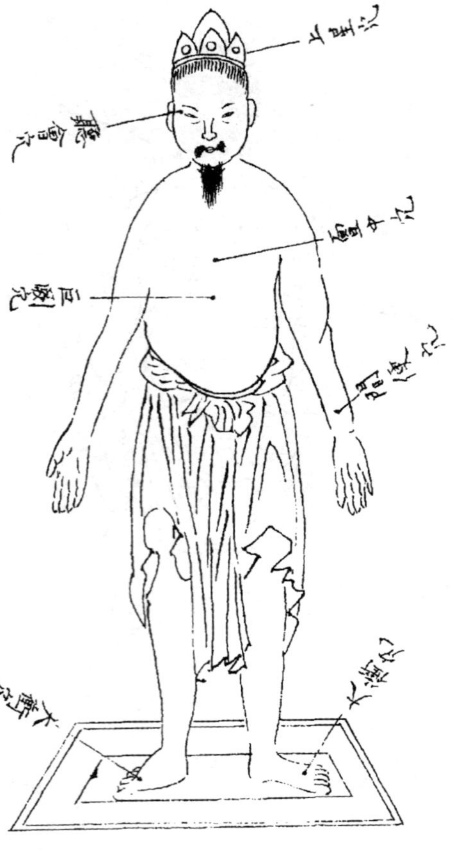

上星一穴，在直鼻上入发际一寸陷者中。灸七壮，主头风目眩，鼻塞不闻香臭。

听会二穴，在耳微前陷者中，张口在穴动脉应手。灸三壮，主耳淳淳浑浑，聋无所闻。

亶中一穴，在两乳间陷者中，灸五壮，主胸隔满闷，咳嗽气短，喉中鸣，妇人奶[19]脉滞，无汗，下火立愈，岐伯云，积气成干噎。

巨阙一穴，在鸠尾穴下一寸陷者中。灸七壮，主心痛不可忍，呕血烦心，胸中不利，胸胁支满，霍乱吐痢不止，困项不知人。

间便[20]二穴，在掌后二[21]寸两筋间陷者中。灸七壮，主卒狂惊悸，臂中肿痛，屈伸难。岐伯云，主鬼神邪也。

大冲二穴，在足大指本节后二寸，骨毓间陷者中。灸五壮，主瘁疝，小腹痛，小便不利，如淋状，及月水不通也。

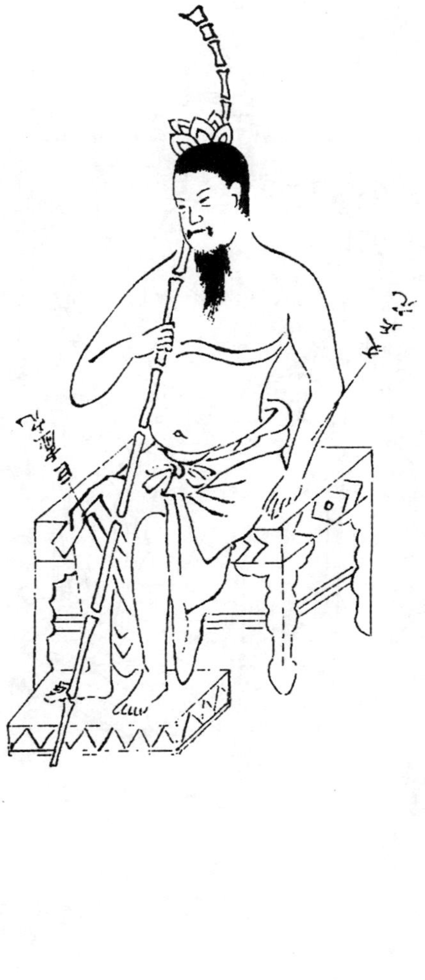

文[22]**正**二穴，在手太阳腕后五寸，去养老穴四寸陷者中。灸五壮，主惊恐悲愁，肘臂挛，难屈伸，手不握，十指尽痛也，秦丞祖云，兼主五劳，四肢力弱，虚乏等病。

巨虚二穴，在三里穴下三寸，胻骨外，大筋内，筋骨之间陷者中。灸三壮，主脚胫酸痛，屈伸难，不能久立。甄权云：主大气不足，偏风，腲腿脚不相随也。

黄帝问岐伯曰：凡人患噎疾，百味珍馔不能而食者，灸何穴，而立得其愈？岐伯答曰：夫人噎病五般，一曰气噎，二曰忧噎，三曰食噎，四曰劳噎，五曰思噎，此皆由阴阳不和，三焦隔绝，津液不利，故令气隔不调成噎疾也。

气噎，灸亶中，在两乳间；忧噎，灸心俞，在第五椎下两傍各一寸半；食噎，灸乳根，在两乳下各一寸六分；劳噎，灸膈俞，在第七椎下两傍各一寸半；思噎，灸天府，在腋下三寸。

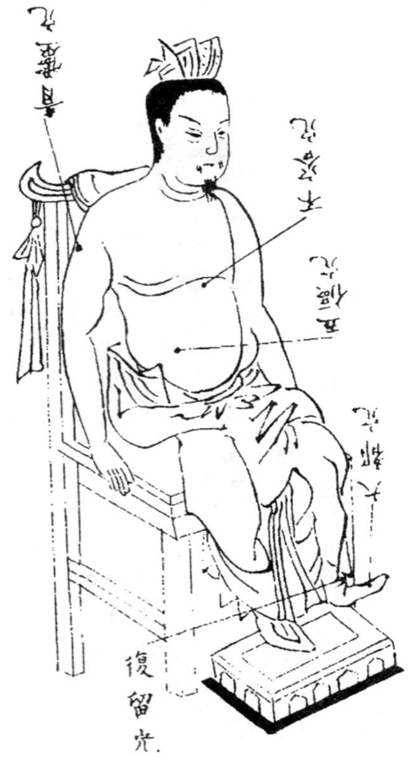

青灵二穴，在肘上三寸，伸肘举臂取之。灸三壮，主肩不举，不能带衣也。

不容二穴，在上管两傍各一寸。灸三壮，主腹内弦急，不得食，腹痛如刀刺，两胁积气膨膨然。

五枢二穴，在带脉下二寸，水道傍一寸陷者中。灸三壮，主阴疝，小腹痛，及膀胱气攻两胁也。

复留二穴，在足内踝上二寸，脉动中陷者是也。灸七壮，主腰疼痛引脊内，痛不可俯仰，善怒多言，足痿不收，履胫寒，不自温，腹中雷鸣，兼治腹鼓胀，四肢肿，十水病，女子赤白漏下，五淋，小便如散灰色。

大都二穴，在足大指节后陷者中。灸三壮，主热病汗不出，手足逆冷，腹满善呕，目眩烦心，四肢肿也。

凡妇人怀孕，不论月数，及生产后，未满百日，不宜灸之，若绝子，灸脐下二寸三寸间，动脉中三壮。

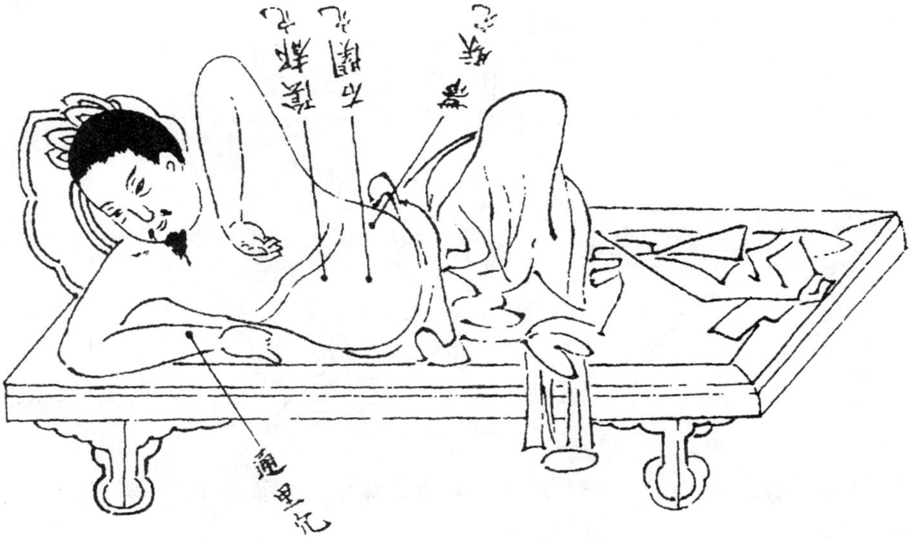

通里二穴，在腕后一寸陷者中。灸七壮，主头目眩痛，悲恐畏人，肘腕酸重，及暴哑不能言也。

阴都二穴，在通谷下一寸陷者中。灸三壮，主身寒热，痞疟，病心恍惚也。

石关二穴，在阴都下一寸宛宛中。灸三壮，主多唾呕沫，大便难，妇人无子，脏有恶血，腹厥痛绞刺不可忍也。

带脉二穴，在季肋下一寸八分，陷者宛宛中。灸七壮，主妇人腹坚痛，月水不通，带下赤白，两胁下气，转连背痛，不可忍也。

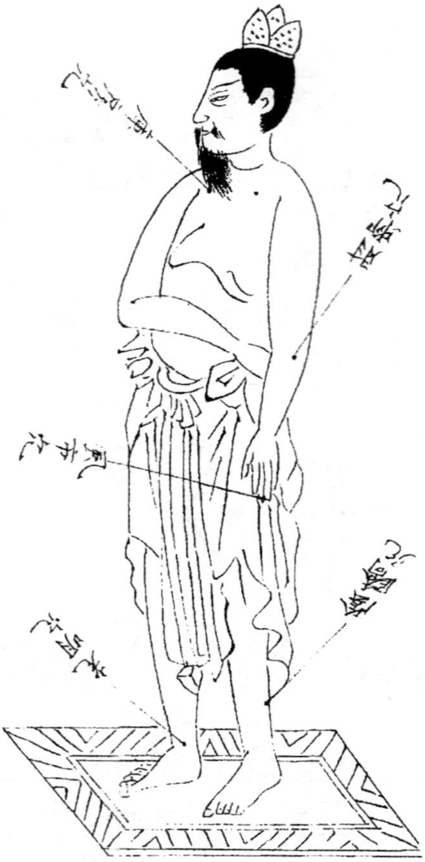

库房二穴，在气户下一寸六分，陷者宛宛中，仰而取之。灸五壮，主胸腹支满，咳逆上气，呼吸不至息，及肺寒咳嗽吐脓也，千金杨玄操同。

肘髎二穴，在肘大骨外廉陷者中。灸五壮，主肘臂酸重，不可屈伸，痹麻不仁也。

风市二穴，在膝外两筋间，平立舒下两手著腿，当中指头陷者宛宛中，是也。灸三壮，主冷痹脚胫麻，腿膝酸痛，腰尻重，起坐难。

光明二穴，在外踝上五寸陷者中。灸七壮，主膝胫酸痹不仁，手足偏，小坐不能也。

阴跻二穴，在足内踝下陷者中。灸三壮，主卒疝，小腹痛，左取右，右取左，立已，女子月水不调，嗜卧怠堕，善悲不乐，手足偏枯，不能行，及小便难也。

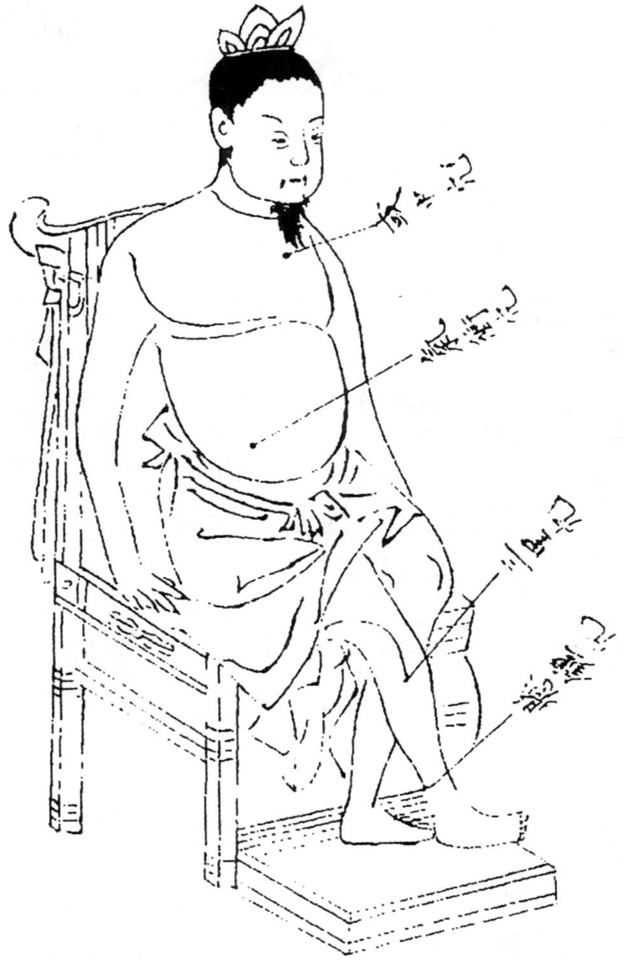

或中二穴，在输府下一寸陷者中，仰而取之。灸三壮，主咳嗽，上喘，不能食也。

气冲二穴，在归来下一寸，鼠扑上一寸，动脉宛宛中。灸五壮，主腹有大气，腹胀，脐下坚，癀疝阴肿，亦主妇人月水不通无子。

三里二穴，在膝下三寸，胻骨外，大筋内，筋骨之间陷者宛宛中。灸三壮，主脏腑久积冷气，心腹满，胃气不足，闻食臭，肠鸣腹痛。秦丞祖云：诸病皆治，食气水气，蛊毒癥癖，四肢肿满，腿膝酸痛，目不明。华佗云：亦主五劳羸瘦，七伤虚乏，大小人热，皆调三里。外台明堂云：凡人年三十岁以上，若不灸三里，令气上眼闇，所以三里下气也。

悬钟二穴，在足外踝上三寸动脉中。灸三壮，主心腹胀满，胃中热，不嗜食，膝胫连腰痛，筋挛急，足不收，履坐不能起。

张仲文灸法，疗卒心痛不可忍，吐冷酸绿水，及元脏气，灸足大指次指内横纹中，各一壮，炷如小麦大，下火立愈。

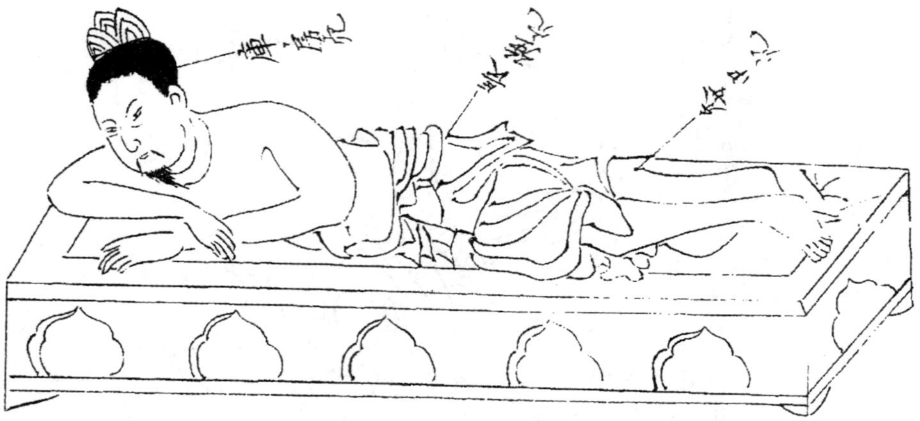

岐伯灸法，疗头旋目眩，及偏头痛不可忍，牵眼䀮䀮不远视，灸两眼小眦上，发际，各一壮，立差。

长强一穴，在腰俞下，脊骶端陷者中。灸五壮，主腰脊急强，不可俯仰，癫狂病，大小便难，洞泄不禁，五淋久痔，小儿惊痫病。

委中二穴，在曲瞅内，两筋两骨中宛宛是也，令病患合面卧，舒挺两脚取之。灸三壮，主脚弱无力，腰尻重，曲瞅中筋急，半身不遂。

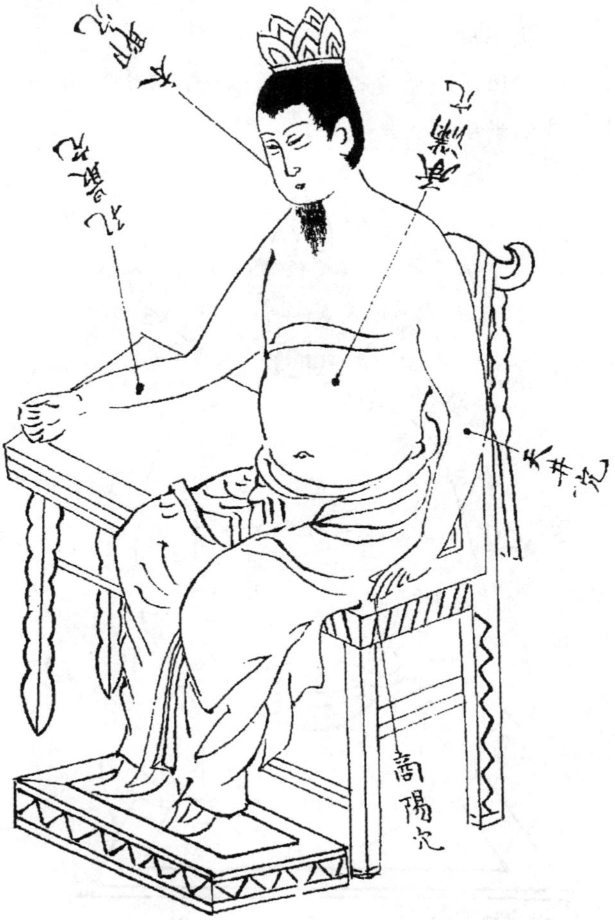

禾聊二穴，在鼻孔下侠水沟傍五分。灸三壮，主鼻窒口僻，清涕出不可止，鼻衄有疮，口不可开及尸厥也。

天井二穴，在肘外大骨之后，肘后一寸两筋间，陷者中，屈肘得之。灸五壮，主肘痛引肩，不可屈伸，颈项及肩背痛，臂痿不仁，惊悸悲伤，瘨病羊鸣吐舌也。

承满二穴，在不容下一寸陷者中，灸三壮，主肠鸣腹胀，上喘气逆，及膈气唾血也。

商阳二穴，在手大指次指内侧，去爪甲如韭叶。灸三壮，主胸膈气满，喘急，耳鸣聋，疟病口干，热病汗不出。

孔最二穴，在腕上七寸陷者宛宛中。灸三壮，主热病汗不出，肘臂厥痛屈伸难，手不及头不掘也。

黄帝灸法，疗中风，眼戴上，及不能语者，灸第二椎并第五椎上，各七壮，齐下火，炷如半枣核大，立差。

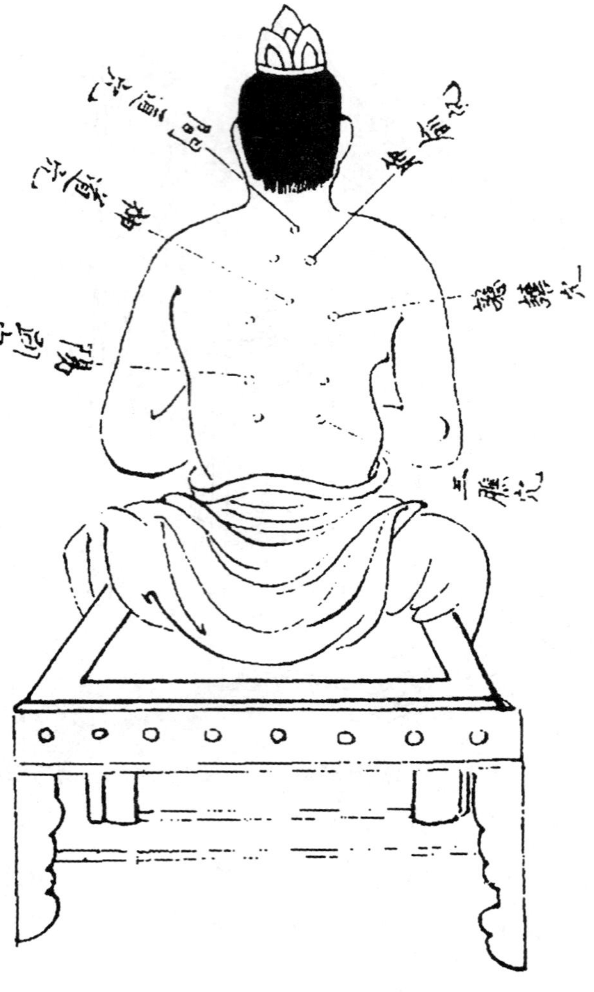

陶道一穴，在项大椎节下间，俯而取之，陷者中。灸五壮，主头重目眩，痎疟，寒热洒淅矣。

肺俞二穴，在第三椎下，两傍各一寸半，宛宛中。灸三壮，主肺寒热，肺痿上喘，咳嗽唾血，胸胁气满，不得卧，不嗜食，汗不出，及背急强也。

神道一穴，在第五椎下间陷者中。灸三壮，主身热头痛，进退往来，痻疟，恍惚悲愁。

噫嘻二穴，在第六椎下，两边各三寸陷者中。灸五壮，主疟久不愈者，背气满闷，胸中气噎，劳损虚乏，不得睡也。

阳刚二穴，在第十椎下，两傍各三寸陷者中，正坐微俯而取之。灸七壮，主食饮不下，腹中雷鸣，腹满胪胀[24]，大便泄，消渴身热，面目黄，不嗜食，怠堕也。

三焦俞二穴，在第十三椎下，两傍各一寸半，正坐取之，陷者中。灸五壮，主背痛身热，腹胀肠鸣，腰脊急强。

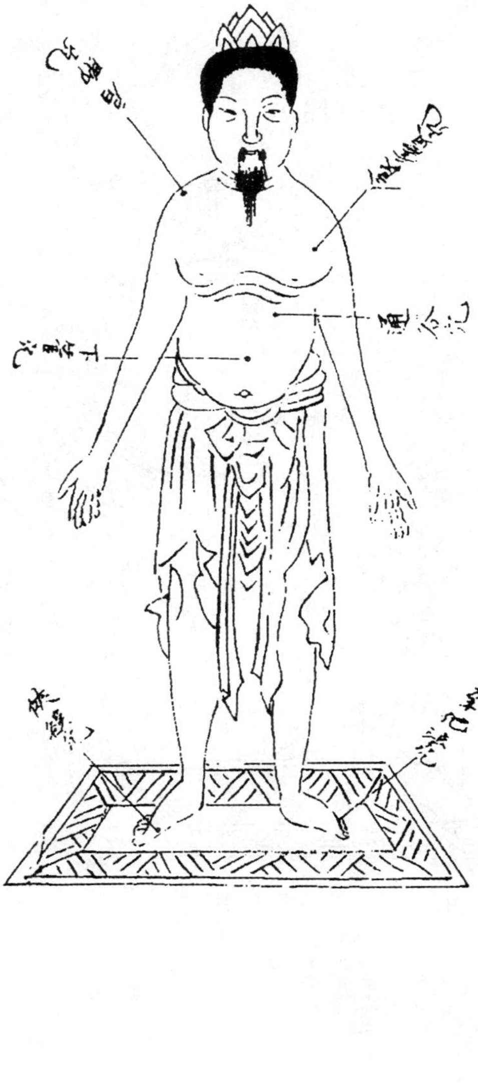

肩聊二穴，在肩髃上，举肩取之陷者中。 灸五壮，主肩重不举，臂痛也。

食窦二穴，在天溪下一寸六分陷者中，举臂取之。 灸五壮，主胸胁气满，膈间鸣，滀陆陆常有小声。

通谷二穴，在幽门下一寸陷者中。 灸三壮，主笑欠口㖞，善呕暴哑，不能言也。

华佗疗男子卒疝，阴夘[25]偏大，取患人足大指，去甲五分，内侧白肉际。 灸三壮，炷如半枣核大，患左取右，患右取左。

侠溪二穴，在足小指歧骨间，本节前陷者中，足少阳脉之所流也。 灸三壮，主耳鸣聋矣。

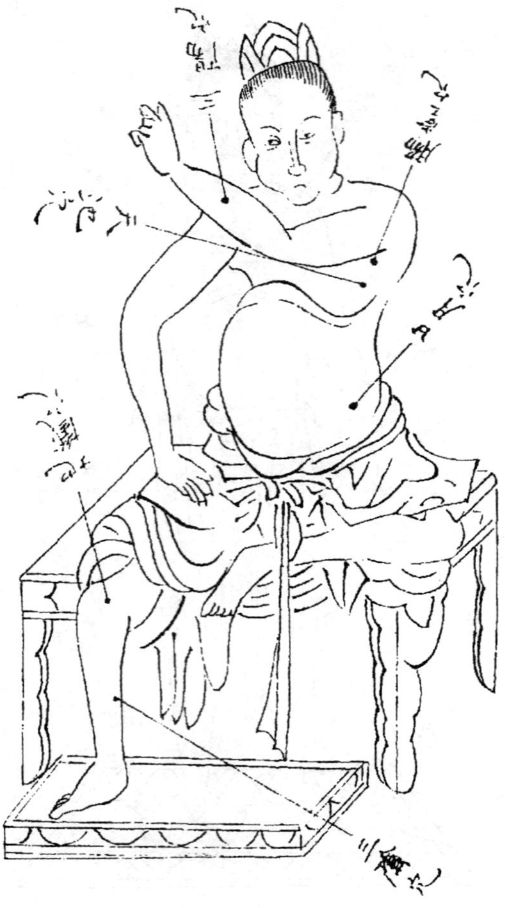

三阳络二穴，在肘前五[26]寸外廉陷者中，支沟上一寸。灸五壮，主嗜卧，身不欲动，卒聋暴哑，及齿痛也。

胁堂二穴，在腋下二骨间陷者中，举腋取之。灸五壮，主胸胁气满，噫哕喘逆，目黄，远视䀮䀮。

天池二穴，在腋下三寸陷者中。灸三壮，主上气咳嗽，胸中气满，喉中鸣，四肢不举，腋下肿也。

日月二[27]穴，在期门下五分陷者中。灸五壮，主善悲不乐，欲走，多唾，言语不正，及四肢不收也。

地机二穴，在膝内侧转骨下陷者中，伸足取之。灸三壮，主腰痛不可俯仰，足痹痛，屈伸难也。

三阴交二穴，在内踝上八寸陷中。灸三壮，主膝内廉痛，小便不利，身重，足痿不能行也。

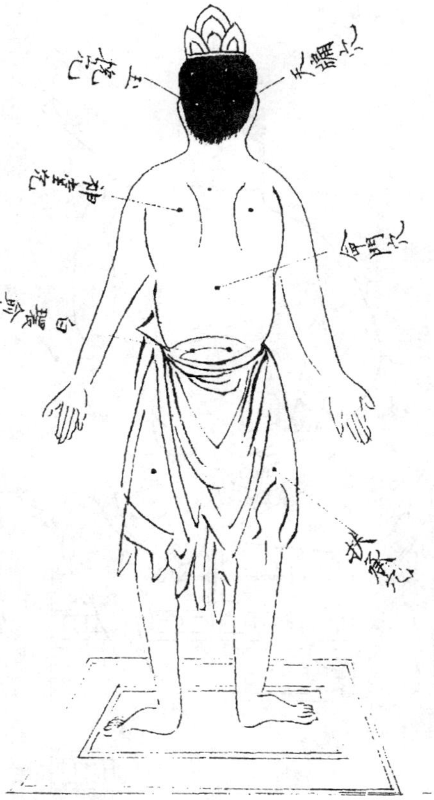

玉枕二穴，在胳[28]却后七分半，侠脑户傍一寸三分，入发际三寸。灸三壮，主头重如石，目痛如脱，不能远视。

天牖二穴，在皃[29]骨穴下发际宛宛中。灸三壮，主瘰疬，寒热，头有积气，暴聋，肩中痛，头风目眩，鼻塞不闻香臭。

神堂二穴，在第五椎下，两傍各三寸陷者中，正坐取之。灸三壮，主肩背连胸痛，不可俯仰，腰脊急强，逆气上攻，时噎也。

命门二穴，在第十四椎节下间，微俯而取之。灸三壮，主身热如火，头痛如破，寒热痎疟，腰腹相引痛。

白环俞二穴，在第二十一椎下，两傍各一寸半。灸三壮，主腰脊急强，不能俯仰，起坐难，手足不仁，小便黄，腰尻重，不举也。

扶承二穴，在尻臀下衡文中。灸三壮，主腰脊尻臀股阴寒痛，五种痔疾，泻鲜血，尻脽中肿，大便难，小便不利。

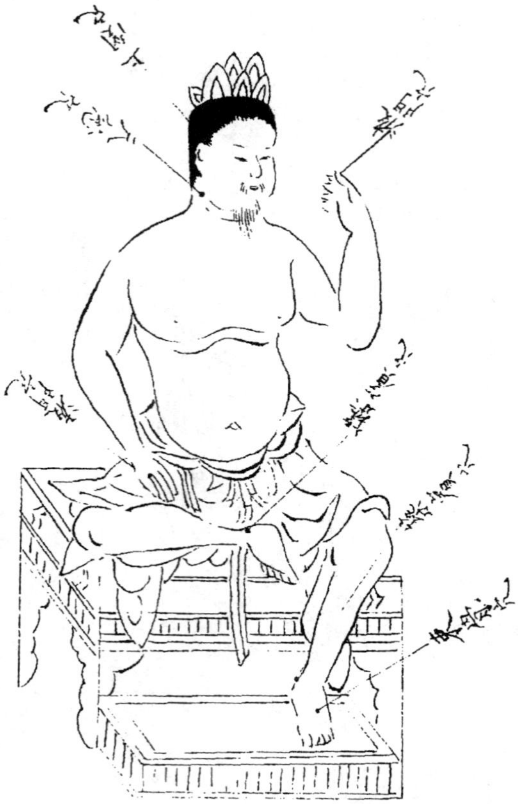

上关二穴，在耳前上廉起骨门[30]口，有穴陷者宛宛中，是也。灸一壮，主唇吻强，上口眼偏斜，牙齿龋痛，耳鸣聋。

天窗二穴，在曲颊下，扶突后，动脉应手陷者中。灸三壮，主耳鸣聋无所闻，颊肿喉中痛，暴喑不能言，及肩痛引项不得顾。

张仲文疗风眼卒生翳膜，两目疼痛不可忍，灸手中指本节头，节间尖上。三壮，炷如小麦大，患左目灸右，患右目灸左。

液门二穴，在手小指次指之间陷者中。灸三壮，主肘痛，不能自上下，瘖疟，寒热，目涩䀮䀮，头痛泣出也。

筑宾二穴，在足内踝上。灸三壮，小儿胎疝，癫病，吐舌及呕吐不止也。

束骨二穴，在足下小指外侧，本节后陷者中。灸三壮，主惊痫，癫狂病，身寒热，头痛目眩，秦丞祖云，主风赤，胎赤，两目皆烂也。

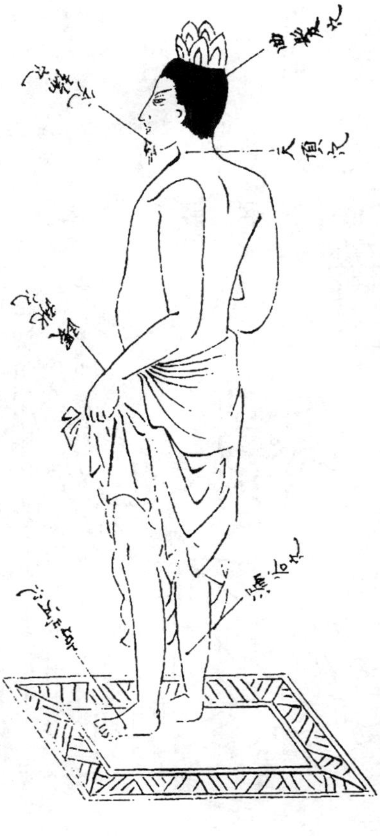

曲发二穴，在耳上发际，曲隅陷者中，鼓颔有穴。灸三壮，主颈项急强，不得顾引，牙齿痛，口噤不能言也。

兑端一穴，在颐前下唇之下，开口取之，宛宛中。灸三壮，主口噤鼓颔，癫疾吐沫，及衄血不止。

天顶二穴，在项缺盆直扶突气舍后一寸，陷者中。灸七壮，主暴喑，咽肿，饮食不下，及喉中鸣。

环跳二穴，在砚子骨宛宛中。灸三壮，主冷痹，风湿，偏风，半身不遂，腰胯疼痛。岐伯云：主睡卧伸缩回转不得也。

漏谷二穴，在足内踝上六寸陷者中。灸三壮，主足热痛，腿冷疼，不能久立，麻痹不仁也。

京骨二穴，在足外侧大骨之下，白肉际陷者中。灸五壮，主痁寒热，善惊悸，不欲食，腿膝胫痿，脚挛不得伸，癫病狂走，善自[31]啮及膝胫寒也。

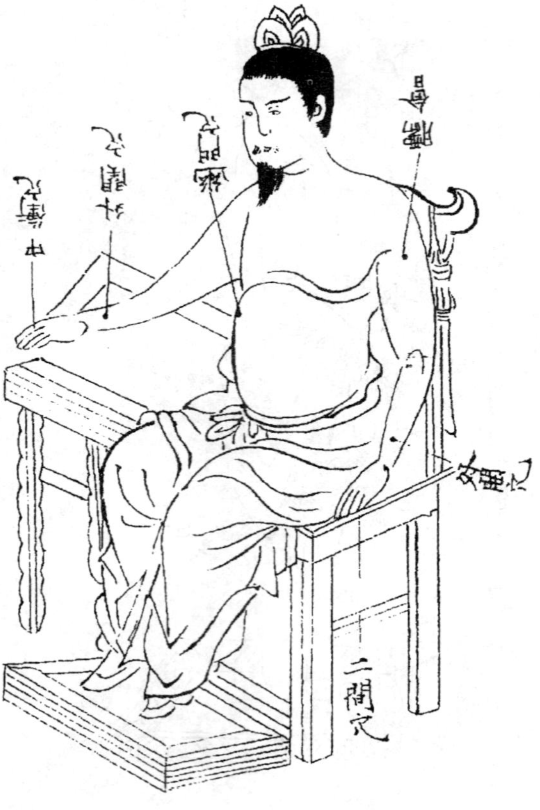

臑会二穴，在臂前廉，去肩头三寸宛宛中。灸七壮，主瘿，及臂气肿也。

外关二穴，在腕后二寸，陷者宛宛中。灸三壮，主肘腕酸重，屈伸难，手十指尽痛，不得握，兼主耳淳淳浑浑，聋无所闻。

幽门二穴，在巨阙傍各一寸半陷者中。灸五壮，主善吐，食饮不下，兼唾多，吐涎，干哕呕沫，及泄有脓血也。

二间二穴，在手大指次指本节陷者中。灸三壮，主喉痹咽肿，多卧善唾，鼻鼽衄，及口眼斜。

中冲二穴，在手中指之端，去爪甲如韭叶陷者中。灸一壮，主热病烦心，心闷而汗不出，身热如火，头痛如破，烦满，舌本痛，秦丞祖云：兼主神气不足，失志也。

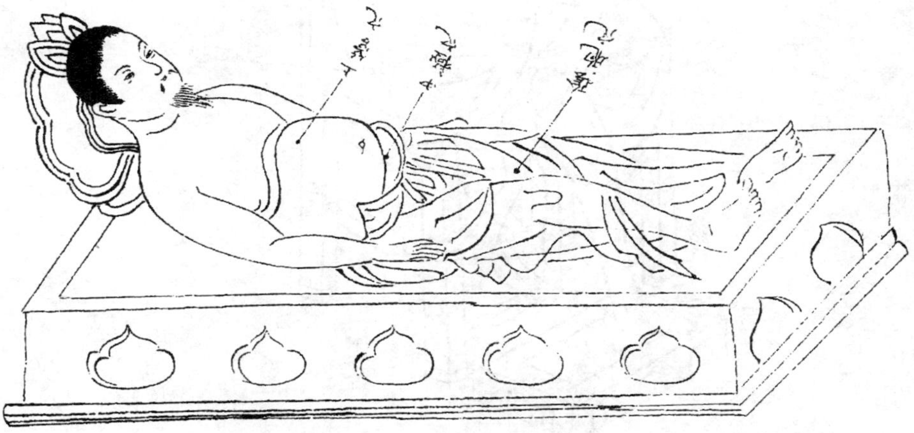

上管一穴，在巨阙下一寸。灸三壮，主呕吐，食饮不下，腹胀气满，心忪惊悸，时吐呕血，腹疠刺痛，痰多吐涎也。

中极一穴，在脐下四寸陷者中。灸五壮，主尸厥不知人，冷气积聚，时上冲心，饥不能食，小腹痛，积聚坚如石，小便不利，失精绝子，面䵟也。

阴胞二穴，在膝上四寸陷者中，灸七壮，主腰痛连小腹肿，小便不利，及月水不调者也。

黄帝灸法，疗神邪鬼魅，及发狂癫，语不择尊卑，灸上唇里面中央肉弦上一壮，炷如小麦大，又用钢刀决断更佳也。

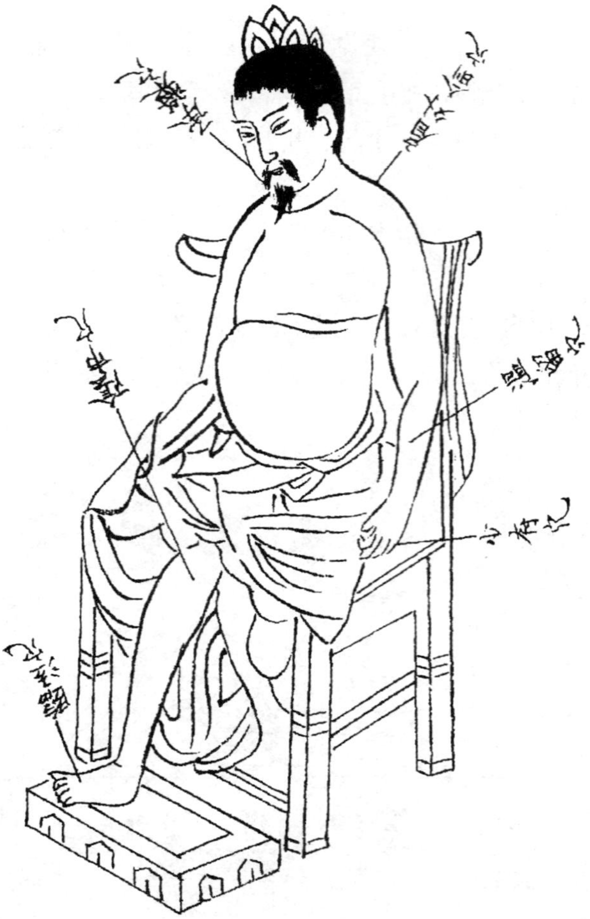

承浆一穴，在下唇棱下宛宛中。灸三壮，主偏风，口眼㖞邪，消渴，饮水不休，口噤不开，及暴哑不能言也。

肩外俞二穴，在肩甲上廉，去脊骨三寸。灸三壮，主肩中痛，发寒热，引项急强，左右不顾。

温留二[32]穴，在腕后五寸六寸间，动脉中。是穴，灸三壮，主寒热头痛，善哕衄，肩不举，癫痫病，吐舌鼓颔，狂言，喉痹不能言也。

少府二穴，在手小指本节后陷者中，直劳宫。灸三壮，主瘖疟，久不愈者，烦满少气，悲恐畏人，臂酸，掌中热，手握不伸。

阴市二穴，在膝上三寸伏兔穴下，陷者宛宛中。 灸五壮，主卒疝，小腹痛，力痿气少，伏兔中寒，腰如冷水。

临泣二穴，在足小指次指本节后，去侠溪一寸半，陷者中。 灸三壮，主胸膈满闷，腋下肿，善自啮颊，兼主痁病日西发者。

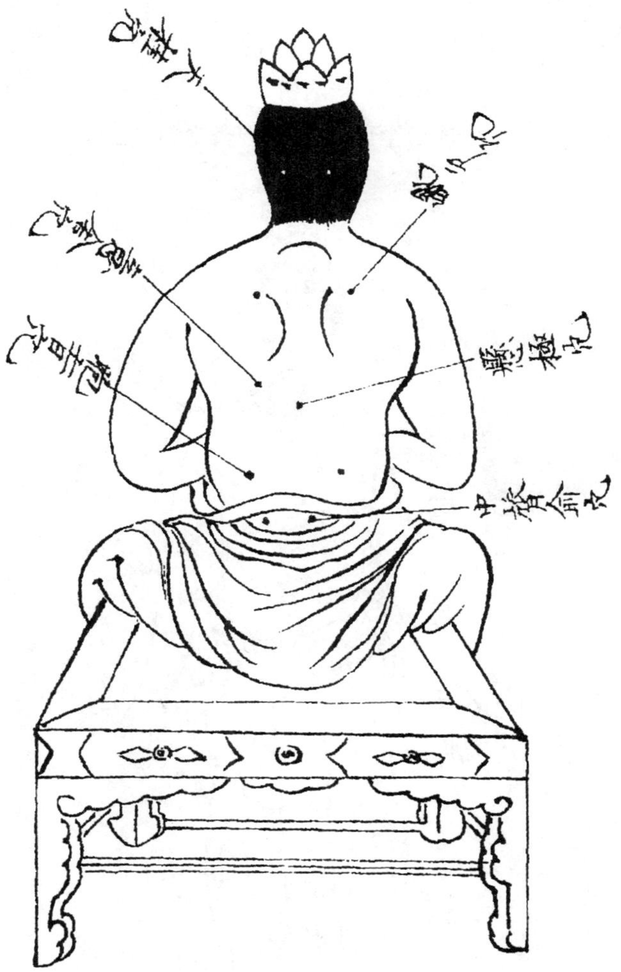

天柱二穴，在项后大筋外宛宛中。 灸三壮，主头风脑重，目如脱，项如拔，项痛急强，左右不顾也。

魄户二穴，在第三椎下，两傍各三寸，正坐取之，宛宛中。 灸五壮，主肩膊间急痛，背气不能引顾，咳逆上喘也。

意舍二穴，在第十一椎下，两傍各三寸，陷者中，正坐阔肩取之。灸七壮，主胸胁胀满，背痛恶寒，饮食不下，呕吐不留住也。

悬枢一穴，在第十一椎节下，陷者中。灸三壮，主腹中积气上下行，腰中尽痛也。

胞肓二穴，在第十九椎下，两傍各三寸，陷者中，俯而取之。灸五壮，主腰痛不可忍，俯仰难，恶寒，小便涩也。

中旅[33]**俞**二穴，在第二十椎下，两傍各一寸半，主腰痛不可俯仰，夹脊膂痛，上下按之，应者从项后至此穴，痛皆灸之，立愈者也。

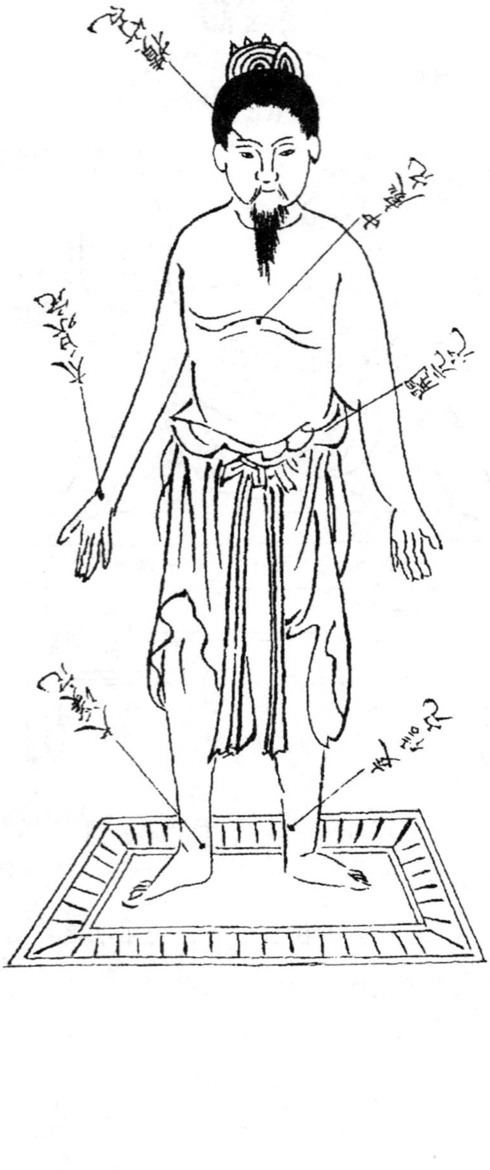

攒竹二穴，在眉头，陷者中。灸一壮，主头目风眩，眉头痛，鼻衄，目䀮䀮无远见，但是尸厥，癫狂病，神邪鬼魅，皆主之。

中庭一穴，在亶中下一寸，宛宛中。灸三壮，主食饮不下，呕吐，食下还出也。

关元一穴，在脐下三寸，陷者中。灸五壮，主贲豚寒气入小腹，时欲呕溺血，小便黄，腹泄不止，卒疝，小腹痛，转胞不得小便。岐伯云：但是积冷虚乏病皆宜灸之。

太泉二穴，在手中掌后横纹头，陷者中。灸五壮，主胸中气满不得卧，肺胀满，膨膨然，目中白翳掌中热，胃气上逆，唾血，及狂言，肘中痛也。

交信二穴，在内踝上二寸后廉，筋间，陷者中。灸三壮，主气淋，卒疝，大小便难，及膝胫内廉痛也。

太溪二穴，在足内踝后跟骨上动脉中。灸三壮，主痎疟咳逆，烦心不得卧，小便黄，足胫寒，唾血及鼻衄不止也。

张仲文救妇人横产，先手出，诸般符药不捷，灸妇人右脚小指尖头三壮，炷如小麦大，下火立产。

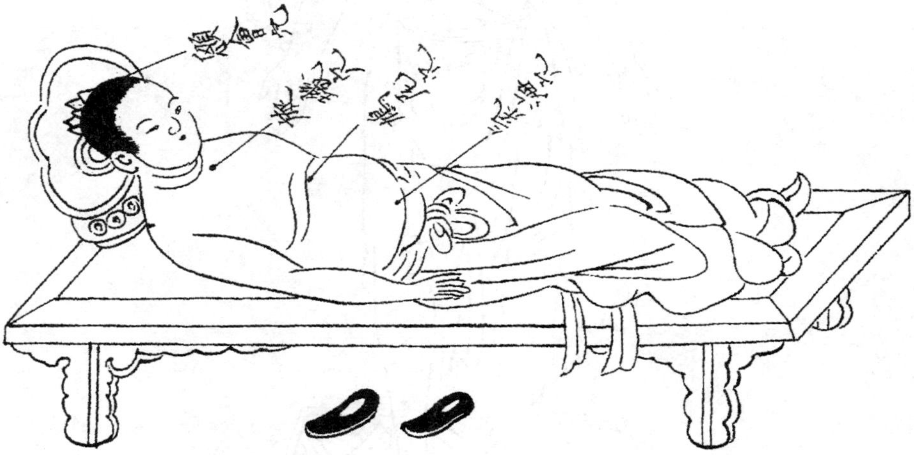

囟会一穴，在上星后一寸陷者中。灸三壮，主头目眩，头皮肿，生白屑，兼主面赤暴肿也。

璇玑一穴，在天突下一寸陷者中，仰头取之。灸三壮，主胸胁支满，咳逆，上喘喉中鸣也。

鸠尾一穴，在蔽骨下五分陷者中。灸三壮，主心惊悸，神气耗散，癫痫病，狂歌不择言也。

气海一穴，在脐下一寸五分，宛宛中。灸七壮，主冷病，面黑，肌体羸瘦，四肢力弱，小腹气积聚，贲豚腹坚，脱阳欲死，不知人，五脏气逆上攻也。

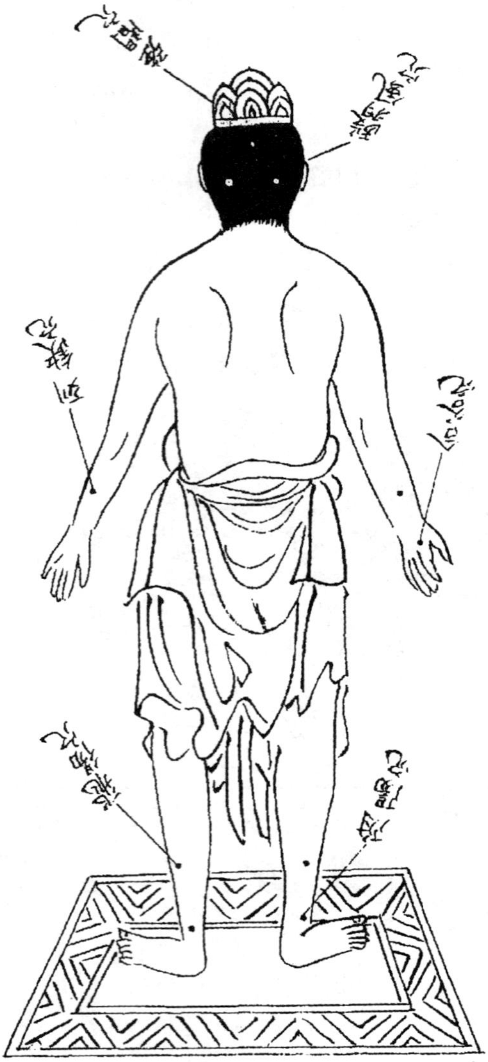

强间二穴，在后顶后一寸五分宛宛中。灸三壮，主头痛如针刺，不可动，项如拔，左右不得顾，岐伯云，兼治风痫病。

翳风二穴，在耳后尖角陷者中，按之引耳是也。灸三壮，主耳鸣聋失欠，暴哑不能言，口噤不开，及口吻㖞也。

列缺二穴，在腕上一寸，筋骨罅[34]间宛宛中。灸三壮，主偏风，半身不举，口㖞，腕劳肘臂痛，及痻疟，面色不定。

合谷二穴，一名虎口，在手大指两骨罅间，宛宛中。灸三壮，主痻疟，寒热病汗不出，目不明，生白翳，皮肤痂疥，遍身风疹。

飞扬二穴，在外踝上七寸陷者中。灸五壮，主体重，起坐不能步，失履不收，脚腨酸重，战栗不能久立。

附阳二穴，在外踝上二寸后，筋骨间宛宛中。灸五壮，主腰痛不能久立，腿膝胫酸重，筋急屈伸难，坐不能起，及四肢不举。

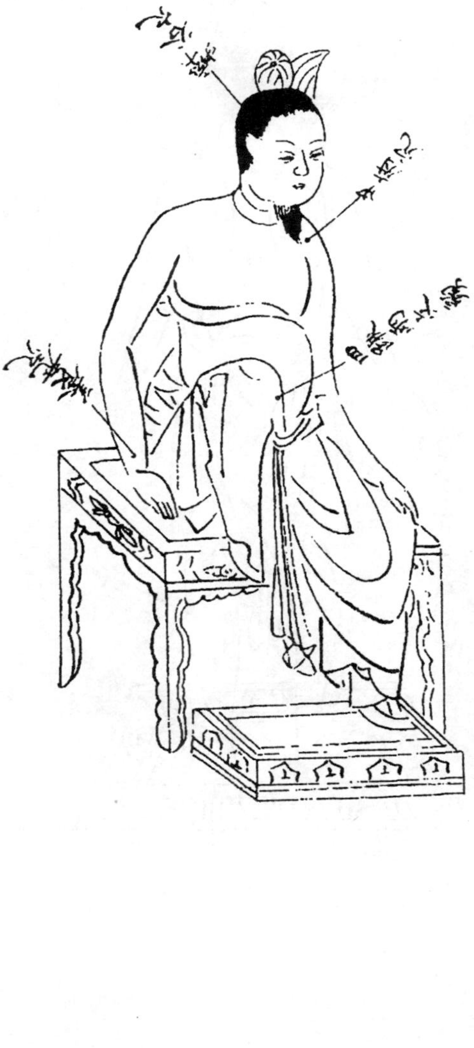

蟀谷二穴，在耳上入发际一寸五分，陷者宛宛中，嚼而取之。灸三壮，主醉后酒风发，头重皮肤肿，两角眩痛。

中府二穴，在云门下一寸六分，乳上三肋间，动脉应手。灸五壮，主肺急，胸中满，喘逆，唾浊，善噎，皮肤痛。

养老二穴，在手太阳踝骨上一穴，后一寸陷者中。灸三壮，主肩欲折，臂如拔，手不能自上下也。

张仲文传神仙灸法，疗腰重痛，不可转侧，起坐难，及冷痹，脚筋挛急不可屈伸，灸曲瞅两纹头左右脚四处各三壮，每灸一脚，二火齐下，艾炷才烧到肉，初觉痛，便用二人两边齐吹至火灭，午时著灸至人定已来，自行动脏腑一两回，或脏腑转动如雷声，其疾立愈，此法神效，卒不可量也。

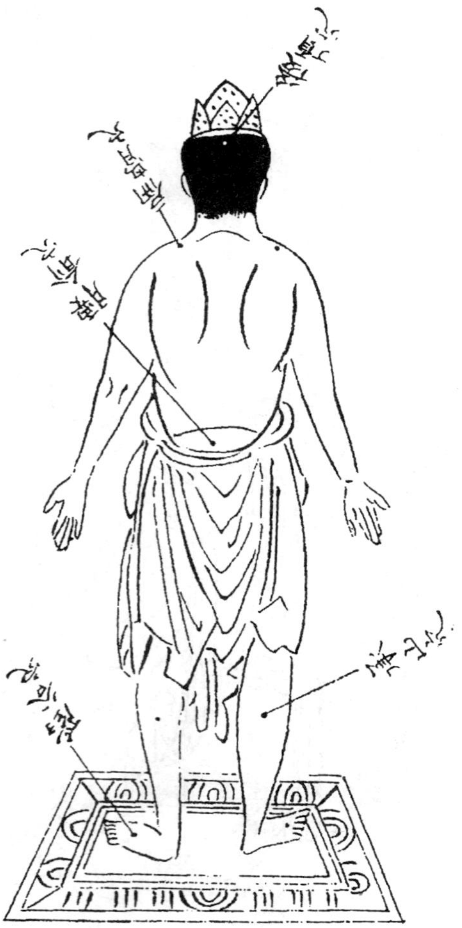

后顶一穴，在百会后一寸五分，玉枕骨上陷者中。灸三壮，主目不明，恶风寒，头目眩痛。

扁骨二穴，在肩端上两骨间陷者中。灸三壮，主肩中热，指臂痛也。

腰俞一穴，在第二十一椎节下间，陷者中。灸五壮，主腰疼不能久立，腰已下至足冷不仁，起坐难，腰脊急强，不可俯仰，腰重如石，难举动也。

陷谷二穴，在足大指次指间，本节后陷者中。灸三壮，主卒疝，小腹痛，头面虚肿，及瘖疟发寒热也。

承山二穴，在兑腨肠下分肉间，陷者中。灸五壮，主寒热癫疾，脚踹酸痛，不能久立，腰膝重，起坐难，筋挛急不可屈伸。

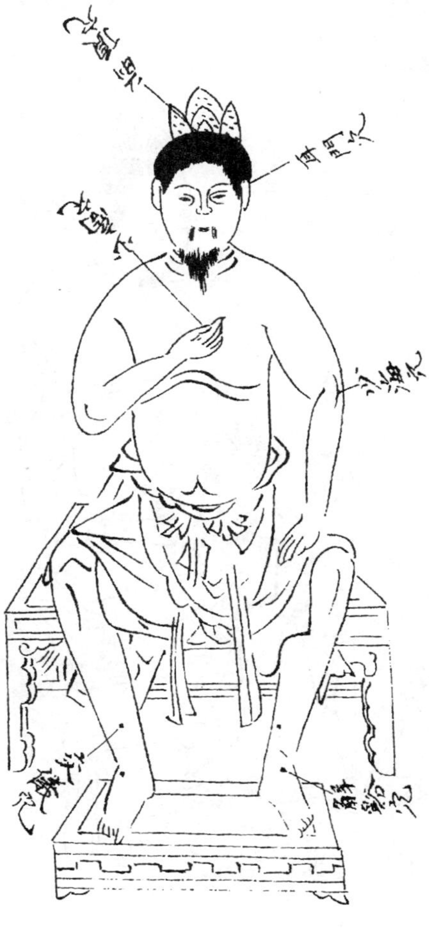

前顶一穴，在囟会后一寸，直鼻中央陷者中。灸三壮，主头风目眩，头皮肿，小儿惊痫病也。

耳门二穴，在耳前起肉当缺陷者中。主耳有脓，及底耳聤耳，耳痛鸣聋，并齿龋，禁不宜灸，有病不过三壮。

少商二穴，在手大指内侧，去爪甲如韭叶陷者中。灸三壮，主疟，寒热，烦心善哕，唾沫，唇干，呕吐不下食，肠胀微喘，心下膨膨然。

少海二穴，在肘大骨外，去肘端五分陷者中，屈肘乃得之。灸五壮，主四肢不举，癫痫吐舌，沫出羊鸣也。

交仪二穴，在内踝上五寸陷者中。灸五壮，主卒疝，小腹痛，小便不利，及妇人漏下赤白，月水不调。

解溪二穴，在系鞋处陷者中。灸三壮，主上气咳嗽喘息急，腹中积气上下行，及目生白翳也。

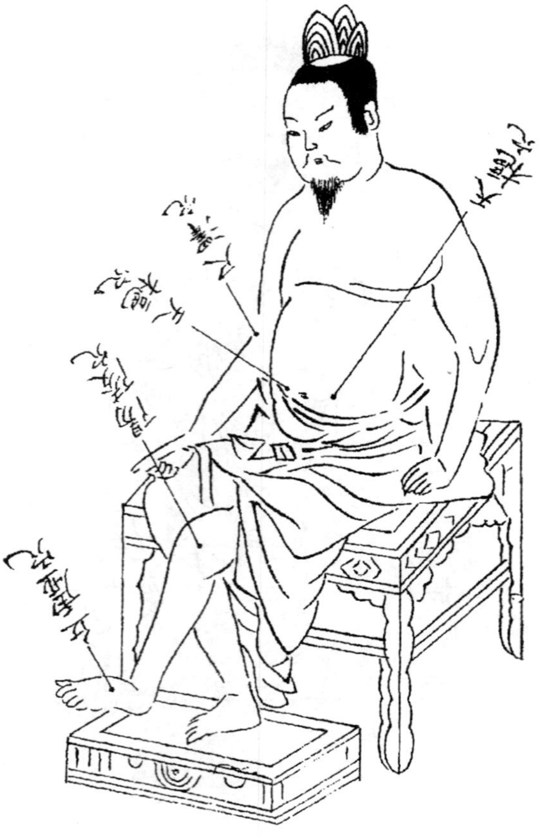

尺泽二穴，在肘中约上两筋动脉中，甄权云：在臂屈伸横纹中，筋骨罅[34]陷者中，不宜灸，主癫病不可向，手臂不得上头。

天枢二穴，夹脐两傍各二寸陷者中。灸五壮，主久积冷气，绕脐切痛，时上冲心，女子漏下赤白，及腹大坚，食不化，面色苍苍也。

曲骨一穴，在横骨上，中极下一寸，其毛际陷者中。灸七壮，主五淋，小便黄，水病胀满，妇人带下赤白，恶合阴阳，小便闭涩不通，但是虚乏冷急者，皆宜灸之。

阳陵泉二穴，在膝下一寸外廉陷者中。灸一壮，主膝股[35]内外廉痛不仁，屈伸难，及喉中鸣，惊恐如有人将捕之。

丘虚二穴，在外踝如前，去临泣三寸。灸三寸，灸三壮，主胸胁痛，善大息，胸满膨膨然，足腕不收，足胫遍细。

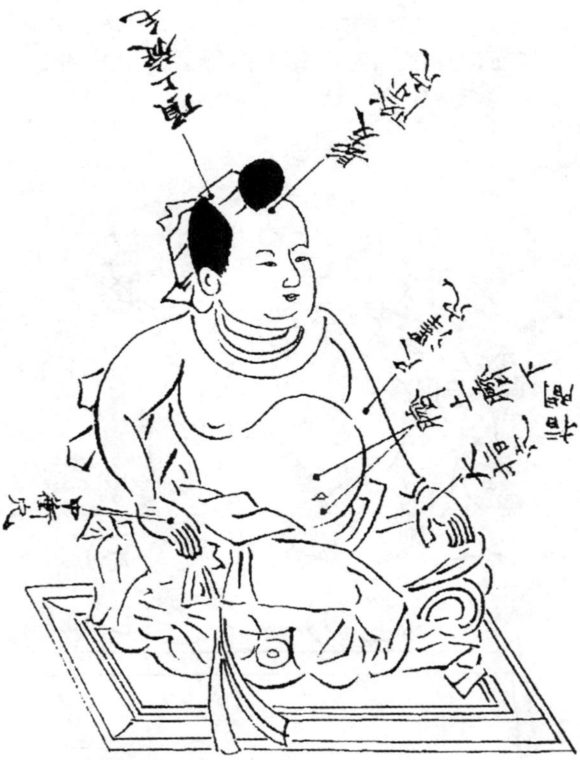

夫治小儿之患，诊察幽玄，默而抱疾，自不能言也，或即胎中受病，或是生后伤风，动发无时，寒温各异，且据诸家方论，医药多门，药既无

痓，全凭灸法，况小儿灸法散在诸经，文繁至甚，互说不同，既穴点以差讹，治病全然纰缪[36]，按诸家明堂之内，精选到小儿，应验七十余穴，并是曾经使用，累验神功，今具编录于后。

小儿惊痫者，先惊怖啼叫，后乃发也，灸顶上旋毛中三壮，及耳后青络脉，炷如小麦大。

小儿风痫者，先屈手指如数物乃发也，灸鼻柱上发际宛宛中，三壮，炷如小麦大。

小儿缓惊风，灸尺泽各一壮，在肘中横文约上动脉中，炷如小麦大。

小儿二三岁，忽发两眼大小眦俱赤，灸手大指次指间后一寸五分，口陷者中，各三壮，炷如小麦大。

小儿囟开不合，灸脐上脐下各五分，二穴各三壮，灸疮未合，囟开先合，炷如小麦大。

小儿夜啼，上灯啼，鸡鸣止者，灸中指甲后一分中冲穴，一壮，炷如小麦大。

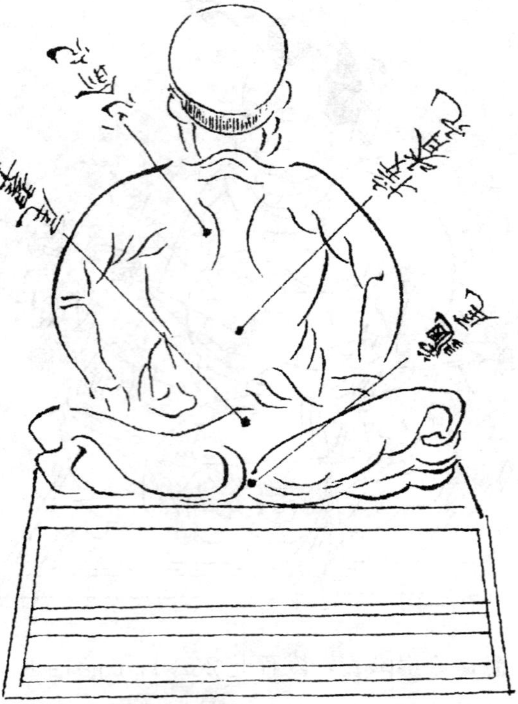

小儿五六岁不语者，心气不足，舌本无力，发转难，灸心俞穴三壮，炷如小麦大。在第五椎下两傍，各一寸半陷者中。

小儿痢下赤白，秋末脱肛，每厕腹痛不可忍者，灸第十二椎下节间，名接脊穴，灸一壮，炷如小麦大。

黄帝疗小儿疳痢，脱肛体瘦，渴饮，形容瘦瘁，诸般医治不差者，灸尾翠骨上三寸骨陷间，三壮，炷如小麦大。岐伯云：兼三伏内，用桃柳水浴孩子，午正时当日灸之，后用青帛子拭，兼有似见疳虫子，随汗出也，此法神效，不可量也。

岐伯灸法，疗小儿脱肛泻血，秋深不较，灸龟尾一壮，炷如小麦大。脊端穷骨也。

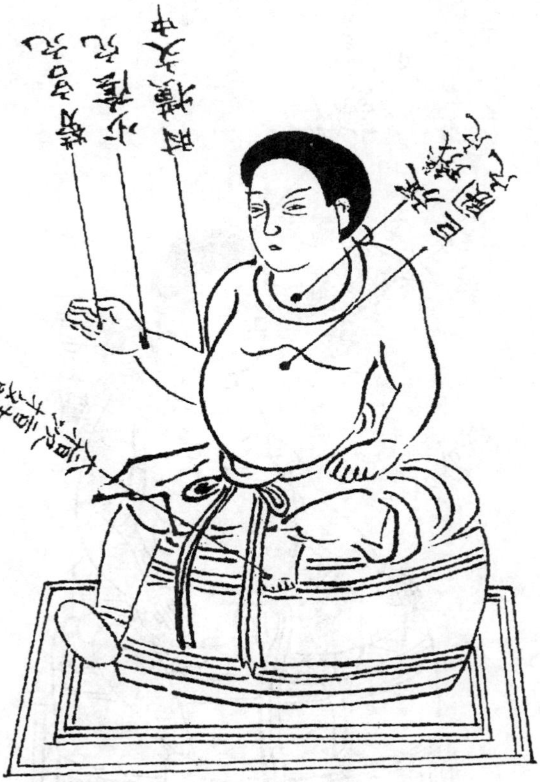

小儿喉中鸣，咽乳不利，灸璇玑一穴，三壮，炷在天突下一寸陷者

中，炷如小麦大。

痫病者，小儿恶疾也，呼吸之间，不及求师，致困者不少，谚云：国无良医，枉死者半。小儿诸痫病如尸厥吐沫，灸巨阙穴三壮，在鸠尾下一寸陷者中，炷如小麦大。

小儿睡中惊，目不合，灸屈肘横纹中上三分各一壮，炷如小麦。

小儿口有疮蚀，龈烂，臭秽气冲人，灸劳宫二穴各一壮。在手心中，以名指屈指头着处是也，炷如小麦大。

小儿鸡痫善惊，反折，手掣自摇，灸手少阴三壮，在掌后去腕半寸陷者中，炷如小麦大。

小儿疟久不愈者，灸足大指次指外间陷者中，各一壮，炷如小麦大，内庭穴也。

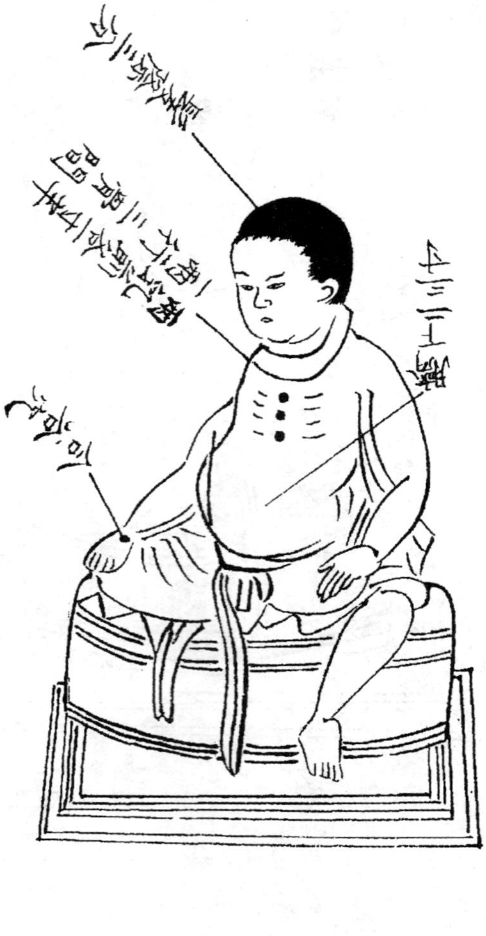

小儿身强，角弓反张，灸鼻上入发际三分，三壮，次灸大椎下囟开，二壮，炷如小麦大。

小儿龟胸，缘肺热胀满，攻胸膈所生，又缘乳母食热面五辛，转更胸起高也，灸两乳前各一寸半上两行，三骨䠶[37]间六处，各三壮，炷如小麦大，春夏从下灸上，秋冬从上灸下，若不依此法，十灸不愈一二也。

小儿瘖眼，灸合谷二穴各一壮，炷如小麦大，在手大指次指两骨间陷者中。

小儿秋深冷痢不止者，灸脐下二寸三寸间，动脉中，三壮，炷如小麦大。

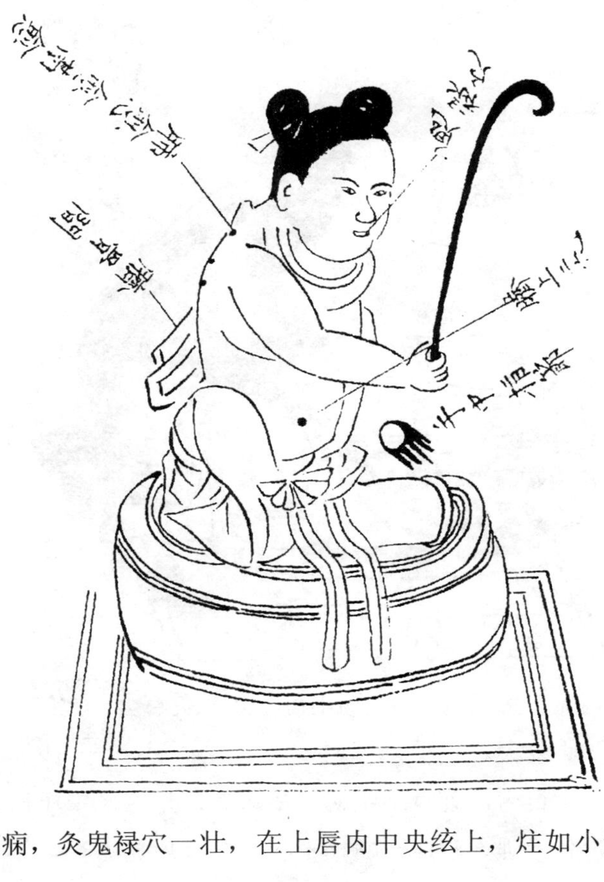

小儿惊痫，灸鬼禄穴一壮，在上唇内中央纮上，炷如小麦大，用钢刀决断更佳。

小儿水气，四肢尽肿，及腹大，灸脐上一寸三壮，炷如小麦大，分水穴也。

小儿热毒风盛，眼睛疼痛，灸手中指本节头三壮，名拳尖也，炷如小麦大。

小儿龟背，生时被客风拍著脊骨，风达于髓所致也，灸肺俞，心俞，膈俞，各三壮，炷如小麦大。肺俞在第三椎下两傍各一寸半，心俞在第五椎下两傍各一寸半，膈俞在第七椎下两傍各一寸半。

小儿脐肿，灸腰后，针脐骨节间，三壮，炷如小麦大。

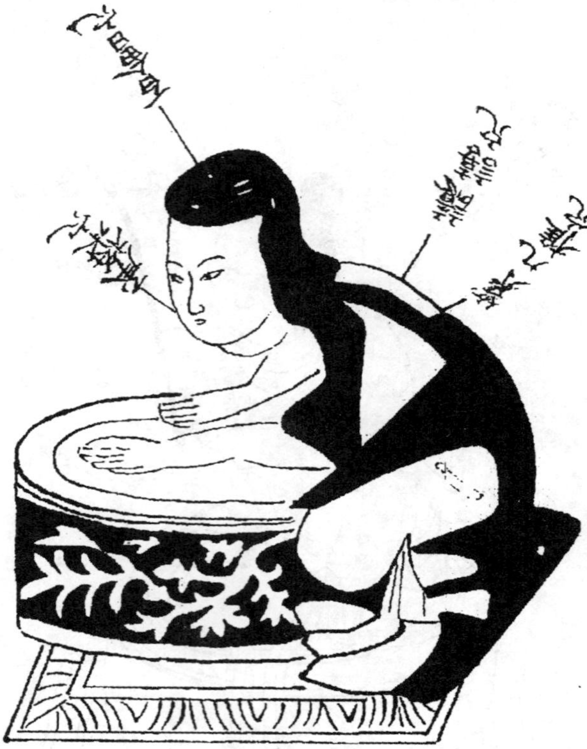

小儿脱肛泻血，每厕脏腑撮[38]痛不可忍者，灸百会一穴三壮，在头中心陷者是也，炷如小麦大。

小儿新生二七日内，著噤不吮奶，多啼者，是客风中于脐，循流至心脾二脏之经，遂使舌强，唇痉，嗍奶不得，此疾所施方药，不望十全尔，大底以去客风无过，灸承浆一穴七壮，在下唇棱下宛宛中是也，次灸颊车二穴各七壮，在耳下曲颊骨后，炷并如雀屎大。

小儿食时头痛，及五心热者，灸噫嘻二穴各一壮，在第六椎下两傍各三寸宛宛中，炷如小麦大。

小儿三五岁，两眼，每至春秋忽生白翳，遮瞳子，疼痛不可忍者，灸第九椎节上一壮，炷如小麦大。

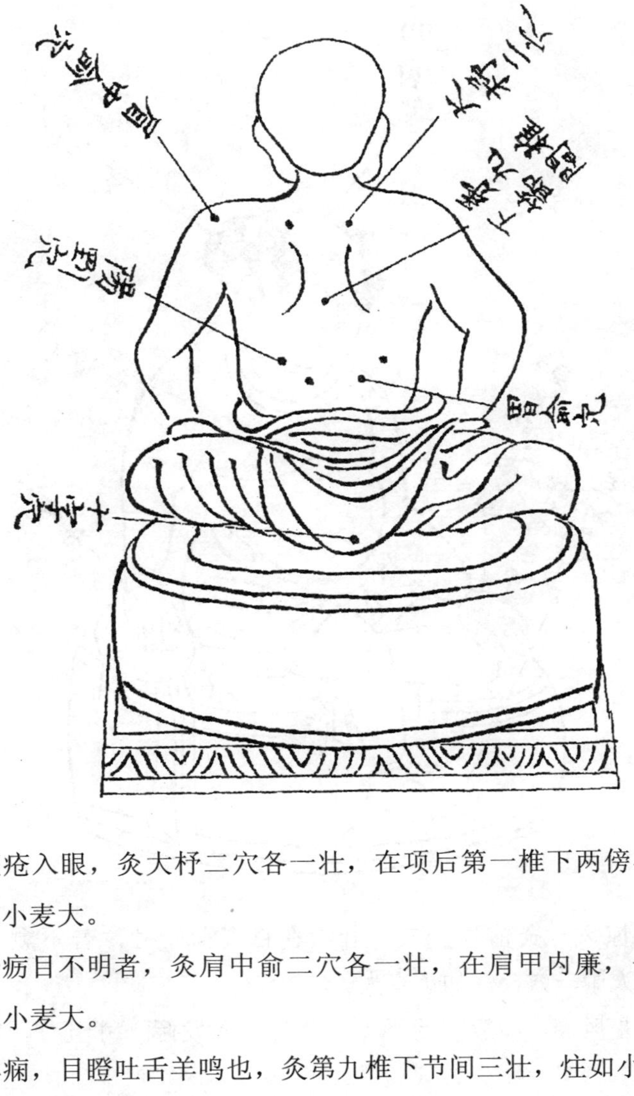

小儿斑疮入眼，灸大杼二穴各一壮，在项后第一椎下两傍各一寸半陷者中，炷如小麦大。

小儿奶痨目不明者，灸肩中俞二穴各一壮，在肩甲内廉，去脊二寸陷者中，炷如小麦大。

小儿羊痫，目瞪吐舌羊鸣也，灸第九椎下节间三壮，炷如小麦大。

小儿饮水不歇，面目黄者，灸阳刚二穴各一壮，在第十椎下，两傍各三寸陷者中，炷如小麦大。

小儿羸瘦，食饮少，不生肌肤，灸胃俞穴各一壮，在第十二椎下，两傍各一寸半陷者中，炷如小麦大。

小儿胎疝，卵[39]偏重者，灸囊后缝十字纹当上，三壮，春灸夏较[40]，夏灸秋较，秋灸冬较，冬灸春较，炷如小麦大。

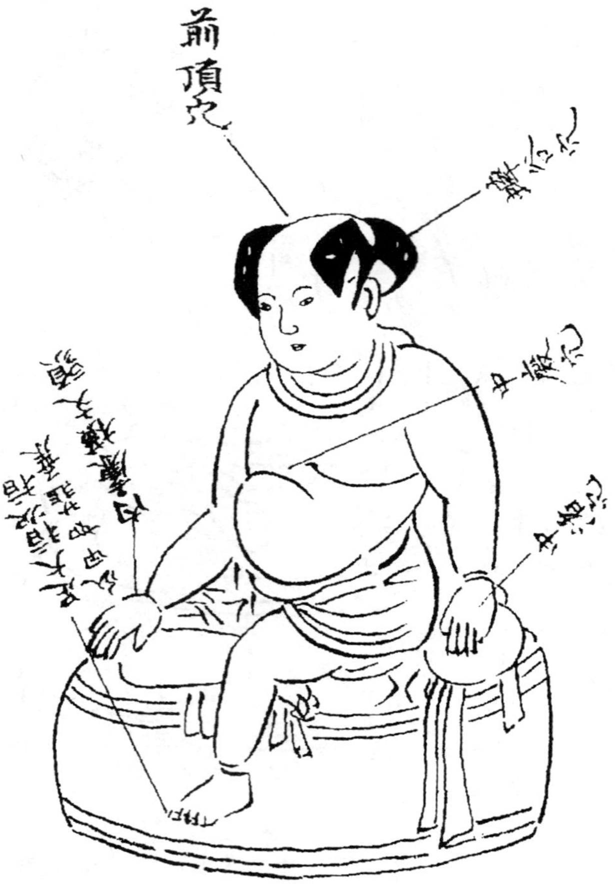

小儿急惊风，灸前顶一穴三壮，在百会前一寸，若不愈，须灸两眉头，及鼻下人中一穴，炷如小麦大。

小儿但是风痫，诸般医治不差，灸耳上入发际一寸五分，嚼而取之，蟀谷穴也。

小儿呕吐奶汁，灸中庭一穴一壮，在亶中穴下一寸陷者中，炷如小麦大。

小儿目涩怕明，状如青盲，灸中渚二穴各一壮，在手小指次指本节后陷者中，炷如小麦大。

小儿雀目，夜不见物，灸手大指甲后一寸，内廉横纹头白肉际，各一壮，炷如小麦大。

小儿睡中惊掣，灸足大指次指之端，去爪甲如韭叶，各一壮，炷如小麦大。

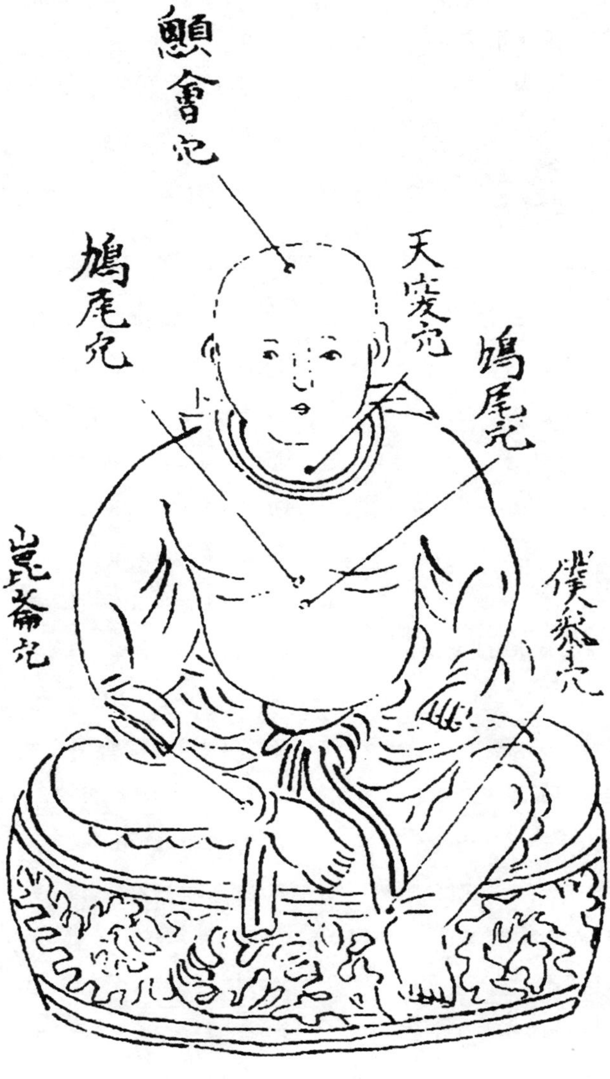

小儿多涕者，是脑门被冷风拍着及肺寒也，灸囟会一穴三壮，炷如小麦大，在上星上一寸，直鼻。

小儿急喉痹，灸天突穴一壮，在项结喉下三寸两骨间，炷如小麦大。

小儿食痫者，先寒热洒淅乃发也，灸鸠尾上五分三壮，炷如小麦大。

小儿牛痫，目直视腹胀乃发也，灸鸠尾一穴三壮，在胸蔽骨下五分陷者中，炷如小麦大。

小儿马痫，张口摇头身反折马鸣也，灸仆参二穴各三壮，在足跟骨下白肉际陷者中，拱足取之，炷如小麦大。

小儿阴肿，灸内崑崙二穴各三壮，在内踝后五分，筋骨间陷者中，炷如小麦大。

【校注】

① 平：日本抄本作“乎”字。

② 照：日本抄本作“昭”字。

③ 佳：日本抄本作“使”字。

④ 忽：日本抄本作“急”字。

⑤ 时暗：日本抄本作“旼睛”二字。旼：“时”的异体字。

⑥ 股：日本抄本作“腹”字。

⑦ 具列四十五人形：底本无此标题，据文义加。

⑧ 颈：日本抄本作“头”字。

⑨ 夘：据文义疑为“卵”字。

⑩ 二：日本抄本作“一”。

⑪ 至：日本抄本作“云”字，义胜。

⑫ 夘：据文义疑为“卵”字。

⑬ 肿：日本抄本作“胀”字。

⑭ 在：日本抄本作“曲”字。

⑮ 遍：日本抄本作“偏”字。

⑯ 瘢：据文义疑为“癞”字。

⑰ 晥：日本抄本作“腕”字，义胜。

⑱ 僕叅：日本抄本作“仆参”二字。

⑲ 妳：日本抄本作“姉”字。

⑳ 便：日本抄本作“使”字，义长可从。

㉑ 二：日本抄本作“三”。

㉒ 文：日本抄本作“支”字，义长可从。

㉓ 蹈：日本抄本作“陷”字。义长可从。

㉔ 胪胀：病名，腹胀。胪：肚腹。

㉕ 夘：据文义疑为“卵”字。

㉖ 五：日本抄本作“三”。

㉗ 二：日本抄本作“一”。

㉘ 胳：日本抄本作“络”字。

㉙ 皃：同“貌”。

㉚ 门：日本抄本作“关”字。

㉛ 自：日本抄本作“目”字。

㉜ 二：日本抄本作“一”。

㉝ 旅：日本抄本作“膂”字。

㉞ 錿：据文义疑为“罅”字。罅：缝隙，裂缝。

㉟ 膝股：日本抄本作“膝腹”二字。

㊱ 纰缪：差错，谬误。

㊲ 錿：据文义疑为“罅”字。

㊳ 掫（zōu 邹）：聚集。

㊴ 夘：据文义疑为“卯”字。

㊵ 较：差，减轻。

福建路转运司

今将国子监《太平圣惠方》一部，一百卷二十六册计三千五百三十九板，对证内有用药分两及脱漏差误，共有一万余字，各已修改。开板并无讹舛，于本司公使库印行，绍兴十七年四月[1]日。

右从政郎充福建路转运司主管账司　　邵大宁
左从毕郎[2]添差充福建路转运司干办公事　　宋　藻
右文林郎充福建路转运司干办公事　　陈　毕
右宣教郎充福建路转运司主管文字　　黄　訒
右朝散郎权福建路转运判官　　范寅秩
右中大夫直秘阁福建路计度转运副使兼提举学事　　马　纯[3]

右宋太宗文皇帝《太平圣惠方》一百卷，太平兴国三年，内出亲验名方千余首，更诏医局各上家传方书，命王怀隐、王祐、郑彦、陈昭遇较[4]勘编类。淳化三年二月癸未书成，御制序引，凡为类六百七十门[5]，方六千八百三十有四首[6]，疾证诸论，品药功效，皆备载在内。诚经方之渊丛，医家之盛典也。今世所传悉属抄本，鱼阴之讹[7]，数行寻墨，难以是正，学者病焉。恭惟大君仁明，生灵为念，承统之初，首购医方[8]。征尾张藩所藏《圣惠方》，使臣元德缮写校雠[9]以上进，实宽政壬子正月十五日也。谨按尾本有二样。其一宋版，见存五十卷（第五、第六、第七、第八、第九、第十、第十七、第十八、第二十五、第二十六、第二十九、第三十、第三十三、第三十四、第四十五、第四十六、第四十九、第五十、第五十一、第五十二、第五十三、第五十四、第五十五、第五十六、第五十九、第六十、第六十一、第六十二、第六十三、第六十四、第六十九、第七十、第七十五、第七十六、第七十七、第七十八、第七十九、第八十、第八十一、第八十二、第八十三、第八十四、第八十七、第八十八、第九十一、第九十二、第九十五、第九十六、第九十九、第一百，通计五十卷）每卷末有金泽文库印记，北条支族越后守贞显之旧物也[10]。余卷皆后人所补抄，装为五十一册。逐卷首页格顶钤识“御本”二字朱印文，乃东照宫所赐也。其一为永正年写本，卷末载绍兴十七年劄子及诸臣署衔。

又有本朝人题跋，云以半井殿宗鉴家本写之。赖量，时永正十三年五月五日，施药院使，下有押字。

考诸家系谱及元德家乘，宗鉴者为和气明重剃发所号也，赖量，则元德十三世祖，尝为左京大夫，施药院使。二本皆文字妍好，洵绝世之奇帙[11]也。于是与男元简等，对勘校雠，订补误脱，以影抄之，而其可疑，有一存原文不敢妄改。裘葛三易，楮墨始完[12]，依旧装成五十一册以进上。元德庸劣，儿辈顽愚，承乏明时，与观盛典，仰沐浴仁明洪泽，俯摩挲[13]祖先手泽[14]，不堪惶悚之至，谨具始末，系诸卷后如此。

宽政六年甲寅秋九月[15]日，东都法印侍医兼督医学事臣丹波元德再拜谨识。

宽政六年甲寅九月[15]日

法印侍医兼督医学事丹波元德
法眼侍医兼医学教谕丹波元简　　校勘
医员　须田正胜
医学生　丹波元倓
丹波元方
山下祁方
吉田玄通
足立盛起
长野元俊　　写字

【校注】

① 月：其下日期数字脱，待考。

② 从毕郎：当为从事郎。此处署衔，乃依官职级别自低向高依次排列。从政郎，依绍兴职官，为文散官倒数第六阶，文林郎为倒数第八阶。宋代职官无从毕郎，所以此处“从毕郎”误。绍兴职官文散官从政郎与文林郎之间为从事郎。所以，此处“从毕郎”乃“从事郎”之讹。

从事郎低于文林郎，不够做干办公事的级别，只能作“添差”。“添差”在此处有见习的意思。

③ 纯：原书脱。据《福建通志》卷二十一，绍兴年间，任福建转运副使的马姓官员，只有一个马纯。据《建炎以来系年要录》卷一六二，绍兴二十一年五月已酉条：直秘阁马纯落职，依条致仕。令汀州居住。纯自福建罢归。

绍兴二十一年，马纯已离开福建路转运司，但是，直秘阁的头衔还保留着。当时住在浙江的诸暨，因好议论朝政，得罪权臣，被去掉直秘阁职务，被迫退休了，而且限制住在汀州，即被管制了。

马纯字子约，自号朴椒翁，南宋孝宗时以太中大夫致仕，住越州的陶朱乡，有《陶朱新录》传世。除了任福建路转运副使，马纯还做过江西路转运副使。宋人刘一止《沼溪集》卷四十六有《马纯任江西运副制》，可以参考。其任江西路转运副使当在做福建路转运副使之前。所以，这个姓马的福建路转运副使，当是马纯。

④ 较：较通校。

⑤ 凡为类六百七十门：类下脱“千”。太平圣惠方《御制序》中云：“凡一千六百七十门，序论共一百二十首”。所以，此处所言门数有脱误。当为“凡为类千六百七十门”。

⑥ 方六千八百三十有四首：方下脱“万”。太平圣惠方《御制序》中云：“病源一千四百五十三首，方都计一万六千八百三十四道”。所以，此处所言方数有脱误。当为“方万六千八百三十有四首”。

⑦ 鱼阴之讹：汉语说文字错讹，常用“鲁鱼陶阴”、“鱼鲁亥豕”来说字形相近，容易出错。鱼阴，即“鲁鱼陶阴”的略语。明·陈炜《朱子语类》跋：“鱼阴之病，误不可读”。

⑧ 方：其下脱一字，待考。

⑨ 校雠：即“校勘”。一人独校为校，二人对校为雠。谓考订书籍，纠正讹误。

⑩ 有金泽文库印记，北条支族越后守贞显之旧物也：金泽家族为北条家族支系，北条贞显又名金泽贞显，日本幕府时代第十五代执

政。

⑪ 奇帙：珍奇的书籍。帙，原书为"袠"字。袠，袟的异体字，袟，又为帙的异体字。帙：是指书画外面包着的布套或用于装套的线装书。

⑫ 裘葛三易，楮墨始完：历经三年抄录，书稿始成。裘，冬衣；葛，夏衣。泛指四时衣服。楮墨，纸与墨。

⑬ 摩挲：用手抚摩。

⑭ 祖先手泽：泽，原书脱，据文义补。丹波赖量是丹波元德先人，故称"祖先手泽"。

⑮ 月：其下日期数字脱，待考。